Zu diesem Buch

Um den immer wiederkehrenden Fragen besser begegnen zu können, hatte die frei praktizierende Kinderärztin Dr. med. Gisela Brehmer eine Broschüre zusammengestellt, die sie den Eltern ihrer kleinen Patienten mitgab. Denn besonders beim ersten Kind bestehen große Unsicherheiten, zum Beispiel woran sich wirklich schwere Krankheiten erkennen lassen und wann Eltern selbst etwas für ihr Kind tun können, ob Impfungen sinnvoll sind und vor allen Dingen wann, in welcher Form sich die Abwehrkräfte des Kindes durch gesunde Ernährung stärken lassen, woran man Nahrungsmittelallergien erkennen kann, welche Stühle, Betten oder Windeln zu empfehlen sind und vieles andere mehr.

Frau Dr. Brehmer, die sehr gerne «sanfte» Heilmethoden einbezieht, hat diese Broschüre vor vielen Jahren zu einem praktischen und informativen Ratgeber erweitert, der einfühlsam die Fragen beantwortet, die sich junge Eltern immer wieder stellen. Der Ratgeber ist mittlerweile ein erfolgreiches Standardwerk – nach fast 10 Jahren und fast 80 000 verkauften Exemplaren vollständig überarbeitet neu aufgelegt.

Gisela Brehmer, geboren 1943 in Hamburg, legte ihr medizinisches Staatsexamen 1971 in München ab. Nach acht Jahren Facharztausbildung auf dem Gebiet der Kinderheilkunde, der Kinderneurologie und der Kinderchirurgie ließ sie sich 1982 schließlich als Kinderärztin in Hamburg nieder. Parallel zu ihrer Facharztausbildung hatte sie sich intensiv mit den Methoden der Naturheilkunde und der Homöopathie beschäftigt. In jüngster Zeit engagierte sie sich auf dem Sektor der Umweltmedizin.

Gisela Brehmer

Aus der Praxis einer Kinderärztin

Entwicklung · Ernährung · Erste Hilfe ·
Alternative Heilmethoden

Rowohlt Taschenbuch Verlag

rororo Mit Kindern leben
Lektorat Bernd Gottwald

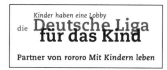

15. Auflage Juni 2001

Vollständig überarbeitete Neuausgabe
Veröffentlicht im Rowohlt Taschenbuch Verlag GmbH,
Reinbek bei Hamburg, Dezember 1988
Copyright © 1988/1998 by Rowohlt Taschenbuch Verlag GmbH,
Reinbek bei Hamburg
Redaktion Susanne Warmuth / Heike Wilhelmi
Umschlaggestaltung Peter Wippermann / Jürgen Kaffer
(Foto: Horst Lichte)
Satz Aldus (Linotronic 500)
Gesamtherstellung Clausen & Bosse, Leck
Printed in Germany
ISBN 3 499 60468 X

Inhalt

Liebe Mütter und Väter!   9

Die gesunde Ernährung

Vollwert-Ernährung	12
Die Nahrungsmittelgruppen	14
Ernährung für stillende Mütter	24
Ernährung für Säuglinge	27
Ernährung für Kinder	38

Pflege und Ausstattung des Säuglings

Reinigung und Pflege	44
Windeln und Bekleidung	46
Schlaflage, Sitz- und Liegemöbel	49

Erkrankungen

Ursachen von Krankheiten und deren Behandlung   54
    Naturheilverfahren 55   Allopathie 57
    Homöopathie 57

Viren und Bakterien   61
    Ansteckung 61
    Was tun zur Abwehrstärkung? 62

Fieber   65
    Maßnahmen 66

Inhalt

Die häufigsten Erkrankungen im 1. bis 3. Lebensjahr   68

Klassische Kinderkrankheiten   70
Keuchhusten 70   Masern 74   Mumps 76
Röteln 77   Scharlach 78   Windpocken 81

Erkrankungen von Kopf und Hals   86
Fieberkrampf 86   Hirnhautentzündung 88
Schielen 89
Schnupfen und Heuschnupfen 90
Mundfäule 92   Mandelentzündung 93
Akute Mittelohrentzündung 94
Chronische Mittelohrentzündung 97
Schwerhörigkeit 98   Polypen 100

Erkrankungen der Atemwege   102
Pseudokrupp 102
Husten, Bronchitis, Asthma,
Lungenentzündung 104
Behandlung der Atemwegserkrankungen 107

Magen- und Darmerkrankungen   113
Allgemeine Bauchschmerzen 113
«Blähungen» 115
Durchfall und Erbrechen 117
Verstopfung 121

Hauterkrankungen   125
Vorübergehende Hautveränderungen nach der
Geburt 125
Angeborene und erworbene braune
Muttermale 126
Ekzeme und Neurodermitis 127
Kopfläuse 138   Warzen 139
Wundsein und Soor 141

Erste Hilfe bei großen und kleinen Notfällen   144
Bewußtlosigkeit 144
Atem- und Herzstillstand 145

Erstickungsgefahr und Atemnot 146
Vergiftungen und Verätzungen 147
Insektenstiche 150   Nasenbluten 151
Prellungen, Verstauchungen, Brüche 152
Schluckauf 153
Schnitt-, Platz-, Schürf- und Bißwunden 153
Verbrühungen und Verbrennungen 154
Verschlucken von Fremdkörpern 155
Zahnschmerzen 156

Vorbeugende Maßnahmen   158
   Vitamin D gegen Rachitis 158
   Fluor gegen Karies 159
   Vitamin K gegen Blutungen 161
   Augentropfen 162   Impfungen 162

Die seelische Entwicklung

Einleitung   172
Der Säugling von 0 bis 6 Wochen   177
   Überblick 177   Kognitive Fähigkeiten 178
   Antriebe 181   Gefühle 182

Der Säugling von 6 Wochen bis zu 1 Jahr   183
   Überblick 183   Kognitive Fähigkeiten 185
   Antriebe 189   Gefühle 190

Das Kind im Alter von 1 bis 2 Jahren   193
   Überblick 193   Kognitive Fähigkeiten 194
   Antrieb und Wille 197   Gefühle 198

Das Kind im Alter von 2 bis 3 ½ Jahren   201
   Überblick 201   Kognitive Fähigkeiten 202
   Antrieb und Wille 206   Gefühle 208

Das Kind im Alter von 3 ½ bis 5 ½ Jahren   210
   Überblick 210   Kognitive Fähigkeiten 211
   Antrieb und Wille 217   Gefühle 220

Inhalt

Das Kind im Alter von 5 ½ bis 6 ½ Jahren 223
    Überblick 223   Kognitive Fähigkeiten 224
    Antrieb und Wille 226   Gefühle 227
    Schulfähigkeit 228

Verhaltensprobleme 230
    Schlafstörungen 230
    Einnässen 234
    Hyperaktivität 238

Anhang

Gewichts- und Wachstumstabellen	244
Vorschlag für die Hausapotheke	246
Zahnentwicklung	247
Wichtige Rufnummern und Adressen	248
Fremdwörterverzeichnis	250
Sachregister	253

Liebe Mütter und Väter!

Dieses Buch entstand aus meiner täglichen Praxiserfahrung als Kinderärztin. Immer wieder wurden mir ähnliche Fragen von besorgten Eltern gestellt, so daß ich mich entschloß, meine Antworten (und ein bißchen mehr) in diesem Buch zusammenzufassen. Dabei geht es besonders um gesunde Ernährung, um das Erkennen und Behandeln der häufigsten Krankheiten, um Sinn und Unsinn verschiedener Vorbeugungsmaßnahmen einschließlich Impfungen und um Anleitungen für Erste Hilfe im Notfall. Da Sie, um Ihr gesundes wie krankes Kind besser verstehen zu können, auch seine psychische Gesundheit im Auge behalten sollten, gebe ich eine kurze Einführung in die seelisch-geistige Entwicklung des Kindes vom Säugling bis zum Schulkind.

Mit diesem Buch möchte ich Ihnen Grundkenntnisse über leichte und schwere Krankheiten vermitteln und hoffe, daß Sie sie nach der Lektüre besser unterscheiden können, um bei leichteren Krankheiten selbst etwas für Ihr Kind tun zu können. Keinesfalls aber kann das Buch den Arzt ersetzen, denn viele der beschriebenen Erkrankungen können nicht im Heimverfahren kuriert werden.

Die für die Notfallbehandlung angegebenen Medikamente sollen nur Ihrer Orientierung dienen; letztendlich entscheidet der Arzt, welche Therapie im Einzelfall am sinnvollsten ist.

Sie werden bemerken, daß meine Empfehlungen eher in Richtung «sanfte Medizin» weisen. Allerdings bin ich keine kompromißlose Homöopathin und Anhängerin der Naturheilkunde. Ich entscheide mich durchaus auch für die Methoden der klassischen Schulmedizin, wenn es darum geht, Notfälle und wirklich bedrohliche Krankheiten zu behandeln.

In dem letzten Teil, in dem die in Phasen und Stufen verlaufende

Liebe Mütter und Väter!

seelisch-geistige Entwicklung des Kindes beschrieben wird, habe ich bewußt weitgehend auf Ratschläge zur Erziehung verzichtet. Denn ein allgemeiner Rat kann nie die Situation des spezifischen Einzelfalles treffen. Sie als Eltern müssen immer wieder Ihr Kind in seiner Lebenssituation betrachten und vor allem auch Ihre eigenen Reaktionen und Gefühle hinterfragen: also erkennen, was in Ihnen selbst vorgeht, und sich zugleich in die Lage des Kindes hineinversetzen. Dabei hilft die Erinnerung an die eigene Kindheit, aber auch das Wissen um die gesetzmäßigen Entwicklungsschritte des Kindes.

Dieses Buch wird Ihnen bei vielen auf Sie zukommenden Entscheidungen helfen, und ich wünsche Ihnen, daß Ihre Kinder so «heil» wie möglich ihren Lebensweg beginnen.

Dr. med. Gisela Brehmer

Die gesunde Ernährung

Ich will den unzähligen, sich oft widersprechenden Ratschlägen für eine gesunde Ernährung keine weiteren hinzufügen und damit in Ihnen die Hoffnung erwecken, daß Gesundheit und ein langes Leben vor Ihnen und den Kindern liegen, wenn Sie sich möglichst streng an diese Vorschläge halten. Dennoch können wir über die Ernährung etwas für unsere Gesundheit tun, und den Begründern der vielen Kostformen verdanken wir wichtige Hinweise für eine gesunde Vollwertkost: Kollath, Schnitzer, Bircher-Benner, Bruker, Körber, den Ei-Milch-Vegetariern, Makrobiotikern und Anthroposophen. Ihre Hauptforderungen sind: ökologische Anbauweise, Einschränkung tierischer Nahrungsmittel, weniger Eiweiß, mehr Kohlenhydrate in Form von Getreide, viel rohe und wenig veränderte Nahrungsmittel, deshalb auch keine Zucker und Weißmehle.

Vollwert-Ernährung

Vollwertige Ernährung verlangt eine ausgewogene Mischung von Kohlenhydrat-, Fett- und Eiweißbestandteilen sowie von Vitaminen, Mineralien und Spurenelementen. Das allein genügt aber nicht. Autoren wie Bircher-Benner und Kollath fordern eine lebensfrische Nahrung wegen der in ihnen enthaltenen «höchst geordneten Nahrungsenergieformen». Solche Nahrungsmittel werden in der Regel mit natürlichen Anbau- und Aufzuchtmethoden unter Sonnenbestrahlung und freiem Himmel erzeugt. Die Bauern verzichten weitestgehend auf Kunstdünger, Herbizide (Unkrautvernichter), Insektizide (Schädlingsbekämpfungsmittel), Fungizide (Pilzvernichter) bzw. auf Antibiotika (Bakterienvernichter), Hormone, Beruhigungsmittel und Mastzuchttechniken.

Durch Ihr Konsumverhalten können Sie Einfluß darauf nehmen, daß die Umweltbelastung vermindert wird, die Bodenfruchtbarkeit erhalten bleibt und weniger Energie zur Nahrungserzeugung aufgewendet werden muß. Achten Sie darauf, Obst und Gemüse aus Ihrem Umland zu kaufen. Verzichten Sie darauf, die übertriebene Vielfalt des Nahrungsangebotes zu nutzen, es müssen nicht Acht-Korn-Brei oder Obst aus Neuseeland sein, meiden Sie künstliche Diät-Produkte bzw. Zusatzstoffe wie Glutamat, Konservierungs-, Farb- oder Süßstoffe. Die ansteigenden Allergien, Infekte und Hauterkrankungen signalisieren, daß unser Immunsystem überfordert ist?

Die fertigen Nahrungsmittel sollten möglichst frisch und naturbelassen sein, d. h. nicht industriell bearbeitet, nicht von Begleitstoffen befreit und nicht konserviert (sowohl chemisch, durch Hitze oder radioaktive Bestrahlung). Wichtig ist außerdem eine abwechslungsreiche Ernährung, die viel Frischkost enthalten sollte. Und für das Kochen gilt: wenig zerkleinern, wenig Wasser und möglichst kurz erhitzen.

Und dann, sehr wichtig: langsam und genußvoll essen.

In den letzten Jahren haben die Erkenntnisse über wichtige wie auch schädliche Bestandteile der Nahrung gewaltig zugenommen. Verzweifeln Sie nicht, wenn manches zu schwer durchschaubar erscheint. Die Tabellen ab Seite 21 geben Ihnen Hinweise darauf, wie Ihre Nahrung zusammengesetzt sein sollte. Das ist natürlich nicht immer durchzuhalten. Werden Sie deshalb nicht allzu streng in der Wahl, und quälen Sie sich nicht mit Schuldgefühlen, wenn Sie weiter hin und wieder im Supermarkt einkaufen. Im Einzelfall müssen Sie je nach Geldbeutel und aktuellen Problemen Ihre Entscheidungen treffen. (z. B. BSE, Salmonellen, Nematoden usw.).

Zu Ihrer Unterstützung gibt es in den meisten größeren Städten Verbraucherzentralen, bei denen Sie sich jederzeit auch über Schadstoffe in der Nahrung informieren können (siehe Seite 151).

In einer gesunden Kost sollten alle lebensnotwendigen Nahrungsbestandteile im richtigen Verhältnis enthalten sein:
- *Verschiedene Eiweißarten*, weil jedes Eiweiß immer nur einige der neun essentiellen Eiweißbestandteile enthält (Aminosäuren). Essentiell nennt man die Aminosäuren, die mit der Nahrung aufgenommen werden müssen, da unser Körper nicht in der Lage ist, sie selbst herzustellen.
- *Hochwertige Fette*, besonders die sogenannten ungesättigten Fettsäuren, das sind leicht verdauliche Energiespender, mit der unverzichtbaren Linolsäure und den fettlöslichen Vitaminen A, D, E und K.
- *Genügend Kohlenhydrate*, also Stärke, Zucker, Ballaststoffe sowie wasserlösliche Vitamine, Mineralien und Spurenelemente.

Ideal ist für Kinder eine Ernährung, die zu 48 bis 58 % aus Kohlenhydraten, 30 bis 40 % aus Fetten und zu 12 % aus Eiweiß (ein Drittel tierisches und zwei Drittel pflanzliches) besteht.

Vitamine, Mineralien, Spurenelemente, Linolsäure und die neun essentiellen Aminosäuren müssen dem Körper unbedingt und in ausreichernder Menge zugeführt werden. Kohlenhydrate, Fette und Eiweiße hingegen kann der Organismus bis zu einem gewissen Ausmaß je nach Bedarf selbst «herstellen», indem er z. B. mit der Nahrung aufgenommenes Fett in Zucker und Eiweiß in Fett umwandelt.

Ausführliche Informationen zum Thema Ernährung finden Sie in den «Richtlinien für eine gesunde Ernährung», herausgegeben von der Deutschen Gesellschaft für Ernährung, Feldbergstr. 28, 60323 Frankfurt/M. und bei K. v. Koerber «Vollwerternährung», Haug Verlag 1994.

Die gesunde Ernährung

Die Nahrungsmittelgruppen

Fette und Öle

- *Öle, kaltgepreßt*, enthalten viele ungesättigte Fettsäuren, darunter die wichtige Linolsäure (Olivenöl 8 %, Maiskeimöl 55 %, Sonnenblumenöl 65 %), sowie Vitamine. Da zuviel Linolsäure wiederum nicht empfehlenswert ist, sollten Sie die Ölsorten wechseln, z. B. Olivenöl zum Salat, Maiskeimöl zum Kochen und Anbraten. Dabei müssen Sie darauf achten, die Öle nicht zu stark zu erhitzen, weil dann schädliche Zersetzungsprodukte entstehen, sichtbar am bläulichen Rauch.

- *Öle, heißgepreßt*, werden bei der Herstellung nicht nur erhitzt, sondern auch durch Lösungsmittel und «Reinigungsmittel» verunreinigt. Nicht empfehlenswert.

- *Butter* ist sehr gesund und eignet sich besonders als Streichfett, eventuell zum Backen und als Zusatz zu gekochten Speisen. Normalerweise bestehen keine Bedenken hinsichtlich des Cholesteringehaltes, den ein gesunder Körper ohne weiteres verkraften kann.

- *Margarine, ungehärtet*, eignet sich als Butterersatz.

- *Margarine, gehärtet:* Beim Herstellungsprozeß werden die ungesättigten Fettsäuren der Öle gesättigt und damit gehärtet. Anschließend werden die zerstörten Vitamine wieder zugesetzt. Gehärtete Margarine sollte höchsten zum Backen und Braten verwendet werden, da durch die hohen Temperaturen die hochwertigen Fette von Butter oder Öl sowieso größtenteils zerstört werden.

- *Kokosfett* enthält keine ungesättigten Fettsäuren und darf deshalb ohne Schaden hoch erhitzt werden, es eignet sich gut zum Anbraten und Fritieren.

Fleischwaren

Wenn Sie keine weltanschaulichen Bedenken (religiöser, spiritueller, ökologisch-moralischer Art) haben, dann ist nichts dagegen einzuwenden, daß Sie hin und wieder Fleisch essen. Allerdings sollten die Produkte nach Möglichkeit aus (kontrollierter) natürlicher Aufzucht stammen, um frei zu sein von Antibiotika, Beruhigungsmitteln, Schilddrüsenhemmern, Betablockern, Sexualhormonen, Schädlingsbekämpfungsmitteln und Krankheitserregern.

- *Fleisch* enthält viel Eisen: insbesondere Schweinefleisch und Leber sind reich an Vitaminen, vor allem an dem sonst seltenen Vitamin B_1.

- *Hühnerfleisch,* tiefgekühlt aus dem Supermarkt, ist ausnahmslos mit Salmonellen verseucht und muß deshalb stark und lange erhitzt werden.

- *Wildfleisch* ist belastet mit Schwermetallen.

- *Wurstwaren* enthalten Zusätze für Farberhaltung, Verfestigung, Aromatisierung, Streichfähigkeit und Haltbarkeit. Gegrilltes und schnell Schwarzgeräuchertes können krebsfördernd sein.

Getreide und Getreideprodukte

- *Getreidearten:* Weizen, Roggen, Hafer, Gerste, Hirse, Grünkern, Buchweizen (gehört eigentlich nicht zu den Getreiden), Mais, Naturreis. Roggen ist von den Getreidearten am schwersten verdaulich, enthält aber besonders viel Mineralien und hochwertiges Eiweiß.
- *Mehltypen:* Außer dem Mehlkörper enthält das Korn mehrere Hüllen und den Keimling. Je mehr dieser Bestandteile entfernt worden sind, desto minderwertiger ist das Mehlprodukt und desto niedriger die Typenzahl. Bei Weizenmehl gehen die Typen von der Zahl 405 (Weißmehl) bis zur Bezeichnung 2000 für dunkles Weizenmehl. Vollkornmehl aus dem ganzen Korn mit dem ölhaltigen Keimling muß sofort verwertet werden, weil es schnell ranzig wird. Deshalb wird das Korn in guten Bäckereien und in vielen Haushalten unmittelbar vor dem Gebrauch mit der eigenen Mühle frisch gemahlen.

Die gesunde Ernährung

○ *Getreideprodukte:*
Vollkornbrot sollte möglichst aus frisch gemahlenem Getreide hergestellt sein, Frischkornbrei aus frisch gemahlenen Körnern, 12 Stunden eingeweicht und eventuell gekocht, falls er Blähungen verursacht. Gekeimte Körner sind besser verdaulich. Sie werden 12 Stunden eingeweicht und keimen 2 bis 3 Tage.

Getreideflocken aus Hafer, Weizen, Hirse, Gerste sind leichter verdaulich und eignen sich roh für Müsli, aber auch für einen warmen Brei. Die Körner wurden mit feuchtwarmer Luft behandelt und entspelzt, anschließend gewalzt und eventuell geschrotet.

Schmelzflocken werden aus Hafermehl hergestellt, lösen sich sofort auf, sind ganz leicht verdaulich, enthalten aber fast nur Stärke. Sie werden auch aus Vollkornmehl angeboten.

Getreide-Kindernahrung aus dem Reformhaus besteht aus feinem, dunklem Mehl von Weizen, Hafer und Gerste, so daß 5 Minuten Kochzeit reichen. Im Gegensatz dazu müssen Sie selbstgemahlenes Mehl 10 bis 15 Minuten lang kochen.

Grieß besteht aus relativ grob gemahlenen Getreideteilchen. Er ist gut verdaulich.

Vollkornnudeln werden aus Vollkornmehl hergestellt.

Milch und Joghurt

○ *Vorzugsmilch* (über 3,5 % Fett) stammt von kontrollierten Höfen, enthält wenig Bakterien und ist unbehandelt. Ab 2. Lebensjahr sehr zu empfehlen.

○ *Rohmilch* (über 3,5 % Fett) kann viele Bakterien enthalten, ist unaufgekocht für die Säuglingsernährung ungeeignet, ebenso für Schwangere in den letzten Wochen vor der Niederkunft. In der Milch möglicherweise enthaltene Listerien (Bakterien) verursachen bei Neugeborenen schwere, oft sogar tödliche Infektionen. Ehec-Bakterien können auch noch bei Kleinkindern gefährliche Blutarmut, blutigen Stuhl und blutigen Urin hervorrufen.

○ *Frischmilch* (Vollmilch 3,5 % Fett) ist normalerweise pasteurisiert und homogenisiert, d. h. 30 Sekunden auf ca. 74° C erhitzt. Zudem wird beim Homogenisieren das Milchfett durch starke Beschleunigung fein zerkleinert, so daß es in der Milch verteilt bleibt und sich nicht als Rahmschicht absetzt. Es gibt aber auch Frischmilch, die nur pasteurisiert ist. Sie ist haltbarer als Rohmilch, bleibt aber nicht so lange frisch wie homogenisierte Milch.

- *H-Milch* (3,5 % Fett) ist «haltbare» Milch, die etwa für 2,4 Sekunden auf 150° C erhitzt und außerdem meist homogenisiert wurde. Nur zum Kochen zu empfehlen.

- *Teilentrahmte Frischmilch oder H-Milch* (1,5 % Fett) wird durch Entziehung von Fett und Hinzufügung von Eiweiß gewonnen. Nicht empfehlenswert.

- *Soja«milch»* ist ein künstliches Produkt, das aus der Sojabohne hergestellt wird. Der Eiweiß-, Fett-, Calcium- und Stärkegehalt ist in jedem Produkt unterschiedlich. Erkundigen Sie sich in Ihrem Fachgeschäft, welche Produkte für Säuglinge (z. B. Humana SL und Milupa SOM) und welche für Kleinkinder (Reformhaus) geeignet sind. Alle Sojamilcharten (außer für Säuglinge) enthalten kaum Calcium.

- *«Hypoallergene Milch»* wird auf der Basis von Kuhmilch hergestellt und kann statt Sojamilch im Säuglingsalter gegeben werden, wenn Kuhmilch nicht vertragen wird oder eine Milchallergie in der Familie bekannt ist.

- *Molke* bleibt nach dem Abscheiden des Fettes und des Kasein-Eiweißes übrig. Sie enthält Milchzucker, Vitamine, Mineralstoffe und etwas Eiweiß.

- *Joghurt:* Kaufen Sie prinzipiell Naturjoghurt, oder stellen Sie ihn selber her: 1 Liter Frischmilch aufkochen, abkühlen lassen, bis man gerade den Finger hineinstecken kann, einen Becher Naturjoghurt dazu, über Nacht in einer Thermoskanne stehenlassen.

   In dem Naturjoghurt ist der Anteil an der gut verwertbaren rechtsdrehenden L -(+)- Milchsäure verhältnismäßig hoch, außerdem wird er nach der Herstellung nicht noch einmal erhitzt, so daß die lebenden Joghurtkulturen erhalten bleiben.

Die gesunde Ernährung

Obst und Säfte

- *Äpfel und Birnen* sind reich an Ballaststoffen und Fruchtzucker. Ihr Vitamin-C-Gehalt variiert je nach Sorte stark. In Maßen gegessen, sind sie gut für die Verdauung. Alles Obst sollte aber nicht im Übermaß als «gesunder» Ersatz für Süßigkeiten dienen, da es reich an Zucker ist.
- *Wildpflanzen*, z. B. Hagebutten, Sanddorn und Holunderbeeren, sind reich an Vitamin C.
- *Zitrusfrüchte* enthalten viel Vitamin C, sind aber meist stark gespritzt, ebenso wie Weintrauben, Erdbeeren und Pfirsiche. Größere Mengen führen zu Ekzemen und Wundsein.
- *Säfte* eignen sich nicht als hauptsächliches Getränk, da sie auch bei naturreiner Herstellung 10 % Fruchtzucker enthalten und in dieser Konzentration, auch verdünnt, zu Karies führen. Verdünnten Saft sollte es nur ausnahmsweise an Feiertagen geben. Kaufen Sie keinesfalls Säfte mit künstlich zugesetzten Vitaminen, da diese noch häufiger Hautveränderungen (Ekzeme) hervorrufen als das natürliche Vitamin C.

Gemüse

Gemüse ist reich an Vitaminen, Mineralstoffen und Ballaststoffen. Außerdem enthält es unterschiedlich viel Eiweiß und energiespendende Kohlenhydrate. Die Vitamine werden am besten dadurch erhalten, daß frisches oder tiefgekühltes Gemüse in einem gut schließenden Topf mit wenig Wasser gedünstet wird.

- *Hülsenfrüchte*, also Erbsen, Bohnen, Sojabohnen, Linsen, sind besonders reich an Eiweiß und Vitamin B.
- *Samen*, wie Sonnenblumenkerne, Sesam, Leinsamen und Nüsse, sind reich an Eiweiß und Fett und Vitamin B_1 sowie Magnesium, Calcium und Eisen.
- *Spinat* ist sehr nitrathaltig. Nitrat wird durch längeres Aufbewahren des gekochten Spinates von Bakterien in das für Säuglinge schädliche

Nitrit verwandelt. Nitrit behindert die Blut-Sauerstoffaufnahme. Für Erwachsene ist erst die weitere Umwandlung zu Nitrosamin gefährlich (etwa durch Überbacken mit Käse) und kann dann krebserregend wirken.

Deshalb sollte Spinat nur frisch zubereitet gegessen und möglichst nicht mit Käse überbacken werden.

Salz

Im ersten Lebensjahr sollte der Nahrung kein Salz zugesetzt werden. Für gesunde ältere Kinder ist Salz nicht schädlich, d. h., die Nahrung kann normal gesalzen sein, und zwar mit Meersalz und/oder jodiertem Speisesalz.

Zucker

Zuviel Zucker erzeugt Übergewicht, mindert aber auch den Appetit auf ungesüßte Nahrungsmittel. Außerdem kann die Bauchspeicheldrüse mit der Insulinbildung überfordert werden und Diabetes die Folge sein. Zuviel Zucker ist oft verantwortlich für Verstopfung, Arterienverkalkung, Karies (siehe Seite 159), Reizbarkeit, Konzentrationsstörungen.

Dabei ist es ganz einerlei, in welcher Form der Zucker aufgenommen wird, denn alle Sorten werden im Körper sofort zu Traubenzucker aufgespalten oder umgewandelt.

Der Gesetzgeber versteht unter «zuckerfrei» nur das Fehlen von Haushaltszucker (auch Saccharose, Rohrzucker oder Rübenzucker genannt). Ob brauner Zucker, Honig, Traubenzucker, Fruchtzucker, Malzzucker, Milchzucker, Ahornsirup oder Birnendicksaft: alle diese Zuckerarten sind gleich schädlich und süßen mehr oder minder gleich. Lediglich Milchzucker hat wenig Süßkraft, deshalb ist die Muttermilch trotz hohen Zuckergehaltes verhältnismäßig wenig süß. Ständiges Anlegen, um den Säugling zu beruhigen, führt später zur Karies der Schneidezähne, da der Zucker durch das Zahnfleisch in die Zahnanlagen dringt.

Es gibt nur eine Alternative: Sie gewöhnen den Kindern die Vorliebe für Süßes langsam wieder ab und entfernen alle zuckerhaltigen Versuchungen aus dem Haushalt.

Sie können weniger süß schmeckende Leckereien selber herstellen oder im Reformhaus bzw. Bioladen kaufen. Im Supermarkt gibt es spezielle Angebote mit dem Aufdruck «zahnfreundliche Süßigkeiten». Vielleicht sollten Sie auch den Obst- und Saftkonsum drastisch senken. Künstlicher Süßstoff, aber auch der natürliche Süßstoff «Aspartam» ist normalerweise nicht zu empfehlen, da er die Vorliebe für Süßes aufrechterhält. «Aspartam» ist außerdem zum Kochen oder Backen nicht geeignet. Neuerdings steht es im Verdacht, das Erbgut zu schädigen und an der Entstehung von Hirntumoren beteiligt zu sein.

Wasser

Für junge Säuglinge ist auf den Nitratanteil (unter 10 mg/l) sowohl im Leitungswasser als auch in gekauftem Wasser zu achten. Nitrat wird bei jungen Säuglingen leicht in Nitrit umgewandelt, siehe auch Seite 19. Der Kochsalzgehalt sollte unter 20 mg/l liegen.

Für Kinder und Erwachsene, ausgenommen stillende Mütter, spielt der Nitratgehalt im Wasser keine Rolle. Sie können Leitungswasser und alle Mineralwässer mit und ohne Kohlensäure trinken, mit Ausnahme der stark salzhaltigen Heilwässer. Allerdings steigt die allgemeine Verunreinigung des Wassers und oft auch des Mineralwassers an, weshalb es regional unterschiedlich Probleme geben wird. Auskunft über den Nitrat- und Mineraliengehalt Ihres Leitungswassers erhalten Sie bei Ihrem Wasserversorgungsunternehmen oder bei Ihrer Verbraucherberatung.

Die Nahrungsmittelgruppen

Die wichtigsten Vitamine

	Vitamin A	B-Vitamine	Vitamin C	Vitamin D	Vitamin K
Lebensmittel	Milch, Karotten, Spinat, Petersilie, Mais, Ei	Milchprodukte, Getreide, Vollreis, Ei, Fisch, Spinat, Kartoffeln, Hefe, Leber, Nüsse, Schweinefleisch	Obst, Paprika, Kohlrabi, Kartoffeln, grüne Pflanzen, Rosenkohl, Blumenkohl, Sauerkraut	Milch, Butter, Eigelb, Fisch. (Künstlicher Zusatz in Säuglingsmilch, Kinderkost, Margarine)	Ei, Leber, Blattgemüse, Spinat, Kohl
Täglicher Bedarf für Säuglinge – Erwachsene	1500–5000 E	unterschiedlich für jedes B-Vitamin	35–75 mg	400 E – 100 E	
Aufgabe	Bildung des Sehpurpurs, Einfluß auf Stoffwechsel der Haut	Stoffwechsel, Nervenaufbau, Blutbildung	Knochenstoffwechsel, Abdichtung der Gefäße, Förderung der Eisen-Aufnahme	Knochenaufbau, reguliert Calcium und Phosphate	Blutgerinnung, Wachstum
Mangelerscheinung	fast nie	häufig, «Vitamin-B-Räuber» ist Zucker	fast nie	häufig bei Säuglingen	gelegentlich bei gestillten Säuglingen bis 16. Woche
Folgen von zuwenig	Nachtblindheit, trockene Haut	Gedeihstörung, Nervenstörung, Blutarmut (Vitamin B_{12}), «Faulecken», genitaler Juckreiz	Blutungsneigung, Eisenmangel, Knochenveränderungen	Rachitis, Reizbarkeit	Blutungen, besonders Hirnblutungen
Folgen von zuviel	Hirnschäden, Hirndruck, Knochenerweichung		Ekzeme, Wundsein	Verkalkung an Gelenken, Gefäßen, Nieren. Herzinfarkt selbst bei Jugendlichen	
Anmerkungen	Vorsicht vor Karottensaft, er eignet sich nicht als «Saftersatz»	Bei geringem Zuckerkonsum besteht keine Gefahr, zumal wenn gelegentlich etwas Schweinefleisch und Leber gegeben werden (s. S. 19)	Zuviel Obst und Säfte fördern Karies und Ekzeme	Zur Rachitis-Vorbeugung empfehlen sich im 1. Jahr, besonders in den sonnenarmen Monaten 250 E täglich (entspricht ½ Tablette z. B. «Vigantoletten 500») (s. S. 159)	Zur Vorbeugung «Konakion»-Tropfen oder eine Spritze nach der Geburt (s. S. 161)

Weitere wichtige Vitamine: E, Nicotinsäure, H, Pantothensäure, Niacin, Folsäure

Die gesunde Ernährung

Die häufigsten Nahrungsbestandteile

	Kohlenhydrate	Ballaststoffe	Eiweiß	Fett	Essentielle Fettsäuren (u.a. Linolsäure)
Lebensmittel	Getreide, Hülsenfrüchte, Kartoffeln, Reis, Mais, Sojabohnen, Nüsse, Gemüse, Obst, Zuckerrübe	Körner, ungeschälter Reis, Kleie, Getreideflocken, Kartoffeln, Gemüse, Hülsenfrüchte, Obst	Milch, Käse, Fleisch, Fisch, Getreide, Hülsenfrüchte, Kartoffeln (2 %), Gemüse, Nüsse, Sojabohnen, Sonnenblumenkerne, Keimlinge, Sesam	Milch, Butter, Käse, Ei, Fleisch, Öle, Margarine, Mandeln, Nüsse, Körner	Kaltgeschlagene Öle: Maiskeim-, Sonnenblumen-, Distelöl, Fleisch, Fisch, Milch, Butter
Täglicher Bedarf 0–1 Jahr 6 Jahre (20 kg) Erwachsene (70 kg)	24– 60 g 120 g 420 g	soviel wie möglich	11– 16 g 21 g 50– 60 g	15– 30 g 40 g 70 g	2– 3 g 5 g 10 g (kein Mangel möglich)
Empfohlener Anteil: pflanzliche Herkunft tierische Herkunft	fast 100 % 0 %	100 % 0 %	67 % 33 %	mindestens 50 % höchstens 50 %	
Wichtigste Aufgabe, weitere Aufgaben	Energiegewinnung Aufbau von Körpermasse Speichersubstanz Liefern die wasserlöslichen Vitamine B und C, Spurenelemente	Regulierung der Darmträgheit, Neutralisierung des Magens, Sättigungsgefühl, Ausscheidung von Schadstoffen und Cholesterin	Aufbau von Körpermasse notfalls Energiegewinnung	Energiegewinnung Aufbau von Körpermasse Speichersubstanz Führt zu Sättigungsgefühl, liefert die fettlöslichen Vitamine A, D, E, K	Aufbau der Haut
Folgen bei Mangel	Unterernährung	Verstopfung	Fehlernährung	kein Sättigungsgefühl, Fehlernährung	nicht möglich
Folgen bei übermäßigem Verzehr	Bei naturbelassenen Nahrungsmitteln keine. Bei zuviel Zucker und Säften: Karies, Diabetes, Übergewicht, Appetitmangel	keine	Gicht, rheumatische Erkrankungen, Infekte, Verstopfung, Fäulnisprozeß im Darm und veränderte Darmbakterien. Vermehrter Vitaminbedarf, verminderte Calcium-, Magnesium-, Eisen-Aufnahme	Übergewicht, Überschuß von Cholesterin, Vitamin A und D und Linolsäure	vermehrter Bedarf an Vitamin E, A, B₆, Leberschädigung
Anmerkungen		Bei fleisch- und fischfreier Ernährung sind die restlichen oben aufgeführten Produkte ausreichend. Bei milch- und eifreier Kost kann auf Fleisch nicht verzichtet werden	Cholesterin stammt besonders aus Eiern, Fleisch und Wurst, weniger aus Butter. Die bekömmliche Menge ist individuell sehr verschieden	Neuerdings fand man Omega-3-Fettsäuren z. B. im Hering, sie sollen die Fließeigenschaften des Blutes verbessern und Herzinfarkte verringern	

Die Nahrungsmittelgruppen

Die wichtigsten Mineralien und Spurenelemente

	Calcium	Magnesium	Eisen	Zink	Jod	Fluorid
Lebensmittel	Milch, Käse, Getreide, grüne Gemüse, Saft von Sauerkraut, rote Bete	grüne Gemüse, Kartoffeln, Hülsenfrüchte, Soja, Getreide (besonders Hafer), Früchte (besonders Bananen), Kakao, Käse	Fleisch, Fisch, Keimlinge, Nüsse, Getreide, Hirse, Schwarzwurzeln, grüne Gemüse, Kartoffeln, Sojabohnen	Sauerteig- und Hefebackwaren aus Vollgetreide, Fleisch, Samen, Keimlinge, Nüsse, Wurzelgemüse	Fisch, Milch, Ei	Fisch, Getreide, Kleie, Buchweizen, Obst, Gemüse, Nüsse, Käse, Milch, schwarzer Tee
Tägl. Bedarf für Säuglinge – Erwachsene	500–900 mg	40–350 mg	6–10 mg	5–15 mg	50–200 µg	0,1–1 mg
Aufgabe	Skelettaufbau, Regulation der Erregbarkeit von Nerven, Muskeln und Gefäßen	Regulation der Erregbarkeit von Nerven, Muskeln und Gefäßen	Blutbildung, Enzymbildung, Sauerstofftransport	Wachstum, Wundheilung, Enzymbildung	Teil der Schilddrüsenhormone	Bildung der Hartsubstanz von Knochen und Zähnen
Mangelerscheinung	relativ selten	häufiger	seltener als angenommen, zuviel Eiweiß behindert die Aufnahme	häufig wegen hoher Cadmium-Belastung, Antibiotika	häufig	gelegentlich
Folgen bei Mangel	Muskel- und Gehirnkrämpfe	Wadenkrämpfe, Herzinfarkt	Blutarmut, Müdigkeit	Minderwuchs, Hautausschlag, weiße Flecken, Haarausfall	Kropf, Konzentrationsmangel, Minderwuchs	Karies
Folgen zu hoher Aufnahme	Verstopfung, schlaffe Muskulatur, Nierensteine, Verkalkung, verminderte Magnesiumaufnahme	keine	starkes Bakterienwachstum, Infekte	nur bei künstlicher Zufuhr, Magen-Darm-Störungen	Schilddrüsenüberfunktion, Reizbarkeit, Bildung von krebserregenden Stoffen (Nitrosamin)	Zahnschäden, Verkalkungserscheinungen an Knochen, Gelenken und Nieren
Anmerkungen	Milchzucker erleichtert die Aussiedelung von Bifidus-Bakterien im Darm, welche die Calcium-Aufnahme fördern	Ist in manchen Spezialsalzen enthalten, die man in Reformhaus und Bioläden kaufen kann	Die «Eisen-Spezialisten» streiten sich noch, wahrscheinlich haben nur Frühgeburten zuwenig Eisen			Gesunde, zuckerarme Ernährung reicht für die Fluorid-Versorgung aus

Weitere wichtige Mineralien: Natrium, Kalium, Phosphor
Weitere wichtige Spurenelemente: Chrom, Kobalt, Kupfer, Mangan, Selen usw.

Ernährung für stillende Mütter

Während der Stillzeit sollte die Kost alle Nahrungsbestandteile enthalten, die für Mutter und Kind notwendig sind. Denn wenn die Mutter sich unzureichend ernährt, enthält ihre Milch zwar trotzdem in der Regel über Monate alle notwendigen Inhaltsstoffe für den Säugling, die Mutter magert dabei aber ab und hat bald selber keinerlei Reserven an Mineralien und Vitaminen mehr zur Verfügung. So kann ihr das Baby tatsächlich im wahrsten Sinne des Wortes «die Haare vom Kopf fressen» oder sie einige Zähne kosten.

Die stillende Mutter braucht im Vergleich zu anderen Frauen zwar nur ein Drittel mehr an energieliefernder, also sättigender Nahrung, jedoch 60 % mehr an Mineralien und Vitaminen. Das bedeutet, daß sie nicht unbedingt wesentlich mehr essen muß, sie sollte aber gehaltvolle Nahrungsmittel zu sich nehmen, wie Milch, Gemüse, Leber, Fleisch, Fisch und Sojasprossen, denn es kommt jetzt besonders auf Calcium, Zink, Magnesium, Eisen, Kupfer, Jod, Mangan, Selen, Folsäure und Vitamine an.

Zwei Liter Flüssigkeit pro Tag sind angemessen.

Bei Allergie in der engeren Familie (Vater oder Geschwister des Säuglings) sollte die Mutter die bekannten allergieauslösenden Nahrungsmittel in Maßen trotzdem zu sich nehmen, damit der Säugling eine Toleranz entwickelt (siehe Seite 36).

Ernährung für stillende Mütter

Vorsicht vor allem Blähenden: Alle Speisen, die bei der Mutter Blähungen verursachen, tun dies in verstärktem Maße auch bei dem Säugling. Deshalb muß in den ersten drei Monaten manches, was sonst sehr gesund ist, gemieden werden.

- *Empfohlen werden kann:*
  - *Gemüse:* Kartoffeln, das Blattgrün vom Porree, Spinat, Mangold, Chicorée, Karotten, Artischocken, Zucchini, Auberginen, Fenchel, Spargel, evtl. Wirsingkohl. *(Keine Zwiebeln, Knoblauch oder Avocados.)*
    Ab 3. Monat: auch Brokkoli, Blumenkohl, Kohlrabi, Gurke, Grün-, Weiß-, Rotkohl, Erbsen, Linsen, Bohnen (Soja oder andere).
  - *Salate* aus Karotten, Kresse, Endivien, Feldsalat, grünem Blattgemüse, Fenchel, roten Beeten und Sojasprossen.
  - *Obst:* Äpfel, Süßkirschenkompott, Bananen, Kürbis. Eventuell Birnen und Pfirsiche.
  - *Getreideprodukte:* geschrotetes, nicht zu frisches Weizenbrot, Weißbrot oder Mischbrot, *kein* Vielkorn- oder Vollkornbrot mit ganzen Körnern oder Sonnenblumenkernen, *kein* Roggenbrot. Während der ersten drei Monate Nudeln nur aus hellem Weizenmehl. Wegen leichterer Verdaulichkeit in den ersten Monaten nur geschälten Reis. *Müsli* nur aus feinen Haferflocken, am besten als Brei gekocht.
  - *Fleisch, Fisch, Leber, Ei* (eins jeden zweiten Tag). Fisch und Ei können allerdings manchmal infolge einer Allergie Blähungen hervorrufen und müssen dann gemieden werden (siehe Seite 36).
  - *Milch* (¾ Liter) und *Milchprodukte*. Achten Sie bei Ihrem Kind auf Blähungen infolge einer Kuhmilchunverträglichkeit. In leichten Fällen können Sie Sauermilchprodukte statt Frischmilch zu sich nehmen; bei schlimmen Blähungen oder Ekzem müssen Sie auf anderes tierisches und pflanzliches Eiweiß ausweichen (siehe auch Seite 36 und 40).
- *Meiden Sie Nahrungsmittel, die zu Wundsein führen.* Scharfe Gewürze, Obstsäuren und besonders zuviel Vitamin C (ebenfalls eine Säure) gelangen über die Muttermilch in den Stuhl oder Urin des Säuglings und reizen die empfindliche Haut. Deshalb auf Rosenkohl,

scharfes Gewürz, Yogi-Tee, Paprika, Tomaten, Kiwis, Ananas, Zitrusfrüchte, Sanddorn-, Hagebuttenprodukte, Erdbeeren, Johannisbeeren, Himbeeren, Stachelbeeren, Vitaminsäfte oder -tabletten lieber verzichten.

- *Anregende Genußmittel* stören die Ruhebedürftigkeit des Kindes; wenn Sie stillen, sollten Sie lieber sparsam damit umgehen. Das bedeutet
  - *wenig Zigaretten* (höchstens 5 pro Tag) und
  - *wenig Tee, Kaffee* (1 bis 2 Tassen pro Tag). Dafür gibt es nur dürftigen Ersatz wie etwa den zweiten Aufguß vom Tee, nachdem durch den ersten das anregende Thein entzogen wurde, Mate-Tee, Massai-Tee, Malzkaffee und koffeinfreier Kaffee.
  - *Wenig Alkohol* (1 Glas Wein oder Bier pro Tag), denn er regt nicht nur an, sondern schädigt auch die Zellen von Leber und Gehirn. Fragen Sie nach alkoholfreiem Bier und alkoholfreiem Wein. Bedenken Sie aber, daß die Weinsäure das Baby wund machen kann.

Ernährung für Säuglinge

Muttermilch und Säuglingsmilchen in den ersten sechs Monaten

- *Muttermilch:* Sie können 4 bis 6 Monate voll stillen ohne jede Zufütterung, vorausgesetzt, das Baby gedeiht, und Sie haben genug Milch. Glücklicherweise haben immer mehr Mütter den Wert des Stillens und die Freude daran wiederentdeckt und werden dabei auch von Hebammen unterstützt, die dafür sorgen, daß die Kinder innerhalb der ersten beiden Stunden nach der Geburt angelegt werden. Nur 1 % der Frauen können aus unterschiedlichen Gründen wirklich nicht stillen. Die Muttermilch enthält alles Lebensnotwendige mit Ausnahme von ausreichend Vitamin D und K. Zudem ist sie reich an Abwehrstoffen (z. B. gegen Masern), schützt aber auch weitgehend vor anderen Infektionen und Allergien. Allerdings enthält auch die Muttermilch oft Bestandteile, die Allergien beim Kind auslösen und dann eine spezielle Ernährung der Mutter erforderlich machen (siehe Seite 36). Das Stillen führt zu einer innigen Verbindung zwischen Mutter und Kind, die vor allen Dingen von den Müttern oft als großes Glück erlebt wird.

  Doch dieses Glück ist nicht ganz ungetrübt. Manchmal ist die Muttermilch in den ersten drei Monaten wegen ihres hohen Milchzuckergehaltes schwer verdaulich und führt zu Blähungen. Außerdem enthält die Muttermilch heutzutage recht hohe Mengen an giftigen chlorierten Kohlenwasserstoffen, Blei, Cadmium und Nitrat. Dennoch sollte all dies vom Stillen nur abhalten, wenn wirklich genau belegt ist, von welcher Schadstoffkonzentration an die Nachteile die Vorteile überwiegen. Bislang sind die Höchstgrenzen willkürlich festgesetzt, ohne genaue Kenntnisse um das Risiko.

  Falls Ihr Baby schon nach ein bis zwei Stunden wieder hungrig ist, muß das nicht bedeuten, daß Sie zuwenig Milch haben. Nach den ersten sechs Wochen allerdings sollten die Pausen immer länger werden, da andernfalls der innige Kontakt zu einer zu engen Symbiose von Mutter und Kind führen kann; außerdem braucht auch die Mutter ihren Schlaf. Die Brust soll nicht zum Schnullerersatz werden!

Wenn Sie nicht stillen können, geben Sie – ohne schlechtes Gewissen – Fertigmilch oder selbsthergestellte Milch:

- *Fertigmilch:* Sie wird aus Kuhmilch hergestellt und der Muttermilch angepaßt, d. h. voll adaptiert (Säuglings-Anfangsnahrung). Sofern das Baby davon nicht satt wird oder Blähungen bekommt, können Sie eine leichter verdauliche teiladaptierte, d. h. mit Stärke angedickte Milch geben (Säuglings-Folgenahrung). Da diese Produkte bereits Vitamin A und C enthalten, erübrigt sich eine Zufütterung von Karotten- oder Obstsaft.

- *Selbsthergestellte, teiladaptierte Milch* nach dem Rezept des Forschungsinstituts für Kinderernährung, Dortmund:

100 ml Wasser
100 ml pasteurisierte Vollmilch (3,5 % Fettgehalt)
2 gestrichene Teelöffel Maisstärke, Kartoffelstärke oder Reisschleim aus dem Reformhaus
2 gestrichene Teelöffel Zucker aus einer Mischung von Milchzucker und raffiniertem Zucker zu gleichen Teilen (Honig führt zu Durchfall)
¾ Teelöffel Keimöl
½ Teelöffel Karotten- oder Obstsaft ab 6. Woche

Sie geben das angerührte Stärkemehl in das kochende Wasser, lassen das Ganze kurz aufkochen und geben dann die Frischmilch und den Zucker dazu. (H-Milch 3,5 % Fett sollte nur notfalls und Milch aus angebrochenen Packungen vom Vortage keinesfalls verwendet werden.) Dann lassen Sie die Mischung leicht abkühlen, fügen das Keimöl hinzu und verrühren es mit einem Mixer 30 Sekunden auf schwacher Stufe.

- *Selbsthergestellte, teiladaptierte Milch* nach anthroposophischen Rezepten:

  <u>bis 4. Monat:</u>
  200 ml Vollmilch
  400 ml Wasser
  36 g Milchzucker
  24 g Mandelmus (aus dem Reformhaus)
  ab 6. Woche 2 Teelöffel Johannisbeer- oder Karottensaft

  <u>ab 4. Monat:</u>
  300 ml Vollmilch
  300 ml Wasser
  24 g Milchzucker
  18 g Mandelmus
  12 g Getreide- oder Reisschleim (aus dem Reformhaus)

  Richten Sie sich nach dem Rezept der teiladaptierten Milch, verrühren Sie aber das fetthaltige Mandelmus gut mit dem Schneebesen. Die selbsthergestellte Milch schmeckt besser als die Fertigmilch und ist reich an naturbelassenen Bestandteilen. Fertigmilch und «anthroposophische» Milch kosten etwa dreimal soviel wie die selbsthergestellte Milch nach dem Rezept des Forschungsinstituts.

- *Hypoallergene Milch* (wie «Humana HA», «Milupa HYP») sollte bei Stillproblemen oder als Zusatznahrung bei Allergieneigung bzw. Kuhmilchallergie statt Frischmilch oder Säuglingsnahrung im 1. Lebensjahr gegeben werden. Sie wird aus Kuhmilch unter Aufspaltung des Eiweißes gewonnen (s. Seite 36).

Die gesunde Ernährung

Der Milchbedarf im ersten Lebensjahr

Alter		ml/Tag	Alter	ml/Tag
1. Monat:	1. Woche:	200–300	3. Monat:	750–850
	2. Woche:	450–600	4. Monat:	750–900
	3. Woche:	500–650	5. Monat:	650–800
	4. Woche:	550–700	6. Monat:	550–650
2. Monat:	5. Woche	600–750	7.–12. Monat:	400
	6. Woche	700–850		
	7. Woche	700–850		
	8. Woche	720–870		

Die angegebenen Mengen beziehen sich bis zum 5. Monat auf adaptierte Milch; später dann auch auf Vollmilch, Joghurt, Quark usw. Die Zahlen können Ihnen aber nur einen Anhaltspunkt geben, denn einige Kinder gedeihen auch mit weniger Milch. Füttern Sie *im ersten halben Jahr* adaptierte Säuglings-Anfangsnahrung ganz nach Bedarf des Kindes. Falls Sie eine Flasche verwenden, muß das Saugerloch ganz klein sein, d. h., bei umgedrehter Flasche darf nicht mehr als ein Tropfen pro Sekunde heraustropfen.

Erst *im zweiten Halbjahr* müssen Sie darauf achten, daß die Ernährung nicht zu eiweißreich wird, d. h., Sie sollten die angegebene Milchmenge nicht überschreiten, es sei denn, Sie ernähren auch dann noch ausschließlich durch Brust- oder Flaschenmahlzeiten.

In den ersten Tagen nach der Geburt nimmt ein Säugling mit einem Durchschnittsgewicht von 3,5 kg etwa 200 bis 400 g ab und hat spätestens nach 14 Tagen wieder sein Geburtsgewicht erreicht. Danach nimmt er über 6 Monate jede Woche etwa 150 bis 300 g zu und während der nachfolgenden 6 Monate etwa 100 g pro Woche. Mit 5 Monaten hat er sein Gewicht also etwa verdoppelt, mit 12 Monaten nahezu verdreifacht; eine Norm läßt sich hier allerdings nicht aufstellen.

Die Zufütterung von Breien

Breie sättigen wegen ihres hohen Kohlenhydratanteils stärker als Muttermilch und sind zudem reicher an bestimmten Vitaminen, Mineral- und Ballaststoffen. Dies ist wichtig, weil der Säugling in der Regel spätestens ab einem halben Jahr weniger Eiweiß und mehr energiespendende Kohlenhydrate und Fette benötigt. Trotzdem ist es möglich, bis zu einem Jahr ausschließlich Brust- oder Flaschenmahlzeiten zu geben.

Nach dem heute üblichen Ernährungsplan wird, wenn keine Allergiegefahr besteht (siehe Seite 36), ab dem 5. Monat in etwa vierwöchigen Abständen ein «Gemüse-Kartoffel-Fettbrei», ein «Vollmilchbrei mit Getreide und Obst» und ein «Vollkorn-Obstbrei ohne Milch» eingeführt. (Siehe auch Tabellen S. 31–33). Wenn über den 5. Monat hinaus ausschließlich Milch gegeben wird, verschiebt sich der Zeitplan entsprechend.

Ernährungsplan im 1. Lebensjahr (Übersicht)

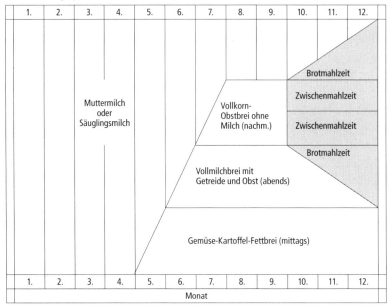

Die gesunde Ernährung

Ernährungsplan im 1. Lebensjahr (ausführliche Darstellung)

Alter	Art der Mahlzeiten	Anzahl pro Tag
1.–3. Monat	Muttermilch bis 1–3stündlich oder adaptierte Säuglings-Anfangsnahrung	etwa 5–7
4. Monat	Muttermilch oder teiladaptierte Säuglings-Folgenahrung	etwa 5
5. Monat	Muttermilch oder 3–4 × Säuglings-Folgenahrung 1 × Brei 150–200 g, 20 g Obst (siehe Beikost 1. Möglichkeit mittags, selten 2. Möglichkeit abends)	etwa 5
6. Monat	Muttermilch oder 2 × Säuglings-Folgenahrung 220 g 1 × Gemüsebrei 200 g (siehe Beikost 1. Möglichkeit mittags) 1 × Vollmilchbrei mit Obst 200 g (siehe Beikost 1. oder 2. Möglichkeit abends)	etwa 4
7.–9. Monat	Muttermilch oder 1 × Säuglings-Folgenahrung oder Vollmilch mit Schmelzflocken oder Getreide-Kindernahrung, etwas Zucker, 240 g (morgens) 1 × Gemüsebrei 240 g (mittags) 1 × Vollkorn-Obstbrei ohne Milch 240 g (siehe Beikost) 1 × Vollmilchbrei mit Getreide und Obst 250 g (abends)	4
10.–12. Monat	Muttermilch oder 1 × Vollmilch mit Brot oder Vollmilchbrei (morgens) 1 × Gemüsemahlzeit (mittags) 1 × Vollmilchbrei oder Brot und Milch (abends)	3

Die Mengenangaben der Tabelle sind Durchschnittswerte und können je nach Kind verändert werden; wichtig ist nur, daß das Mengenverhältnis der Nahrungsbestandteile in etwa gleichbleibt, z. B.: Wenn Sie nachts noch zusätzlich eine Milchflasche geben, müssen Sie die Milch tagsüber entweder einsparen (der Milchbrei enthält dann entsprechend mehr Wasser als Milch) oder die übrigen Mengen ebenfalls erhöhen (Gemüse und Getreide).

Ernährung für Säuglinge

Beikost 1. Möglichkeit	Beikost 2. Möglichkeit
Sie können zusätzlich ungesüßten Tee geben	Falls einmal nicht genügend Milch vorhanden, geben Sie Tee mit 5 % Traubenzucker und eventuell Reisschleim mit dem Teelöffel
Ausnahmsweise Karotten-Kartoffel-Fettbrei	Ausnahmsweise Stärke oder Reisschleimbrei mit Halbmilch, Butter und Zucker. Abwechslung ist nicht nötig. Oder Fertigmilchbrei für den 4. Monat
Karotten (100 g)-Kartoffeln (50 g)-Fett (10 g Butter)-Brei, anschließend Obst (meist mittags).	Falls der Hunger groß ist, Grieß-(oder Maismehl-, Schmelzflocken-)brei aus Wasser und Milch (halbe-halbe) und etwas Butter. Oder Fertigmilchbrei für 5. Monat (meist abends)
Gemüse-Kartoffel-Fettbrei und 1 × pro Woche 1 Eigelb oder Fisch (mittags) Vollmilchbrei aus Grieß oder Getreide-Kindernahrung mit Obstsaft (abends)	Fertigmilchbrei ab 6. Monat (abends)
Beikost	
Eingeweichte oder aufgekochte Getreideflocken mit Obst und Butter = Vollkorn-Obstbrei ohne Milch (nachmittags)	
Zwischenmahlzeiten aus Vollkornkeks, Brot, Vollkornzwieback oder etwas Obst, Rohkost, Tee. Eventuell 1 – 2 × wöchentlich ½ Joghurt und entsprechend weniger Milch	

Die gesunde Ernährung

- *Die Gemüsemahlzeit (mittags)* besteht vom 5. bis 7. Monat zunächst aus gedünsteten, ungesalzenen Karotten mit Kartoffeln und Fett (2 TL Öl oder 10 g Butter) sowie einem Nachtisch aus etwas geriebenem Apfel und zerdrückter Banane. Wenn Sie den Brei selber aus frischem Gemüse kochen, muß das Gemüse in den ersten 6 Lebensmonaten des Kindes aus biologischem Anbau stammen. Sonst sind die Gemüse nämlich durch die starke Düngung allzu reich an giftigen Nitraten, die besonders bei jungen Säuglingen den Sauerstofftransport im Blut behindern können.

    Einfacher im Gebrauch, aber weniger schmackhaft, ist die Fertignahrung in Gläsern, die fast durchweg nur wenig Nitrate, Schwermetalle und Spritzmittel enthält. Allerdings gibt es auch hier Qualitätsunterschiede; manche Gläsernahrung ist gesüßt und angedickt, und die aus dem Öko-Anbau ist häufig recht teuer.

    Ab dem 7. Monat geben Sie nur noch selten Karotten, da das überschüssige Vitamin A in der Leber gespeichert wird; es kann zu Wachstumsstörungen und Hautveränderungen führen. Ersetzen Sie Karotten lieber durch Fenchel, Kohlrabi, Blumenkohl, Salatgemüse, Spinat und Mangold, später Zucchini, rote Bete, Rüben, Porree und Sellerie.

    Ab dem 8. Monat können die Kinder mittags das normale Familienessen mitessen, falls es nur leicht gesalzen und gut verdaulich ist.

    Fleisch ist nach meiner Auffassung nicht als Säuglingsnahrung geeignet, zumal das darin enthaltene Eisen von nur zweifelhaftem Nutzen ist, weil Eisen das Wachstum von Bakterien fördert. Zum anderen reicht der bis zur Geburt aufgebaute Eisenvorrat des Säuglings normalerweise bis zum 7. Monat und kann danach durch Gemüse und Getreide ausreichend gedeckt werden.

    Als Zusatz zum Gemüsebrei können Sie ab dem 6. Monat alle 1 bis 2 Wochen ein hartgekochtes Eigelb und/oder etwas Fisch geben, letzteres besonders wegen seines Jodgehaltes.

- *Getreide-Milch-Breie (abends):* Vor dem 5. Monat (und noch sicherer 6. Monat) dürfen Sie keine Getreidebreie oder Zwieback aus Weizen, Hafer, Gerste bzw. Schmelz- oder Getreideflocken, Grieß oder anderen Getreideprodukten füttern, weil diese das allergisierende Klebereiweiß Gluten enthalten. Der Darm ist in den ersten Monaten nämlich noch unzureichend besonders gegen fremdes Eiweiß geschützt und kann mit einer jahrzehntelangen Allergie (ähnlich wie gegen das Kuh-

Ernährung für Säuglinge

milch-Eiweiß) reagieren. Deshalb werden die Breie *vor dem 5. Monat* mit Stärkemehlen oder Reisschleim zubereitet. Dazu verwenden Sie Halbmilch (1 Teil Vollmilch, 1 Teil Wasser), 10 g Butter und einen gestrichenen Teelöffel Milchzucker oder Traubenzucker. *Im 5. Monat* können Sie in der Regel Getreideprodukte wie Grieß oder Schmelzflocken oder Getreide-Kindernahrung aus dem Reformhaus nehmen, sonst gleiches Rezept wie vorher. *Ab dem 6. Monat* bereiten Sie den Brei aus Vollmilch mit Grieß, Getreideschrot oder Vollkornflocken, einem Teelöffel Milchzucker und ein bis zwei Eßlöffeln Orangensaft oder Obstmus. Als Vollmilch-Fertigbrei gibt es z. B. «Miluvit mit». Sie können immer den gleichen Brei kochen, da Säuglinge noch kein Bedürfnis nach Abwechslung haben.

Falls der Säugling keine Kuhmilch verträgt, oder als Allergievorbeugung, werden die Breie mit Muttermilch, hypoallergener Milch oder notfalls Sojamilch hergestellt (siehe Seite 36).

- *Der Vollkorn-Obstbrei ohne Milch* ab Ende 6. Monat läßt sich leicht herstellen, indem Sie etwa 5 bis 7 gestrichene Eßlöffel Instant-Vollkorn-Getreideflocken oder Vollkornzwieback mit ca. 130 g warmem Wasser, 10 g Butter und 100 g Apfel-Bananen-Mischung vermengen.

Die Zufütterung von Milchen und Breien bei Allergie in der Familie

Die EG-Empfehlungen gelten für Säuglinge, deren Eltern oder Geschwister eine Allergie haben. Aber selbst wenn einer dieser Angehörigen beispielsweise eine Milchallergie hat, sollte die Mutter während Schwangerschaft und Stillzeit weiter Milch trinken. Die Kinder erhalten dadurch die Chance, eine Toleranz zu entwickeln, selbst wenn sie die Anlage zur Allergie geerbt haben. Die Mutter sollte das verdächtige Nahrungsmittel nur dann meiden, wenn der Säugling nach dem Stillen um den Mund herum eine Rötung oder Schwellung bekommt, wenn sich ein Ausschlag zeigt oder Bauchschmerzen auftreten.

Die gesunde Ernährung

Empfehlungen der EG-Kommission zur Allergievorbeugung für Neugeborene aus Allergikerfamilien (1993)

Grundprinzip	Praktische Maßnahmen
I Erkennen des Allergie-Risikos	Allergikerfamilien sind Familien, in denen mindestens ein Verwandter 1. Grades (Eltern, Geschwister) an einer allergischen Erkrankung wie Asthma, Heuschnupfen, Neurodermitis, Nahrungsmittelallergie leidet.
II Ernährungsrichtlinien	
a) Ernährung des Säuglings	1. Wenn irgend möglich, ausschließliches Stillen während der ersten 4–6 Lebensmonate. Keine Zufütterung herkömmlicher Säuglingsnahrungen auf Kuhmilch- oder Sojabasis, auch nicht in der Entbindungsklinik. 2. Wenn (vollständiges) Stillen nicht möglich ist, so sollten ausschließlich hypoallergene Säuglingsnahrungen («HA»-Milchen) als Ersatz gefüttert werden. 3. Kein zu früher Beginn mit Beikost, d. h. nicht vor dem 6. Monat. Vermeidung von hochallergenen Nahrungsmitteln wie frischer Kuhmilch, Eiern, Fisch, Schweinefleisch, Zitrusfrüchten, Soja, Schokolade, Weizenmehl im 1. Lebensjahr.
b) Ernährung der Mutter während der Schwangerschaft und Stillzeit	1. Keine spezielle Diät während der Schwangerschaft. Ausgewogene, vitaminreiche Kost. 2. Eventuell Reduktion bekannter Nahrungsallergene während der Stillzeit (Kuhmilch, Eier, Fisch, Zitrusfrüchte, Nüsse, Schokolade). Als Nahrungsergänzung: 1 g Calcium pro Tag. Wichtig: Eine strenge Diät sollte nur unter ärztlicher und diätetischer Betreuung durchgeführt werden.

Die meisten Mütter haben zwar den festen Vorsatz, die empfohlenen 6 Monate voll zu stillen, müssen aber feststellen, daß ihr Baby ab dem 4. Monat nachts immer häufiger die Brust verlangt, weil es sonst nicht satt wird. Ich rate dann zur Zufütterung, auch um eine zur Gewohnheit werdende Schlafstörung durch das nächtliche Stillen zu vermeiden.

- *Zufütterung bis Ende 5. Monat:*
  - Flasche aus hypoallergener Milch mit Reisschleim oder Maismehl oder vom Löffel Milchbrei «HA nach dem 4. Monat Milupa» abends. Falls das Baby tagsüber nicht satt wird, allein oder zusätzlich:
  - Karottenbrei mit Kartoffeln und Öl mittags.

- Zufütterung ab Ende 5 und 6. Monat:
  - Karotten (bzw. andere Gemüse)-Kartoffel-Öl-Brei mittags.
  - Wasserbrei mit gekochtem Maisgrieß (oder Hafer bzw. Gerstenflocken), Öl und Obst (Apfel, Birne oder etwas Banane) nachmittags.
  - Brei aus hypoallergener Milch mit Maisgrieß, Hafer- oder Gerste (Flocken, Schrot oder Mehl) mit etwas (Milch)-Zucker abends. (Dinkel ist zwar eine Weizenart, führt aber seltener zur Allergie als Weizen, deshalb als Brot später erlaubt, Hirse bläht.) Dazu kochen Sie den Maisgrieß (Polenta) 5 Minuten in 200 bis 250 ml Wasser, lassen auf etwa 60 °C abkühlen und mischen die Milchpulvermenge für 200 bis 250 g HA-Milch darunter; nach Bedarf süßen. Entsprechend können Sie z. B. aus «Kindergrieß milchfrei» von «Humana» oder «Sinlac» einen Milchbrei unter Hinzufügung von HA-Pulver bereiten. Am einfachsten ist der fertige «Milchbrei HA ab 6. Monat Milupa».
  - Roggenbrotrinde zum Beißen. Ab 10. Monat Roggenbrot oder z. B. Hafer-Reis-Brot oder Dinkelbrot. Keks aus Mais und Hafer. Maisnudeln, keinen Weizenzwieback.

Appetit des Säuglings

Im 2. und 3. Monat ist der Appetit oft stärker als der Bedarf, so daß die überschüssige Milch manchmal wieder ausgespuckt wird.

Im 5. und 6. Monat will der Säugling oft eine zusätzliche Mahlzeit in den frühen Morgenstunden. Außerdem möchte er die Mahlzeit manchmal lieber in zwei Etappen.

Im 8. und besonders im 9. Monat steigt das Nahrungsbedürfnis sprunghaft an, so daß Sie den Eindruck haben, Ihr Kind würde alles essen, was auch immer ihm angeboten wird.

Mit 1 Jahr möchte das Kind oft lieber im Stehen gefüttert werden. Es nimmt manchmal sein Essen (ganze gekochte Karotten, Kohlrabischeiben, Kartoffeln) lieber selber in die Hand.

Die gesunde Ernährung

Ernährung für Kinder

Bitte lesen Sie die allgemeinen Ausführungen ab Seite 12 noch einmal durch, damit Sie die nachfolgenden Vorschläge ausgewogen zusammenstellen können und die Nahrung nicht zuviel Eiweiß, Zucker, Obst oder Weißmehl enthält.

Getränke

Der Flüssigkeitsbedarf sollte zur Hälfte mit Getränken, zur Hälfte mit Nahrungsmitteln gedeckt werden. Kleinkinder sollten täglich ½ Liter, Schulkinder 1 Liter trinken.

- Geeignet
  - Mineralwasser, Leitungswasser, eventuell gemischt mit etwas Obstsaft.
  - Kräuter- und Früchtetees (z. B. Fencheltee, Hagebuttentee) ohne Zuckerzusatz.
  - Malzkaffee schmeckt am besten frisch gemahlen und kalt mit Wasser aufgesetzt, Miniprise Salz, zum Kochen gebracht und nach Milchzugabe nochmals erhitzt. Sie können gleich größere Mengen kochen. Er schmeckt auch aufgewärmt oder kalt.
  Im Bioladen bzw. im Reformhaus können Sie Malzkaffee auch als Instantpulver oder fertig zum Aufbrühen kaufen.
  - Milch: Kleinkinder nicht mehr als 400 ml, Schulkinder ½ Liter.
  - Kakao mit Wasser oder Milch und wenig Zucker gekocht. Im Reformhaus gibt es auch Kakao-Ersatzpulver.

- Ungeeignet
  - Reine (und auch verdünnte) Obstsäfte sind nicht zum Durstlöschen geeignet, da sie von Natur aus ca. 10 % Kohlenhydrate bzw. Zucker enthalten und Karies verursachen können.

Ernährung für Kinder

- Das gilt auch für Karottensaft, Fruchtsaftgetränke, Fruchtnektare und Limonaden aufgrund ihres hohen Gehaltes an zugesetztem Zucker (Fruchtzucker z. B. bis 20 %).

Vorschläge für einzelne Mahlzeiten

Morgens:
- Erstes Frühstück:
  - Müsli aus frischgemahlenen Körnern (über Nacht eingeweicht), Hafer- oder Hirseflocken mit Nüssen, Obst, Kokosraspeln, eventuell Kakaoinstantpulver.
  - Buttermilch mit Zucker und zerbröckeltem Zwieback.
  - Haferbrei oder -suppe mit Wasser, Butter, Zucker und etwas Milch.
  - Vollkorn-Flakes oder Popcorn mit Milch.
  - Vollkornbrot, Knäckebrot.
  - Butter oder ungehärtete Pflanzenmargarine.
  - Marmelade, etwas Honig, Quark, (Frisch-)Käse, Sojaaufstrich, Pilzwurst, Wurst, selbsthergestellte Pasten.

- Zweites Frühstück (2 bis 3 Stunden später):
  - Obst oder rohe Möhre, Kohlrabi, Gurke, Radieschen, Möhren-Sellerie-Apfel-Rohkost.
  - Vollkornbrot mit Aufstrich.
  - Joghurt oder Dickmilch mit Obst.

Mittags:
- Hauptmahlzeit
  - Vorspeise: Rohkost oder Salat.
  - Hauptgang: Gemüse mit Öl leicht angegart und mit etwas Wasser gar gedünstet, angereichert zum Schluß mit Sahne, Kräuterfrischkäse, Crème fraîche oder Hackfleisch. Sie können z. B. Gurken und Zucchini auch süß-sauer mit Essig und etwas Zucker abschmecken oder Karotten mit etwas Apfel usw.

    Fleisch und/oder Fisch eventuell ein- bis zweimal pro Woche.
    Nicht mehr als 1 bis 2 Eier wöchentlich.
    Als Beilage Kartoffeln (auch als Püree, Béchamelkartoffeln), Brot, Weizen, Hafer, Hirse.

Die gesunde Ernährung

Getreide eignet sich außerdem auch zur Herstellung von Pfannkuchen, Auflauf, Frikadellen bzw. Bratlingen und Suppen (aus allen Gemüsen oder über Nacht eingeweichten Hülsenfrüchten).
  - Nachspeise: Getreide- oder Reispudding, Obst, Quarkspeise, Eis.

- Imbiß (2 bis 3 Stunden später):
  - Knäckebrot, Reiskornfladen, Vollkornzwieback, Vollkornkeks.
  - Quark mit Obst oder Bioghurt.

Abends:
  - Vollkornbrot mit Aufstrich.
  - Süßer Brei (aus Grieß, Hirse oder Haferflocken), Milchsuppe.
  - Obstgrütze mit Stärke, Sago oder Grieß, dazu Milch.
  - Obstsuppe mit Grießbrei oder Klößen.
  - Dickmilch mit Obst.

Spezialkost ohne Fleisch, Milch, Ei

- *Fleischfrei (Vegetarier):*
  Fleisch enthält einige wichtige Eiweißbausteine, Eisen, B-Vitamine, die Sie auch durch ausreichend Milch, Ei, Getreide (ganze Körner, Hirse und Roggen) sowie Gemüse, besonders Schwarzwurzeln, Spinat, Grünkohl, Porree und Hülsenfrüchte, zu sich nehmen können.

- *Milchfrei (Allergiker):*
  Milch enthält vor allem viele wichtige Eiweißbausteine, Calcium und Vitamine, welche durch Käse (falls erlaubt), Fleisch, Fisch, Nüsse und Soja (oder Linsen, Bohnen und Erbsen) ersetzt werden können. Bedenken Sie aber, daß Soja häufig Allergien auslöst und ein pflanzliches Produkt ist, so daß seine Eiweißbestandteile allein nicht das tierische Eiweiß von Milch, Käse, Fleisch, Fisch und Ei ersetzen können. Deshalb sollte immer eine Mischkost aus Soja und tierischen Produkten gegeben werden. Sojamilch gibt es als Säuglingsmilch und als Drink oder Pulvermilch für Kinder und Erwachsene. Andere Sojaprodukte sind «Tofu», Brotaufstrich, Sojawurst, Sojafleisch, Sojajoghurt.

  Meist wird heute eine hypoallergene Milch (siehe Seite 29) wie «Humana HA» oder bei richtiger Allergie «Alfaré» als Milchersatz genommen.

Ernährung für Kinder

Alternativ gibt es Stutenmilch im Reformhaus zu kaufen. Ziegen- und Schafsmilch sind für Kuhmilchallergiker ebenfalls ungeeignet.

- *Eifrei (Allergiker):*
Testen Sie, ob nur rohes Eiklar oder auch erhitztes Ei nicht vertragen wird. Sojawürstchen, Wiener Würstchen, manche Wurstsorten und Kuchen enthalten Zusätze von Ei-Eiweiß!
Das Eigelb schafft selten Probleme.
Vorsicht vor Kuchenteig und ungarem Spiegelei! Es gibt in Reformhäusern «Ei-Ersatz-Pulver», mit dem Sie Speisen und Kuchen zubereiten können. Nutzen Sie außerdem fürs Kuchenbacken Spezialrezepte ohne Ei, z. B. Tortenböden und Obstkuchen auf Quark-Öl-Grundlage.

«Schlechte Esser»

Verwechseln Sie den schlechten Esser nicht mit dem «süßen Esser», dem nichts anderes mehr schmeckt als süße Nahrungsmittel, also lediglich Obstsäfte, Limonade, Schokolade, Fruchtjughurt und Wurst mit süßem Ketchup, um nur eine kleine Auswahl übersüßter Lebensmittel zu nennen. Bei ihm hilft nur eins: Alles Süße weglassen, also den Geschmack selbst verändern. Unsere Großmütter gaben ihren Kindern vielleicht aus diesem Grund vor dem Essen 1 Teelöffel Preiselbeeren, oder sie kochten zur Anregung der Blutbildung eine Kalbsknochenbrühe.

Der echte «schlechte Esser» ißt von Anfang an nur wenig und möglichst immer das gleiche. Er kaut nicht gern und nimmt die Nahrung ohne Freude fast unbewußt auf, wobei er oft nur mit Ablenkung durch Spielzeug oder Vorlesen überhaupt zum Essen zu bewegen ist. Auf alle Fälle muß er immer direkt oder indirekt zum Essen angeregt werden. Im Kindergartenalter ißt er – weil in Gemeinschaft – meist besser, kann sich aber beim Anblick bestimmter Farben oder schleimiger Speisen geradezu ekeln.

Interessant ist in diesem Zusammenhang, ob Sie als Kind ähnliche Probleme hatten. Wichtig ist, daß Sie Ruhe und Geduld bewahren. Versuchen Sie nie, das Kind mit allen Mitteln zum Essen zu bewegen; Sie haben höchstens dann Erfolg, wenn Sie wie nebenbei eine neue Speise einführen.

Die gesunde Ernährung

Es hat sich auch bewährt, die älteren Kinder an der Zubereitung des Essens zu beteiligen.

Belohnen Sie das Kind nie, wenn es aufgegessen hat, denn dadurch wird die Speise in den Augen des Kindes degradiert. Vermeiden Sie es, während des Essens zu schimpfen oder abfällige Bemerkungen zu machen – über welches Thema auch immer –, weil das Kind so etwas instinktiv negativ mit dem Essen in Zusammenhang bringt.

Rituale wie Tischgebet, Kerze anzünden oder Ähnliches fördern die Bereitschaft, das Essen am gemeinsamen Tisch einzunehmen.

Regeln bei Tisch:
- Beim Essen wird nicht ferngesehen.
- Von allem muß wenigstens 1 Löffel probiert werden.
- Am Tisch darf nicht über das Essen geschimpft werden.
- Wenn es nicht schmeckt, gibt es hinterher ein belegtes Brot.
- Mahlzeiten werden gemeinsam begonnen und erst beendet, wenn der Langsamste fertig ist.

Pflege und Ausstattung des Säuglings

Reinigung und Pflege

Säuglinge werden ihren Gewohnheiten entsprechend *trockengelegt*, also vor den Mahlzeiten, wenn sie üblicherweise während des Essens einschlafen, sonst aber nach der Mahlzeit, da besonders die jungen Säuglinge sich während des Trinkens vollmachen.

Der Windelbereich läßt sich leicht mit warmem Wasser und einem Waschlappen *reinigen*; bei geringer Verschmutzung können Sie gelegentlich einen in Öl getränkten Wattebausch verwenden. Die meisten Öle, auch Babyöle, sind parfümiert und reizen häufig die Haut. Besser eignen sich deshalb normale Speiseöle wie Oliven- und Sonnenblumenöl.

Kurz baden können Sie den Säugling auch, wenn der Nabelschnurrest noch nicht abgefallen ist, am besten bei 36 °C Wassertemperatur und ohne weitere Zusätze. Das Baden ist meist sehr beliebt und gehört in manchen Familien zu einem fröhlichen allabendlichen Ritual. Doch aus Gründen der Reinlichkeit brauchen Sie Ihr Kind höchstens ein bis zweimal pro Woche zu baden; tägliches Baden hat sogar den Nachteil, daß die Haut überfordert wird, da sie jedesmal einen Teil des natürlichen Säure- und Fettschutzes verliert. Fast alle Badezusätze sind parfümiert oder enthalten zusätzlich eine chemische Substanz (Emulgator) zur Auflösung des Öls im Wasser, der für die Haut auf die Dauer oft nicht bekömmlich ist.

Öle, Cremes und *Puder* sollten Sie sparsam verwenden. Ein häufiges Fetten der Haut schränkt deren eigene Fettbildung erheblich ein und läßt die Haut schwitzen. Öl trocknet sie sogar an den meisten Stellen aus, da es von der Haut nur unter Wasserentzug aufgenommen werden kann. Sollte die Haut wirklich einmal zu trocken sein, so können Sie Ihr Kind z. B. mit einer der folgenden Salben eincremen, die Sie sich in der Apotheke zubereiten lassen:

- Cetiol   10,0
  Lanette N   20,0
  Aqua dest.   100,0
  Ol. Arachidis   ad 200,0

- Eucerin mit Wasser

Keine Öltücher benutzen, es sei denn ausnahmsweise zur Entfernung von Stuhlresten, da Öl das Pilzwachstum fördert.

Im Windelbereich sollten nur gelegentlich und dann dünn Kindercremes verwendet werden, da sie wie das Öl die Atmungsfähigkeit der Haut einschränken und zum Feuchtigkeitsstau führen. Dadurch werden Wundsein und das Wachstum von Hefepilzen (Soor) gefördert, also gerade das, was Sie bekämpfen wollten. Geeignet sind z. B. Zinksalbe und weiche Zinkpaste aus der Apotheke sowie Weleda-Kindercreme.

Hautfalten oder gereizte Hautstellen können gelegentlich gepudert werden.

Wenn sich der Säugling kratzt, können die Nägel auch gleich nach der Geburt geschnitten werden. Dazu legen Sie das Kind auf den Bauch, oder Sie schneiden die Nägel, während es schläft. Schneiden Sie die Nägel mit einer umgekehrten Nagelschere oder einer Spezialschere mit abgerundeten Spitzen gerade und nicht allzu kurz, damit sich das Nagelbett nicht entzünden kann.

Pflege und Ausstattung des Säuglings

Windeln und Bekleidung

Windeln

Einmalwindeln sind in aller Regel für die Haut am besten verträglich, weil sie die Feuchtigkeit gut aufnehmen und nur ganz selten die Haut reizen. Selbst wenn das Kind Soor am Po bekommt, verschwindet dieser mit entsprechenden Cremes mindestens so schnell wie bei Baumwoll-(Mull-)Windeln. Aus ökologischer Sicht ist der Gebrauch von Einmalwindeln allerdings problematisch, da viel Zellstoff verbraucht wird, der aus Holz hergestellt wird; dazu kommen die Müllberge, die entsorgt werden müssen. Andererseits sparen Sie Waschmittel, Zeit und Energie.

Sie können auch die billigeren, nicht so aufwendigen Vlies-Windeleinlagen benutzen, die in Mullwindeln plus Wollhose, feste Baumwollhosen oder T-Folien aus Plastik eingelegt werden.

Kleidung

Empfindliche Kinder vertragen eventuell nur reine Baumwolle und Seide direkt auf der Haut, nicht aber Synthetik und Wolle. Wenn die Haut Ihres Babys rauh oder pickelig wird, sollten Sie unter die beliebten Wollhemden ein Baumwollhemd ziehen.

Säuglinge bis mindestens zum 4. Monat müssen mit Wollsachen über der Baumwoll-/Seidenkleidung extra warm gehalten werden, weil die Temperaturregulierung des kindlichen Körpers noch nicht ganz ausgereift ist und das Kind noch an die 37 °C der Mutter gewöhnt ist. Achten Sie jedoch darauf, daß Ihr Kind nicht schwitzt.

Benutzen Sie möglichst – besonders bei Ekzemkindern – enzymfreie Waschmittel und auf keinen Fall einen Weichspüler, weil dieser in der Wäsche bleibt und die Haut trocken und spröde bzw. ekzematisch machen kann.

Schuhe

Zum Ende des Säuglingsalters tritt das Schuhproblem auf. Lassen Sie Ihr Kind zu Hause möglichst barfuß laufen, oder ziehen Sie ihm Socken, Mokassins und Wildleder-Hütten-Schuhe an. Für draußen eignen sich leichte Schuhe mit gut biegsamer Sohle, die nicht teuer sein müssen. Keinesfalls sollten Sie sogenannte Lauflernschuhe oder stützende Stiefel kaufen; die brauchen die Füße nicht, im Gegenteil, die Kinder werden eher noch beim Laufen behindert. Für den Winter sind fellgefütterte Lederstiefel den unförmigen, wenn auch preiswerten und praktischen «Moon-Boots» aus Kunststoff vorzuziehen, da Leder die Füße atmen läßt.

Länge und Weite des Schuhs können Sie in einem Fachgeschäft vermessen lassen. Neugekaufte Schuhe sollen ab Größe 31 immer 15 mm länger sein als der Kinderfuß.

Sie können übrigens unbesorgt auch getragene Schuhe weiterverwenden, wenn diese nicht besonders ausgetreten oder verformt sind.

Fragen Sie das Fachpersonal, ob das Leder im Öko-Test für ungiftig befunden wurde.

Schnuller

Häufig finden die Säuglinge erst nach zwei oder drei Monaten zuverlässig selber ihren Daumen. Bis dahin sind Schnuller oft eine große Erleichterung bei Kindern, die ein starkes Saugbedürfnis haben und andernfalls die Brust oder die Geduld der Mutter zu sehr strapazieren würden. Am besten geeignet sind Schnuller aus Silikon, allerdings nur bis zum Zahnen, weil sie sonst spröde werden: Danach müssen Sie Kautschuk-Sauger geben, die aber einen Vulkanisierungsbeschleuniger enthalten, der in höheren Dosierungen als krebserregend gilt (deshalb vor dem ersten Gebrauch auskochen). Außerdem kann eine Kautschuk-Latex-Allergie mit Schnullerekzem entstehen, die unter Umständen später eine Allergie auf Banane, Avocado, Haselnuß, Feige, Tomate und Sellerie nach sich zieht. Bleibt zu hoffen, daß es bald Schnuller aus unbedenklichen Ersatzmaterialien gibt. Meist aber verhindert der Schnuller, daß das Kind lernt, an seinem Daumen zu lutschen. Daumenlutschen kann zwar manchmal den Kiefer verformen; das passiert allerdings seltener, als allgemein angenommen wird.

Pflege und Ausstattung des Säuglings

Ein Vorteil des Schnullers liegt darin, daß Sie ihn Ihrem Kind schon früh geben können. Allerdings müssen Sie ihn über eine lange Zeit geduldig festhalten und immer wieder in den Mund schieben, weil der Säugling die Technik, ihn im Mund zu behalten, erst erlernen muß. Denken Sie also nicht, daß Ihr Baby den Schnuller absichtlich ausspuckt. Ein zweiter Vorteil des Schnullers ist, daß der Gaumen seltener als durch das Daumenlutschen verformt wird. Nachteile des Schnullers sind, daß er nicht gerade schön anzuschauen ist und daß ihn das Baby zwischendurch, besonders nachts, leicht verlieren kann. Außerdem muß er im ersten Jahr etwa alle drei Tage gereinigt, das heißt mit Salz eingerieben und 15 bis 20 Minuten bei Soor, sonst nur 2 Minuten in einem offenen Topf ausgekocht werden. Benutzen Sie zum Säubern keinesfalls fertige Reinigungsbäder, denn sie enthalten Chlor und können außerdem die Pilze nicht vollständig vernichten.

Für Schnuller bzw. Daumenlutschen spricht, daß beides bei Müdigkeit und Hunger tröstet und die Mundmuskulatur übt, was für die spätere Sprachentwicklung von Vorteil ist. Allerdings sollten Sie dem Baby den «Seelentröster» nicht zu lange und nicht bei jeder Unmutsäußerung in den Mund schieben. Ältere Kinder sollten selbst entscheiden, wann sie diesen Trost brauchen; das Nuckeln sollte nie mit Zwang abgewöhnt werden. Das Abgewöhnen gelingt am besten in der Zeit um den 2. und dann erst wieder um den 5. Geburtstag herum. Vielleicht tauscht eine «Schnullerfee» den Schnuller gegen ein Kuscheltier.

Schlaflage,
Sitz- und Liegemöbel

Schlaflage

Die richtige Schlaflage ist bei Säuglingen sehr wichtig, weil das lange passive Liegen Fehlhaltungen zur Folge haben kann. Legen Sie den Säugling in den ersten Wochen abwechselnd auf die rechte und die linke Seite, und stützen Sie Bauch und Rücken z. B. mit einer Handtuchrolle ab. In der Seitenlage stören nämlich die angeborenen Reflexbewegungen am wenigsten.

In der Folgezeit sollten Sie Ihr Baby nachts möglichst auf den Rücken legen, da in der Bauchlage die Füße nach innen oder meist nach außen zeigen, was zu einer «Charlie-Chaplin-Haltung» führen kann. Außerdem entlastet die Rückenlage Wirbelsäule, Lunge und Herz. Offenbar tritt der plötzliche Kindstod seltener ein. Es gibt jedoch Säuglinge, die nur in der Bauchlage schlafen können. Daran sollten Sie dann nichts ändern.

Säuglinge, die nachts in Bauchlage schlafen, mögen tags oft nicht auf dem Bauch liegen, weil das für sie mit der Vorstellung von Schlafen verbunden ist. Die Bauchlage am Tage ist aber bei den meisten Babys wichtig als Vorübung für das spätere Robben und Krabbeln. Sie brauchen übrigens nicht zu befürchten, daß Ihr Kind in der Rückenlage spukken und daran ersticken könnte; Säuglinge haben ebenso wie die Erwachsenen Schutzreflexe gegen das Einatmen von Erbrochenem und können ihren Kopf nach einigen Tagen ausreichend drehen.

Die ideale Raumtemperatur liegt nachts bei 15 bis 18 °C.

Pflege und Ausstattung des Säuglings

Betten

In den ersten 6 Wochen ist das Kind in einem gepolsterten Wäschekorb von 80 bis 90 cm Länge oder Ähnlichem sehr gut aufgehoben. Ab dem 4. oder 5. Monat kann das Kind in einem Kinderbett (50 × 100 cm) mit Stäbchengitter schlafen; die Gitterstäbe dürfen maximal 9 cm auseinanderstehen, da das Kind sonst seinen Kopf hindurchstecken kann. Das Bett sollte eine Matratze aus Latex (Naturkautschuk) oder notfalls auch Schaumgummi haben, dann aber möglichst mit Belüftungskanälen, damit die Feuchtigkeit aus der Matratze entweichen kann. Alle übrigen Naturprodukte sind zu hart, z. B. Seegras, Roßhaar, Kokos oder Kapok. Auch Wolle und Baumwolle bzw. Futon liegen sich nach kurzer Zeit hart und eignen sich nur als dünne Auflage für die Latex- oder Schaumstoffmatratze. Von Federkernmatratzen möchte ich wegen der entstehenden elektromagnetischen Felder abraten.

Ein Kopfkissen braucht Ihr Baby im ersten Jahr noch nicht; ihm genügt eine Mullwindel, und erst ab dem 2. Lebensjahr kann ihm ein flaches Kissen angenehm sein.

Die Zudecke sollte möglichst aus Wolle sein. Bei unruhigen Kindern kann ein Schlafsack oder eine Decke sinnvoll sein, die Sie mit Bändern am Fußende befestigen.

Liegen und Stühle

Wipper, die einem Liegestuhl ähneln, sollten Sie vor dem vierten oder fünften Monat nur gelegentlich benutzen. Sie sollten die Kinder keinesfalls zu früh an den Wipper gewöhnen, da er die Bewegungsfreiheit einengen und zu Verkrümmungen der Wirbelsäule führen kann. Außerdem wird das Blickfeld des Säuglings vorzeitig relativ groß, so daß er unzufrieden wird, wenn Sie ihn in die normale Bauch- oder Rückenlage bringen. Er möchte am liebsten ununterbrochen herumgetragen werden, wenn er nicht gerade in seinem Wipper sitzt. Das gleiche gilt für Auto-Babyschalen. Ab dem 5. Monat allerdings möchten alle Kinder viel schauen und dabeisein, da ist ein Wipper in Maßen sinnvoll. Allerdings müssen Sie gut aufpassen, da die Kinder relativ leicht mit dem Wipper umfallen können. In einen Hochstuhl sollten Sie Ihr Kind erst etwa mit 10 Monaten setzen, d. h. nach dem freien Sitzen, wenn das

Kind sich nach dem Krabbeln selber hinsetzen kann. Erst dann ist die Wirbelsäule kräftig genug für die Sitzposition, sonst sind Bandscheibenschäden zu befürchten.

Vor Hopser und Gehhilfe ist dringend zu warnen.

Transportmittel

Schaffen Sie nach der Geburt für den Säugling einen allmählichen Übergang von der Ruhe, Geborgenheit und Wärme des Mutterleibes in die Außenwelt. Deshalb gilt die gute alte Regel nach wie vor, nach der Sie während der ersten 40 Tage mit dem Kind weder auf laute Gesellschaften noch bei extremer Witterung auf die Straße gehen sollten. Bei warmem Wetter, in ruhiger Umgebung und nicht zu grellem Licht können Sie dagegen von Anfang an mit Ihrem Kind spazierengehen.

Dazu eignen sich z. B. *Tragetücher* und Tragegurte, bei denen Sie das Baby mit einer Hand in Nacken und Rücken stützen. Wenn Sie mit Ihrem Baby spazierengehen, sollten Sie keine Holzschuhe tragen, da der ungefederte Schritt das Kind zu stark erschüttert.

Manche Babys gewöhnen sich durch langes Tragen auch in der Wohnung zu sehr an die senkrechte Körperhaltung und schreien, wenn sie hingelegt werden, weil sie weniger sehen können. Diese Babys können im 2. Lebenshalbjahr anstrengend werden, weil sie, anstatt in Bauchlage das Robben und Krabbeln zu üben, ständig herumgetragen werden oder stehen und wippen wollen. Diese Kinder sind überstimuliert und lernen häufig laufen, bevor sie krabbeln, weil Rumpfmuskulatur und Kopfkontrolle vorzeitig trainiert wurden.

Andererseits gibt es Babys, die nur in der Senkrechten ruhig sind. Offenbar reagiert ihr Gleichgewichtsorgan mit unangenehmen Gefühlen, wenn sie liegen, manchmal auch, wenn sie schnell hingelegt oder zu arg geschaukelt werden. Wieder andere Kinder genießen den intensiveren Körper- und Blickkontakt mit der Mutter und der Umwelt und lernen das Krabbeln und Laufen auch ohne viel Übung.

Auch hier läßt sich wieder keine Norm aufstellen; die meisten Mütter finden intuitiv das heraus, was ihr Baby mag und was ihm guttut. Allerdings sollten Sie darauf achten, daß Ihr Baby auch die Fähigkeit entwickelt, sich selbst zu beruhigen, in dem es z. B. die Lage ändert, den Schnuller nimmt, ein Tuch bewegt, schaut, greift usw. Die Mütter müs-

Pflege und Ausstattung des Säuglings

sen eine Balance finden zwischen hinreichend sicherem Kontakt und dem Für-sich-Sein des Babys.

Im Kinderwagen sollte das Baby (später auch das Kleinkind) Blickkontakt zur Mutter haben, da es die vielen visuellen Eindrücke anfangs noch gar nicht verarbeiten kann. Kinderwagen müssen gut gefedert sein und sollten nahezu waagerecht eingestellt werden können. Denn etwa bis zum 8. Monat sollten die Kinder nicht zu lange senkrecht sitzen, auch nicht mit Rückenlehne. Nach dem 10. Monat genügt dann ein einfacher *Buggy*, eventuell mit verstellbarer Rückenlehne (Schlafstellung). Für *Autofahrten* eignen sich zunächst anschnallbare Tragetaschen, später die Liegesitze und ab etwa 10 Monaten die Spezial-Autositze für Kleinkinder.

Erkrankungen

Erkrankungen

Über die Ursachen von Krankheiten und deren Behandlung

Nachfolgend werde ich die häufigsten Kinderkrankheiten im Hinblick auf ihre Symptome, ihre Ursachen, ihren Verlauf und verschiedene Behandlungsmöglichkeiten beschreiben. Die komplizierteren, aber auch selteneren Krankheiten (Nerven-, Drüsen-, Stoffwechsel-, Blutkrankheiten, Krebs u. a.) bleiben wegen ihrer vielschichtigen Zusammenhänge dem Arzt als Spezialisten und Diagnostiker vorbehalten.

Als *Ursachen* von Erkrankungen gelten unter anderem Viren, Bakterien, Pilze, Allergien oder Giftstoffe, die jedoch häufig nur der unmittelbare Anlaß für den Ausbruch der Krankheit sind. Der eigentliche Grund liegt dagegen überwiegend in einer vorübergehenden oder allgemeinen Schwäche des Immunsystems oder in einer meist angeborenen oder ererbten Empfindlichkeit jeweils bestimmter Organe, z. B. der Haut, etwa der Nasen-, Mittelohr-, Bronchial-, Blasen- oder Darmschleimhaut. Dadurch kann sich der Körper gegen von außen herangetragene Krankheitserreger nicht erfolgreich zur Wehr setzen.

Bei Kindern liegen die Gründe für die Schwächung des Abwehrsystems darüber hinaus häufig in einer grundsätzlichen oder aber in einer momentanen körperlichen, seelischen oder geistigen Überforderung oder in einer Labilität, die sich aus dem Übergang von einer Wachstumsphase in die andere erklärt. Bei einem so gestörten Gleichgewicht manifestieren sich Krankheiten aufgrund mangelhafter Abwehr von Krankheitserregern, und zwar bevorzugt an den schwächsten Gliedern des Gesamtorganismus.

Bei der *Behandlung* kommt es deshalb ganz allgemein darauf an, die seelisch-körperlichen Lebenskräfte anzuregen und speziell das befallene Organ zu stärken, eventuell mit Hilfe naturheilkundlicher Mittel. Keinesfalls hilfreich ist in solchem Fall eine Behandlung, die nur darauf abzielt, die Krankheitssymptome und damit die eigenen Widerstandsbemühungen des Körpers (z. B. Fieber, Entzündung) zu unterdrücken und die Erreger etwa durch ein Antibiotikum abzutöten. Insofern kommt ein längerer Krankheitszustand langfristig gesehen dem Kind und seinem Wachstum eher zugute als ein künstlich verkürzter, bei dem der Körper gehindert wird, die eigenen Widerstandskräfte zu entwickeln.

Deshalb muß sich die *Wahl der Mittel* nicht nur nach Art und Grad der Erkrankung richten, sondern auch entscheidend danach, wie das einzelne Kind darauf reagiert. Oft ist es möglich, ganz auf die Einnahme von Medikamenten zu verzichten, auf die Selbstheilung zu vertrauen und gegebenenfalls nur ein wenig Linderung bei den Symptomen zu verschaffen.

Bei den ernsteren Krankheiten verschreibe ich, wenn möglich, naturheilkundliche Mittel und Hausmittel sowie homöopathische Medikamente; ich schließe zwar die Anwendung von allopathischen Mitteln, wie z. B. Antibiotika, nicht aus, behalte sie jedoch den schweren Erkrankungen und Extremfällen vor, wo schnellstens Hilfe erforderlich ist.

Ganz allgemein unterscheidet man bei der Behandlung die Mittel, die einer Krankheit entgegenwirken, von denen, die ihr ähnlich sind, das heißt die allopathischen von den homöopathischen (griechisch *allos* = fremd, anders; griechisch *pathos* = Leiden; griechisch *homoios* = ähnlich; d. h. Allopathie = anders [als] das Leiden, Homöopathie = ähnlich [wie] das Leiden). Schon Hippokrates, der große Arzt des Altertums, machte diesen Unterschied bei seiner Anwendung naturheilkundlicher Mittel, die entweder in der einen oder anderen Weise wirkten. Die Schulmedizin heute bevorzugt die allopathischen Medikamente, während die Homöopathie ausschließlich mit «der Krankheit ähnlichen» Medikamenten behandelt.

Naturheilverfahren

Die Naturheilkunde benutzt – ebenso wie die Homöopathie – Medikamente, die sich aus dem Mineral-, Pflanzen- und Tierreich herleiten. Im Gegensatz zur Allopathie, die die einzelnen Wirksubstanzen isoliert bzw. synthetisch herstellt, werden die Heilsubstanzen immer in ihrem natürlichen Zusammenhang belassen, indem z. B. mit Alkohol ein Extrakt aus der ganzen Pflanze hergestellt wird. Trotzdem wirken auch

Erkrankungen

diese pflanzlichen Mittel vorwiegend allopathisch, also die Krankheit unterdrückend, wenn dies oft auch auf mildere Weise geschieht.

In der Naturheilkunde gilt die Arndt-Schulzsche Regel (aufgestellt von dem Arzneimittelforscher Schulz): «Schwache Reize fachen die Lebenstätigkeit an, mittelstarke fördern sie, starke hemmen sie und stärkste heben sie auf.»

Als Patient einer naturheilkundlichen Praxis können Ihnen verschiedenste Methoden begegnen, etwa die

- *Neuraltherapie.* Sie besteht aus Injektionen eines Betäubungsmittels in bestimmte Regionen oder Akupunkturpunkte zur Regulierung von Nerven und Energiebahnen (Meridianen).
- *Akupunktur.* Sie harmonisiert ebenfalls die Energiebahnen durch Einstich von Nadeln an bestimmten Punkten. Eine Variante ist die Elektroakupunktur nach Voll (EAV), bei der der Energiezustand über die Akupunkturpunkte gemessen und dann mit Hilfe homöopathischer Mittel reguliert wird.
- *Homöopathie.* Sie regt den Körper zur Selbstheilung an und arbeitet mit ganz geringen Mengen Wirksubstanz, siehe auch Seite 57.
- *Eigenblutbehandlung.* Hierfür wird dem kranken Patienten Blut abgenommen. Dieses wird nach homöopathischer Art potenziert und in Form von Tropfen eingenommen. Das dient der Abwehrsteigerung und Mobilisierung von Selbstheilungskräften (z. B. bei Neurodermitis, Asthma).
- *Symbioselenkung.* Sie besteht in der Einnahme von bestimmten Bakterien, die sich in Mund, Rachen und Darm ansiedeln sollen und besonders die Abwehr und die Verdauung fördern.
- *Fußzonenreflexmassage.* Sie beruht auf der Erkenntnis, daß bestimmte Bereiche am Fuß jeweils bestimmten Organen entsprechen, die durch Massage dieser Bereiche beeinflußbar sind.

Allopathie

Die allopathischen Heilmethoden beseitigen Krankheitserreger oder -symptome, die z. B. in Form von Fieber, Schmerzen, Krämpfen oder Atemnot infolge einer Erkrankung auftreten, und zwar durch die Anwendung eines Gegenmittels, das immer auch sogenannte Nebenwirkungen hat, also auch auf andere Organe als die ursprünglich befallenen wirkt. So töten viele Antibiotika nicht nur die Bakterien ab, die zu einer Entzündung der Blase, Lunge oder Hirnhaut führen, sondern sie zerstören auch jene Bakterien, die in Mund und Darm für die Abwehr von Krankheitserregern und zur Aufnahme von Vitaminen wichtig sind. Das hat häufig eine Ansiedlung von Pilzen und bei einigen Mitteln für die Dauer von sechs Monaten eine Beeinträchtigung der Bildung von weißen Blutkörperchen zur Folge und damit eine verminderte Abwehrkraft (siehe Seite 62).

Auch bei Asthmamitteln, die bei größerer Atemnot gegeben werden müssen, treten Nebenwirkungen auf den Kreislauf ein, von Herzjagen über allgemeine Nervosität bis zu Schlaflosigkeit.

All diese unerwünschten Nebenwirkungen, auch die selteneren bei den Schmerz- und Fiebermitteln sowie krampflösenden Medikamenten, müssen *im Notfall* hingenommen werden. Vor der Behandlung muß jedoch sorgfältig abgewägt werden, ob sich ihr Einsatz auch rechtfertigen läßt, wie etwa im Fall einer meist einmalig auftretenden Erkrankung von Hirnhaut, Lunge oder Blase, die kaum oder gar nicht anders als mit den stark wirkenden Antibiotika heilbar ist. Bei ständig wiederkehrenden Mittelohr- und Mandelentzündungen kann es dagegen notwendig sein, die eigene Abwehr dieser Organe zu stärken und nur in seltenen schweren Fällen zum Antibiotikum zu greifen.

Homöopathie

Die Homöopathie gründet sich auf die Untersuchungen Samuel Hahnemanns (1755–1843), der experimentell herausfand, daß starke Arzneidosierungen am gesunden Menschen Erkrankungen bewirken, in abge-

Erkrankungen

schwächter Form aber zur Heilung führen können. Daraus folgerte er «similia similibus curantur», zu deutsch: «Ähnliches wird durch Ähnliches geheilt», was zum Grundsatz der homöopathischen Lehre wurde.

Die *Herstellung* der 2500 verschiedenen Heilmittel erfolgt aus Grundsubstanzen, die pflanzlichen, tierischen und mineralischen Ursprungs sind. Ein Teil Grundsubstanz wird mit 9 Teilen verdünntem Alkohol oder Milchzucker vermischt. Das ergibt die erste Dezimalpotenz, also zehnfache Verdünnung, D 1-Potenz genannt. Von diesem Gemisch aus Grundsubstanz und Verdünnungsmittel wird wiederum ein Teil abgenommen und mit 9 Teilen Alkohol oder Milchzucker vermengt, was die D 2 ergibt, in der sich dann nur noch $1/100$ der Grundsubstanz befindet. Dieser Prozeß wird bis zu zehntausendfach wiederholt und ergibt somit zehntausend verschiedene Potenzen, von denen die D 4, D 6, D 12, D 30, D 200 und D 1000 die gebräuchlichsten sind.

Um die Arzneikräfte der Grundsubstanz zu steigern, wird bei jeder einzelnen Verdünnungsstufe die Flüssigkeit mindestens zehnmal kräftig senkrecht geschüttelt oder das Pulver 6 bis 15 Minuten lang verrieben. Dieses Verfahren der Verdünnung samt Verschüttelung bzw. Verreibung wird als Potenzierung bezeichnet. Es hat die sogenannte Dynamisierung der Arzneikräfte zur Folge.

Die gängige Vorstellung ist, daß die Grundsubstanz nicht mehr durch ihre chemischen Eigenschaften wirkt (die ab der D 23 auch gar nicht mehr nachweisbar sind), sondern über eine auf physikalischem Weg erfolgte Informationsübertragung auf die Trägersubstanz. Diese Vorstellung wird von den meisten Schulmedizinern und Naturwissenschaftlern abgelehnt. Dennoch gibt es inzwischen einige nach schulmedizinischen Vorgaben durchgeführte Studien, die die Wirksamkeit der Homöopathie belegen (z. B. bei Rheuma oder Heuschnupfen).

Die in diesem Buch vorgeschlagenen Mittel bewegen sich alle im Wirkungsbereich von D 4 bis D 12; die sogenannten Hochpotenzen zur Konstitutionsbehandlung müssen von einem erfahrenen Homöopathen ausgewählt und verordnet werden.

Als geeignetes Mittel wird das ausgewählt, das bei einem Gesunden ähnliche Vergiftungserscheinungen hervorrufen würde, wie sie dem körperlichen und seelischen Gesamtbild des Kranken entsprechen.

Die *Wirkung* beruht nicht darauf, daß – wie in der Allopathie – nur die Symptome (z. B. Schmerzen) oder lediglich die Bakterien beseitigt werden, sondern das homöopathische Medikament ruft in dem Kranken zusätzlich eine ähnliche, wenn auch ganz schwache Kunstkrankheit hervor, die in Körper, Gemüt und Seele des Kranken eindringt. Hierdurch wird, ähnlich wie bei einer Impfung, die Selbstheilung angeregt.

Hahnemann bezeichnete jede Erkrankung als eine «Störung der Lebenskraft», die es durch dynamische Arzneien wieder zu harmonisieren gelte. Unsere heutige Vorstellung verbindet mit einer derartigen Heilkraft am ehesten eine gerichtete Energie, so etwas wie geeignete Wellenlängen oder andere elektromagnetische Informationen, die das Gleichgewicht im Körper regulieren und von daher die Organfunktionen stabilisieren, so daß sie der Krankheit und den Bakterien widerstehen können.

Für die *Anwendung* der Homöopathie in der Kinderheilkunde bietet sich ein breites Feld von Krankheiten an, von den akuten (also plötzlich und einmalig auftretenden) bis zu den chronischen (wiederholt und dauerhaft auftretenden).

- *Akute Kinderkrankheiten* können von den Eltern selbst mit homöopathischen Mitteln behandelt werden, da aufgrund eines relativ gleichartigen und typischen Verlaufs nur wenige Medikamente in Frage kommen, die sich nur durch das jeweils hervorstechende Symptom voneinander unterscheiden. So gibt man z. B. bei Fieber mit rotem Gesicht, Schweiß und Durstlosigkeit Belladonna, jedoch Aconitum, wenn Schüttelfrost und Durst auftreten. Die Mittel werden in niedrigen Potenzen (meist von D 4 bis D 6) gegeben.

- *Chronische Kinderkrankheiten* wie Neurodermitis und wiederholte Asthmaanfälle müssen dagegen von Homöopathen behandelt werden, da jedesmal neben den speziellen Krankheitssymptomen auch Wesen und Veranlagung des Kindes sowie die Auslöser und sonstigen Beschwerden genau bestimmt werden müssen, um das geeignete Mittel herauszufinden. Die Behandlung erfolgt mit hohen Potenzen von D 30 bis D 10000 in monatlichen Abständen, wenn eine Besserung des Zustandes nach der ersten Gabe die richtige Wahl des Mittels bestätigt hat.

Formen und Dosierung: Die homöopathischen Mittel sind in den meisten Apotheken in Form von Perlen oder Globuli (Glob.), Tabletten (Tbl.), Tropfen (Tr.) oder Pulver (trit.) erhältlich und haben alle die gleiche Wirkung. Einige Mittel gibt es auch als Ampullen, Zäpfchen oder Salben.

Die niedrigen Potenzen, d. h. D 3 bis D 6 werden bei akuten Erkrankungen dreimal täglich in Form von 5 Perlen oder 5 Tropfen bzw. dementsprechend eine Tablette oder eine Messerspitze gegeben. Bei hochakuten Erkrankungen können die Gaben auch in kürzeren bis stündlichen Abständen erfolgen.

Die hohen Potenzen von D 30 bis D 10000 werden bei chronischen Erkrankungen einmal alle 1 bis 3 Monate gegeben.

Das Mittel soll von der Mundschleimhaut aufgenommen und deshalb längere Zeit vor dem Essen eingenommen werden, die Tropfen notfalls mit etwas Wasser verdünnt; Perlen, Tabletten und Pulver läßt man am besten einfach im Munde zergehen, zumal sie angenehm im Geschmack sind.

Viren und Bakterien

Viren und Bakterien sind die Krankheitserreger der «klassischen Kinderkrankheiten», aber auch fast aller übrigen Infektionskrankheiten, von der Grippe bis zur Tuberkulose. Außerdem rufen sie die meisten der Krankheiten hervor, die lediglich nach dem Ort der Erkrankung, z. B. «Mittelohrentzündung», benannt sind.

Ansteckung

Viren sind keine eigenständigen Lebewesen. Sie können allein nicht überleben und sich auch nicht vermehren; deshalb dringen sie in fremde Zellen ein und nutzen deren «Stoffwechsel-Maschinerie». Das gelingt ihnen aber nur, wenn der Körper es zuläßt, weil er das Virus noch nicht kennt und deshalb keine Abwehrstoffe dagegen besitzt. Viren können also nur überleben, wenn sie ein Lebewesen finden, dessen Zellen sie befallen können, weil dieses Lebewesen noch niemals mit ihnen Kontakt hatte.

Menschen können die gleiche Viruserkrankung in der Regel nur einmal bekommen und das Virus auch später nicht auf andere Menschen übertragen. Wenn Sie aber in die Nähe eines kranken Menschen kommen, dessen Viruserkrankung, z. B. Masern oder Windpocken, Sie noch nicht hatten, dann überträgt sich das Virus durch Anfassen, Husten oder auch nur durch einen Luftzug und heftet sich z. B. an die Schleimhaut von Auge, Mund oder Nase. In der ersten Zeit können Sie dann andere noch nicht anstecken, da sich die Viren erst einmal im Körper vermehren, bevor sie einige Tage vor der sichtbaren Erkrankung in den Körpersäften, z. B. Speichel und bei Masern sogar in der den Kranken umgebenden Luft auftreten. Ansteckend für andere sind Virusträger also erst

Erkrankungen

nach der Vermehrung des Virus, d. h. einige Tage *vor* Ausbruch der Erkrankung. Danach verschwinden Ansteckungsfähigkeit und Zahl der Viren in dem Maße, in dem der Erkrankte Abwehrstoffe gegen die Viren bildet und sie dadurch vernichtet.

Bakterien gehören zu den Kleinstlebewesen. Sie bestehen aus einer Zelle und können sich auf einem geeigneten Nährboden, wie z. B. Nahrungsresten, Urin usw. vermehren. Sie sind sehr widerstandsfähig und können deshalb auch durch Gegenstände, Kleidung und gesunde Personen übertragen werden. Allerdings erfolgt auf diesem Wege selten eine Ansteckung, viel eher durch Anhusten oder direkten Kontakt mit dem Kranken.

Die Inkubationszeit für Bakterien beträgt meist nur einige Tage, da sie sich selber innerhalb von 20 Minuten bereits verdoppeln und dazu nicht erst die Körperzelle benötigen.

Was tun zur Abwehrstärkung?

Unser Abwehr-(Immun-)System hat drei Aufgaben: Es muß Infektionskrankheiten (Viren, Bakterien, Pilze), Fremdstoffe, fehlgebildete Körperzellen und Krebszellen (sie entstehen in jedem Körper) bekämpfen. Die Fähigkeit, alle diese möglichen Krankheitsursachen auszuschalten, beruht auf einem unglaublich komplizierten System, das sowohl schnell und einfach reagieren, aber auch lange unzählige Kettenreaktionen auslösen kann. Diese sind so vielfältig, daß die Medizin erst ganz langsam beginnt, das Abwehrsystem zu verstehen. Allerdings kann sie es bislang so gut wie gar nicht gezielt beeinflussen. Das Immunsystem kann unterdrückt (durch Cortison) oder in einzelnen Teilen angeregt werden (z. B. durch Interferon, «Echinacin»).

Im Laufe der Menschheitsgeschichte haben sich drei Hauptsysteme entwickelt, mit denen der Körper schädliche Einflüsse abzuwehren sucht: das Barriere-System, das einfache, zelluläre Abwehrsystem und das komplizierte, Abwehrkörper produzierende («humorale») System.

Das Barriere-System beruht auf der Fähigkeit von Haut, Schleimhaut und Bronchialoberfläche, Keime und Fremdstoffe erst gar nicht eindringen zu lassen. Dabei spielen Schleimbildung, Abtransport durch Flimmerzellen, ein optimaler Säuregehalt, das keimtötende, körpereigene Antibiotikum Beta-Defensin und die Keimbesiedlung von Mund, Nase und Darm eine wichtige Rolle.

Die zweite Abwehrstufe zerstört die Viren und Bakterien direkt, indem diese von sogenannten Freßzellen oder durch Interferon bzw. Interleukin zerstört werden. Dabei kann kurz Fieber auftreten. Sie ist besonders aktiv bei Kindern, die so gut wie nie krank werden, die dann aber einige Kinderkrankheiten als Erwachsene durchmachen müssen.

Versagt auch diese Abwehr, kommt ein kompliziertes, Antikörper (Abwehrstoffe) bildendes System in Gang, das am Ende ebenfalls die Keime abtötet, aber zusätzlich bewirkt, daß der Körper Erinnerungszellen bildet, mit deren Hilfe die Krankheit bei der nächsten Ansteckung «im Keim erstickt» wird. Deshalb bekommt man die meisten Krankheiten nur einmal, vorausgesetzt, es wurde nicht mit Antibiotika oder ähnlichem geholfen. Dieses dritte Abwehrsystem hat vier verschiedene Schwerpunkte: Es bildet, meist lebenslang wirksame, Antikörper gegen Infekterreger, es bekämpft schädliche Fremdstoffe, zerstört fehlerhaft gebildete Organzellen und Krebszellen. Leider reagiert es oft überschießend, dann werden auch völlig harmlose Fremdstoffe wie Pollen oder Kuhmilch abgewehrt (Allergie) oder die eigenen Organe zerstört, statt nur ausgebessert (Autoaggressionskrankheiten). Alle vier Reaktionen sind mehr oder minder stark miteinander verkoppelt. Hat jemand also ständig starke Infekte, dann bildet er zwar Abwehrstoffe und erkrankt durch diese Erreger nie wieder, er neigt aber zugleich eher zu Allergien. Andererseits erkrankt jemand mit mindestens zwei hochfieberhaften Infekten pro Jahr oder einer Neurodermitis bzw. einer Allergie nur selten an Krebs.

Maßnahmen

- *Beeinflussung des Barriere-Systems:*
  - Weniger Kontakte mit kranken Kindern (Krabbelgruppe, Kindergarten), weil eine Erkrankung oft die nächste nach sich zieht, denn die Schleimhäute sind gereizt und für Keime durchlässig, und die Abwehr ist erschöpft.
  - Hautpflege, wenig Seife, keine Weichspüler, trockene Windeln,

Erkrankungen

  zitrusarme Ernährung der Säuglinge (um die Haut nicht wund zu machen und damit der Soor-Pilz sich nicht festsetzen kann).
  ○ Schleimhäute vor Rauch und schlechter Luft schützen.
  ○ Keine Antibiotika, die die normale Bakterienbesiedlung von Mund- und Darmschleimhaut zerstören.

- *Die zweite Verteidigungslinie* wird gestärkt durch:
  ○ vereinzelte natürliche Krankheiten,
  ○ harmonisches Gesamtbefinden, aber auch positiven Streß, Musik,
  ○ gutes Essen, Vitamin C,
  ○ Schadstoffarmut (Quecksilber, Blei, Cadmium, Autoabgase),
  ○ Antibiotika nur bei schweren Krankheiten (weil sie eine Zeitlang die Bildung von sogenannten Freßzellen dämpfen),
  ○ Abhärtung, auch durch Wärme, Bäder, Wickel, Schwitzpackungen, Sauna.

- *In das dritte System samt Bildung der Abwehrstoffe* kann (jedenfalls nicht gezielt) und soll normalerweise nicht eingegriffen werden, außer durch unterstützende Wärme, Lindenblütentee, Fliederbeertee. «Echinacin» verstärkt nach heutigem Wissen ein wenig die zweite Stufe, aber auch einige Reaktionen der dritten Stufe. Es sollte deshalb besonders bei Kindern *nicht* gegeben werden, weil deren drittes Abwehrsystem äußerst stark arbeitet (auch und gerade bei Kindern, die oft erkranken!) und weil niemand weiß, welche unliebsamen Zellvermehrungen außerdem angeregt werden. Nur einige vorbeugende Impfungen können es derzeit durch Antikörperbildung sinnvoll beeinflussen. Allerdings ist dabei zu berücksichtigen, daß Impfungen im Gegensatz zu durchgemachten Krankheiten oft keinen lebenslangen Schutz gewähren und nur Bakterien-Impfungen aufgefrischt werden können.

Fieber

Das Fieber ist eine Reaktion des Körpers auf Infekte. Der gesamte Stoffwechsel, die Durchblutung und das Immunsystem werden angeregt. Bei einer Temperatur von 39 bis 40 °C werden Viren und Bakterien leichter abgetötet bzw. an ihrer Vermehrung gehindert. Außerdem führt das Fieber zur Bildung des sogenannten Interleukin 1, das die Aktivierung und Vermehrung der sogenannten Freßzellen fördert und indirekt vermutlich auch an der Zerstörung von Krebszellen beteiligt ist (siehe Seite 63). Darüber hinaus bewirkt es die Ausscheidung von Schlacken. Die Höhe des Fiebers ist kein Gradmesser für die Schwere der Erkrankung. So heilt eine von hohem Fieber begleitete Mittelohrentzündung meist schneller aus als eine, bei der kein oder nur geringes Fieber auftritt. Fieber hat also eine *heilende Funktion* und soll deshalb normalerweise nicht heruntergedrückt werden, auch nicht durch Wadenwickel.

Bei hohem Fieber leistet der Organismus Schwerarbeit. Sie können diesen Selbstheilungsprozeß unterstützen, indem Sie den Bedürfnissen des kindlichen Körpers nach Ruhe, Nahrungspause, Kälte oder Wärme nachgeben. Die normalen Körpertemperaturen schwanken im Tagesverlauf zwischen 36 °C im Schlaf und 38 °C am Nachmittag. (Diese und alle weiteren Fieberangaben beziehen sich auf Meßwerte im Po.) Bei der Art der Fiebermessung ist bezogen auf die Körperkern-Temperatur folgendes zu beachten:

Mund:	0,4 °C zu niedrig
Achsel:	1 °C zu niedrig
Po:	0,5 °C zu hoch

Wenn Sie also nachmittags im Po 38 °C messen, dann ist das noch kein Fieber. Fieber wird erst schädlich ab 41 °C, wobei es zur vorübergehenden Trübung des Bewußtseins und ab 42 °C zur Bewußtlosigkeit und Schädigung des Gehirns kommt. Diese extrem hohen Temperaturen treten aber ganz selten auf.

Zu Fieberkrämpfen kommt es meist nur zu Beginn des Fiebers, wenn die Temperatur allzu rasch steigt und sich das Gehirn noch nicht an die erhöhte Temperatur gewöhnt hat (siehe Seite 86).

Maßnahmen

- Zur Linderung
  - *Essen und Trinken:* Geben Sie kalten Tee von Kräutern oder Früchten mit Zucker (Energiespender), verdünnte Säfte, Obst und eventuell Joghurt. Manchmal wird heißer Tee z. B. mit Zitrone verlangt. Jenseits des Säuglingsalters müssen Sie sich keine Sorgen machen, wenn Ihr Kind 1 bis 2 Tage fast gar nichts essen und trinken will. Geben Sie ihm deshalb nur auf ausdrücklichen Wunsch etwas, und zwar in der Regel das, was es verlangt.

    Lindenblütentee hat eine schweißtreibende und fieberfördernde Wirkung.
  - *Bettruhe* ist nicht immer nötig, meist legt sich das Kind aber von selbst hin. Wenn es friert, so ist dies ein Zeichen dafür, daß das Fieber ansteigt und zu Schüttelfrost führen kann. In diesem Fall müssen Sie das Kind gut zudecken. Da das Fieber wellenförmig verläuft, kann es aber auch sehr schnell wieder zu einer Überhitzung kommen. Dann sollten Sie den Körper für einige Minuten nur mit einem Bettlaken bedecken oder die heißen Körperteile, meist den Oberkörper, entkleiden. Sie können das Kind auch kurz mit Essigwasser abwaschen. Wenn es nicht zu geschwächt wirkt und aufstehen möchte, können Sie mit ihm auch an die frische Luft gehen, nur darf es dabei nicht frieren oder sich überanstrengen.
  - *Homöopathische Mittel:* alle 2 bis 3 Stunden 5 Perlen (Glob.) oder 1 Tablette (Tbl.) von einem der folgenden Mittel:
    - Belladonna D 6, Glob.: Gesicht rot, Schweiß, kein Durst
    - Aconitum D 6, Glob.: Schüttelfrost, Durst
    - Bryonia D 6, Tbl.: Husten, Durst
    - Eupatorium perfoliatum D 6, Tbl.: nur bei morgendlichem Fieber
    - «Viburcol»-Zäpfchen: Fieber, Grippe, Unruhe

Fieber

- Zur Senkung des Fiebers
  können einige einfache Maßnahmen getroffen werden, wenn
  - die Temperaturen über 40 °C steigen, die Kinder unruhig werden, stark phantasieren und Kreislaufstörungen mit kalten und bläulich gefleckten Beinen bekommen,
  - die Temperatur anhaltend hoch bleibt, die Kräfte von Kind und Eltern zur Neige gehen und alle ihre Nachtruhe brauchen,
  - die Kinder zu Fieberkrämpfen neigen (siehe Seite 86).

  Sie bestehen in:
  - *Wadenwickel:* Mit lauwarmem Essigwasser getränkte Tücher werden straff um die Waden gelegt und mit trockenen Handtüchern umwickelt, darüber Wollschal oder Wollstrümpfe. Nach 10 Minuten wird der Wickel abgenommen und wenn nötig in kurzen Abständen wiederholt. Wadenwickel nützen aber nur bei heißen Waden, sonst kann keine Abkühlung des Blutes erfolgen. Sollte das Kind kalte Beine haben, ist das ein Zeichen für eine Kreislaufstörung. Dann fördern Sie die Durchblutung durch Bürsten und ein Sitzbad in angenehm warmem Wasser. In diesem Fall die Wickel nicht um die Waden, sondern um die Brust machen. Keine Wadenwickel oder Bäder bei ansteigender Temperatur oder gar Schüttelfrost oder kalten Waden! Machen Sie Wadenwickel nicht vor dem 3. Lebensjahr und auch nur, wenn Sie meinen, daß die Temperatur ihren Höhepunkt erreicht hat, sonst lieber Fieberzäpfchen.
  - *Abkühlungsbad:* Beginnen Sie mit einer Wassertemperatur, die 1 °C unter der Körpertemperatur des Kindes liegt. Nach 2 Minuten lassen Sie langsam kühles Wasser zulaufen, so daß in 5 bis 10 Minuten eine Wassertemperatur von 30 °C erreicht wird. Die Gesamtbadezeit beträgt 15 Minuten. Danach wird das Kind abfrottiert und das Fieber gemessen. Wenn die Temperatur nicht gefallen ist, wird das Bad sofort oder etwa 1 Stunde später wiederholt. Sollte das Kind frösteln und ein bläuliches Aussehen bekommen, nehmen Sie es sofort aus dem Bad, frottieren es ab und legen es ins warme Bett.
  - *Einlauf:* von 200 ml lauwarmem Wasser mit einer Prise Salz oder von Kamillentee (400 ml ab 3 Jahre).
  - *Paracetamol-Zäpfchen* können notfalls auch gegeben werden. (Dabei unbedingt die Dosierungshinweise in der Packungsbeilage beachten.)

Erkrankungen

Die häufigsten Erkrankungen im 1. bis 3. Lebensjahr

Eine Diagnose ist für den Laien deshalb besonders schwer zu stellen, weil sich das Kind bis zum 2. oder 3. Lebensjahr noch nicht verständlich machen und sein Unbehagen nur durch Geschrei und Fieber kundtun kann.

Die Erkrankungen sind in der Reihenfolge ihrer Häufigkeit aufgeführt und werden im folgenden Text ausführlich behandelt, ausgenommen der eingeklemmte Leistenbruch, Drei-Tage-Fieber und Blasenentzündung.

Während dieser Jahre können Sie verstärkt auf folgende Symptome achten: Hautausschlag, Schnupfen, Ausfluß des Ohres, Schwellung des Halses, Husten, veränderte Atmung, Mundgeruch, Speichelfluß, Appetitlosigkeit bis zur totalen Verweigerung von Essen, Erbrechen, Durchfall, Austritt eines Leistenbruches usw.

Außerdem können Sie Rückschlüsse aus dem Alter des Kindes und den dafür typischen Krankheiten (siehe Tabelle) ziehen und beobachten, welche Krankheiten gerade in Ihrer Umgebung (Haus, Straße) grassieren.

Die häufigsten Erkrankungen im 1. bis 3. Lebensjahr

Altersstufe	Äußerungen	
	Schreien	Fieber
1. Lebensjahr	- Blähungen (S. 115) - Zahndurchbruch (S. 157) - Schnupfen oder vor Ausbruch einer fieberhaften Erkrankung - Mittelohrentzündung - Eingeklemmter Leistenbruch, bei dem eine pflaumengroße, harte, druckempfindliche Schwellung in der Leiste sichtbar ist. Sofort ins Krankenhaus!	Ist bei Säuglingen nicht wie bei Kleinkindern eine übliche Begleiterscheinung verschiedener Infektionskrankheiten, sondern deutet eher auf eine spezielle Erkrankung hin wie z. B. - «Drei-Tage-Fieber», so genannt, weil es drei Tage anhält und anschließend zu einem Ausschlag führt, der den ganzen Körper bedeckt, aber harmlos ist und nicht behandelt werden muß. - Blasenentzündung, erkennbar durch eine Urinuntersuchung. - Lungenentzündung, ist mit schwerer Atmung und blassem, krankem Aussehen verbunden. (S. 104) - Hirnhautentzündung, bei der das Kind schrill schreit, erbricht und sehr krank wirkt. (S. 88)
2.–3. Lebensjahr	- Mundfäule (S. 92) - Mittelohrentzündung (S. 94) - Mandelentzündung (S. 93) - Bauchschmerzen (S. 113, 115)	- Grippe und Erkältungskrankheiten (S. 90) - Mundfäule (S. 92) - Mittelohrentzündung (S. 94) - Mandelentzündung (S. 93) - «Klassische» Kinderkrankheiten (S. 70) - Lungenentzündung (S. 106) - Hirnhautentzündnung (S. 88)

Erkrankungen

Klassische Kinderkrankheiten

Die folgenden sechs Krankheiten bezeichnet man im allgemeinen als die «klassischen Kinderkrankheiten», weil etwa 95 Prozent der Kinder – meist zwischen dem 3. und 5. Lebensjahr – an ihnen in immer der gleichen charakteristischen Weise erkranken. Die Erreger dieser Krankheiten sind bestimmte Viren bzw. Bakterien (siehe auch Seite 61).

Keuchhusten

Symptome und Verlauf

Der typische Keuchhusten äußert sich in mehreren harten, krampfartigen und heftigen Hustenstößen bei rotem Gesicht und röhrenförmig vorgestreckter Zunge. Danach ziehen die Kinder durch die verengte Stimmritze «juchzend» die Luft wieder ein, worauf eine erneute Hustenstoß-Serie folgt. Nach dem Anfall wird glasiger Schleim hochgewürgt und oft erbrochen. Zunächst haben die Kinder etwa eine Woche lang einen ganz untypischen Husten und Schnupfen. Erst dann folgt das typische Keuchhusten-Stadium, das 3 bis 6 Wochen anhalten kann und bei Mädchen einen schwereren Verlauf nimmt als bei Jungen. Danach werden die Anfälle seltener und schwächer. Insgesamt husten die Kinder bis zu 12 Wochen.

Junge Säuglinge haben nicht diese typischen Hustenattacken. Sie husten kurz, wie kurz vor dem Ersticken, und können danach einen kürzeren oder längeren Atemstillstand bekommen. Manche haben zusätzlich regelrechte Niesattacken.

Anfallartiger Husten kann auch durch Para-Keuchhusten-Bakterien, Adenoviren und Chlamydien hervorgerufen werden. Deshalb gehören zu einer sicheren Diagnose der typische Husten von mehr als 3 Wochen plus Keuchhustenkontakt oder Nachweis von Bakterien im Abstrich oder Titeranstieg bei zweimaliger Blutentnahme.

Ansteckung

Keuchhusten wird durch Bakterien hervorgerufen. Die Bakterien werden besonders bei Anhusten durch den Erkrankten übertragen, auch wenn der Hustenanfall mehrere Meter entfernt auftritt.

In der Umgebung eines Keuchhustenkindes erkranken nach 1 bis 3 Wochen etwa 60 Prozent der Kinder. Diejenigen der restlichen 40 Prozent, die noch keinen Keuchhusten hatten, machen die Erkrankung zum Teil ganz leicht und untypisch durch, wobei sie trotzdem Abwehrstoffe gegen Keuchhusten bilden. Erwachsene können leicht wieder erkranken, auch wenn sie als Kind Keuchhusten hatten.

Die Gefahr der Übertragung ist einige Tage vor und zu Beginn des Schnupfens und leichten Hustens am größten, im typischen Hustenstadium ist sie nur noch gering und endet meist spätestens 4, selten 8 Wochen nach Ausbruch der ersten Krankheitsanzeichen. Durch Antibiotika läßt sich die Ansteckungszeit auf 8 Tage verkürzen; ein gravierender Nachteil der Antibiotika-Behandlung ist jedoch, daß das Kind nur selten ausreichend Antikörper entwickeln kann und später noch einmal erkrankt.

Der Ausbruch der Erkrankung kann verhindert werden, wenn innerhalb von 5 Tagen nach Keuchhustenkontakt mit Antibiotika begonnen wird.

Am häufigsten erkranken Kinder zwischen 2 und 7 Jahren, nicht selten aber auch vorher.

Behandlung

- Von Säuglingen bis 6 Monaten:
  Die Behandlung ist die gleiche wie bei Kleinkindern (siehe Seite 72), ausgenommen das ansteigende Halbbad. Bei schwerem Verlauf können zusätzlich versuchsweise starke Beruhigungsmittel zur Unterdrückung des Hustens gegeben werden wie z. B. «Atosil» oder «Truxaletten»-Saft.

Erkrankungen

Bei jungen Säuglingen empfehle ich ein *Antibiotikum*, weil der Keuchhusten bei ihnen sehr schwer verlaufen und in ganz seltenen Fällen auch zu einem Stillstand des Atems führen kann. Die Behandlung sollte möglichst vorbeugend innerhalb der ersten 5 Tage nach Kontakt erfolgen, damit es gar nicht erst zur Erkrankung kommt. Ist es dazu zu spät, sollte trotzdem so früh wie möglich ein Antibiotikum gegeben werden, notfalls auch dann noch, wenn sich schon die ersten Symptome in Form des typischen Hustens zeigen. Zu diesem Zeitpunkt kann das Antibiotikum allerdings nur die wenigen noch vorhandenen Keuchhustenkeime abtöten. Auf die schon im Körper vorhandenen Bakterien-Giftstoffe und die durch sie ausgelöste allergieähnliche Reaktion in Form der Husten- und Erstickungsanfälle wirkt das Antibiotikum leider nicht mehr. Jetzt können nur noch die Bakterien – bzw. die durch sie erzeugte Giftmenge – verringert werden, was nur noch wenig an der Schwere der Erstickungsanfälle ändern kann. Trotzdem sollte man nichts unversucht lassen.

Da wegen des Antibiotikums wahrscheinlich nicht genügend Abwehrstoffe gebildet werden, müssen Sie anschließend den Säugling vor einer erneuten Ansteckung mit Keuchhusten schützen und deswegen die älteren Geschwister ebenfalls antibiotisch behandeln, selbst wenn sie noch keine Krankheitsanzeichen zeigen. Außerdem sollten Sie die Geschwister aus dem Kindergarten nehmen, solange dort Keuchhustenfälle vorkommen. Dies gilt nur für Geschwister, die noch keinen Keuchhusten hatten oder die geimpft sind (Geimpfte erkranken einmal unerkannt ohne den typischen Husten), in deren Umgebung aber Keuchhusten grassiert.

- Von Kleinkindern:
  - *Geborgenheit* geben, indem Sie bei einem Anfall das Kind mit Worten beruhigen und eventuell auf den Arm nehmen. Am besten schlafen Vater oder Mutter für einige Wochen im Zimmer des Kindes, um auch gegebenenfalls das Erbrochene wegzunehmen und eine neue Spuckwindel hinzulegen. Nachts und tags tut frische Luft gut. Ein Klimawechsel oder Höhenflug (wird von Flughäfen für viel Geld angeboten) kann Besserung bringen.
  - *Wasseranwendung* in Form des ansteigenden Halbbades (dabei steigt sowohl die Wassertemperatur wie auch die Wassermenge langsam an) ist ein altes bewährtes Hausmittel: Sie fügen dem Badewasser «Prunusbad von Weleda oder Thymian zu (50 g Thymian mit kochendem

Wasser übergießen, 15 bis 20 Minuten ziehen lassen, absieben und dem 36 °C warmen Badewasser zusetzen); das Kind sollte in der Wanne sitzen und bis einige Zentimeter unterhalb des Bauchnabels vom Wasser bedeckt sein. Innerhalb der nächsten 10 Minuten steigern Sie durch Zugabe von heißem Wasser die Temperatur auf 38,5 °C und dann langsamer auf 40 °C. Insgesamt sollte Ihr Kind 20 bis 30 Minuten im Wasser bleiben. Während des Bades bürsten Sie den Rücken des Kindes mit einer weichen Körperbürste ab. Anschließend hüllen Sie das Kind unabgetrocknet in ein großes Badetuch und legen es gut zugedeckt ins Bett. Bei aufkommendem Hustenanfall oder Unruhe lockern Sie die Packung, ohne das Kind abkühlen zu lassen.

- *Homöopathische Mittel:*
Geben Sie eines, höchstens zwei der folgenden Mittel, und dosieren Sie fünfmal täglich 5 Perlen, 5 Tropfen oder 1 Tablette,
  – bei typischem Keuchhusten: Belladonna D 6 Glob. im Wechsel mit Cuprum metallicum D 6,
  – bei nächtlichem Husten: Drosera D 6 Glob.,
  – wenn unaufhörlich mit Erbrechen gehustet wird: Ipecacuanha D 4 oder D 6 Tabl.,
  – Komplexmittel «Monapax»-Tropfen oder «Pertudoron I und II» Weleda.
- *Andere Mittel:*
  – Kupfersalbe 0,4 % Weleda: zweimal täglich zwischen die Schulterblätter einreiben.

Komplikationen

Schwere Komplikationen wie Stillstand des Atems und Gehirnerkrankung mit Krämpfen sind äußerst selten.

Sie müssen allerdings darauf achten, daß sich nicht zusätzlich eine Lungenentzündung entwickelt. Das erkennen Sie daran, daß die Kinder einige Zeit nach Beginn des Keuchhustens hoch fiebern, ständig husten und deutliche Luftnot – auch in der Zeit zwischen den Hustenanfällen – haben.

Erkrankungen

Masern

Symptome und Verlauf

Das typische Symptom für Masern ist ein Ausschlag mit 3 bis 6 mm großen, ineinanderfließenden hellroten, später dunkel werdenden Flekken etwa 14 bis 15 Tage nach Ansteckung. Sie zeigen sich zuerst am Kopf hinter den Ohren, dann am Rumpf und an den Beinen. Zusätzlich steigt das Fieber auf über 40 °C an, das Gesicht sieht gedunsen aus. Etwa 3 Tage vorher hatte Ihr Kind Schnupfen, war lichtscheu und hatte meist mäßiges Fieber. Während des Ausschlages sind die Kinder apathisch, appetitlos, schlecht gelaunt, schlafen und husten viel. Nach 3 bis 4 Tagen gehen Fieber und Ausschlag zurück und lassen bräunliche Flecke zurück, die manchmal noch 14 Tage zu sehen sind.

Ansteckung

Krankheitserreger sind Viren, die von infizierten Personen noch bis zu einer Entfernung von 5 Metern übertragen werden und nach 11 bis 12 Tagen zum Erscheinen der ersten Krankheitssymptome führen. Ansteckend ist Ihr Kind bereits 5 Tage vor Ausbruch der Krankheit und bleibt es bis 2 Tage nach Auftreten des Ausschlags. Die meisten Kinder bekommen Masern im Alter von 3 bis 6 Jahren.

Säuglinge sind etwa bis zum 8. Monat immun gegen Masern, sofern die Mutter in ihrer eigenen Kindheit Masern hatte.

Behandlung

Mit einer direkten Behandlung können Sie dem Masernvirus nicht beikommen. Fieber und Husten lassen sich aber durch folgende Mittel lindern:

- *Homöopathische Mittel:*
  - Pulsatilla D 6: 10 Tage lang dreimal täglich 5 Perlen bei Husten,
  - Sticta pulmonaria D 6: dreimal täglich 5 Perlen,

Klassische Kinderkrankheiten

- «Viburcol»-Zäpfchen: ein Komplexmittel gegen Unruhe und Fieber bis zu 40 °C.

○ *Andere Mittel:*
- Wadenwickel, Ausziehen des Kindes und/oder Paracetamol-Zäpfchen bei Fieber über 40 bis 40,5 °C (siehe auch Seite 65 f).
- Hustenstiller wie «Paracodin-Tropfen».
- Die Kinder im Hause halten, über 10 bis 14 Tage mit viel Ruhe, ohne Fernsehen, aufregende Musik und grelles Licht. Auch nach Abklingen der Masern ist das Kind geschwächt und 4 Wochen lang besonders anfällig für andere Infektionen.
- Vorbeugende Behandlung durch Impfung (siehe Seite 167).

Komplikationen

- *Lungen- und Mittelohrentzündung* kündigen sich durch einen erneuten Fieberanstieg 4 bis 5 Tage nach Beginn der Masern mit Atembeschwerden, ständigem Husten bzw. Ohrenschmerzen an. Meist ist eine antibiotische Behandlung durch den Arzt nötig.
- *Masern-Krupp*, eine Kehlkopfentzündung, bei der das Kind Schwierigkeiten beim Einatmen hat, kann gleichzeitig mit dem Ausschlag auftreten. In diesem Fall fahren Sie sofort zu einem Arzt oder ins Krankenhaus.
- *Masern-Gehirnentzündung* äußert sich in Bewußtlosigkeit, Erbrechen, Krämpfen und Nackensteife 3 bis 10 Tage nach Beginn des Ausschlages. Diese Komplikation ist zu Recht sehr gefürchtet, tritt aber nur selten auf (bei jüngeren Kindern in einem von 15 000 Fällen, bei Kindern ab 10 Jahren in einem von 1000 Fällen). Sofort ins Krankenhaus, wo zumindest die Krampfanfälle gelindert werden können. Es gibt keine wirksamen Medikamente!

Erkrankungen

Mumps

Symptome und Verlauf

Mit Mumps bezeichnet man eine Entzündung verschiedener Drüsen, meist der Ohrspeicheldrüse und gelegentlich auch der Bauchspeicheldrüse. Erkennbar ist die Erkrankung an einer leicht schmerzhaften Schwellung vor einem oder vor beiden Ohren, begleitet von 38 bis 40 °C Fieber. Sie dauert etwa eine Woche.

Ansteckung

Die Viren werden sehr leicht übertragen, d. h., meist wird fast die gesamte Umgebung eines kranken Kindes angesteckt. Nur 50 % der Erkrankungen verlaufen sichtbar, die leichteren Fälle erwerben sich trotzdem eine lebenslange Immunität gegen Mumps. Die meisten Erkrankungen treten zwischen dem 4. und 10. Lebensjahr auf.

Die Viren werden von infizierten Personen durch Anhusten oder Berührung übertragen und führen nach knapp 3 Wochen zum Ausbruch der Krankheit. Die Ansteckungsgefahr beginnt 4 Tage vor Ausbruch und endet 7 Tage danach mit dem Abschwellen der Drüsen.

Behandlung

- Die Ohrenschmerzen können gelindert werden, indem Sie einen Wollschal, eine Kompresse oder Heilerde vor das Ohr legen. Für die Kompresse tauchen Sie ein kleines Tuch in heißes Wasser und drücken es anschließend in einem Frottierhandtuch aus. Das nun dampfend warme und kaum noch nasse Tuch legen Sie auf die Entzündung, decken das Ganze mit einem Wolltuch ab und lassen es 5 Minuten einwirken.
- Bei Kopfschmerzen ist Bettruhe erforderlich.
- Bei Bauchschmerzen legen Sie eine Wärmflasche auf den Bauch oder machen feucht-warme Wickel. Die Nahrung muß fett- und milcharm sein.

Klassische Kinderkrankheiten

- Wenn das Kind sich gut fühlt, kann es an die frische Luft gehen. Sie sollten aber daran denken, daß es ansteckend ist.

Komplikationen

- Kopfschmerzen treten gelegentlich auf und sind Zeichen einer Beteiligung der Hirnhäute, die zwar harmlos ist, aber bis zu 3 Wochen lang anhalten kann.
- Eine bleibende Gehörschädigung oder Zuckerkrankheit treten sehr selten auf.
- Eine ernsthafte Hoden- oder Eierstockentzündung kann nur im Falle einer Erkrankung nach der Pubertät entstehen (siehe Impfung, Seite 168).

Röteln

Symptome und Verlauf

Röteln verursachen einen hellroten Ausschlag, der hinter den Ohren und im Gesicht beginnt und sich über den ganzen Körper ausbreitet. Dazu kommt das typische schmerzhafte Anschwellen von Lymphknoten an Hals, Hinterkopf, Nacken und hinter den Ohren sowie Fieber um 38,5 °C. Die Erkrankung ist leicht und dauert einige Tage.

Ansteckung

Die Übertragung erfolgt durch Viren einer infizierten Person, besonders über direkten Kontakt. Sie führt nach 2 bis 3 Wochen zum Ausbruch der Erkrankung, die etwa 2 bis 7 Tage vor Beginn und bis zu 14 Tage nach Abklingen des Ausschlages weiterverbreitet werden kann.

Normalerweise aber gilt ein Kind in der Zeit von 2 Tagen vor Krankheitsbeginn bis 5 Tage nach Beginn des Ausschlages als ansteckend. Am häufigsten tritt die Krankheit im 3. bis 10. Lebensjahr auf.

Erkrankungen

Behandlung

Eine besondere Behandlung ist nicht erforderlich.

Komplikationen

Gefährlich ist die Erkrankung nur für Frauen in der Schwangerschaft. Besonders in den ersten 3 Schwangerschaftsmonaten werden bei dem noch ungeborenen Kind schwere Mißbildungen hervorgerufen.

Daher sollte bei Mädchen, die noch nicht wissentlich an Röteln erkrankten, im Alter von ca. 14 Jahren, d. h. vor einer möglichen Schwangerschaft, das Blut auf Rötelnantikörper untersucht und ggf. eine Impfung durchgeführt werden (siehe Seite 170).

Scharlach

Symptome und Verlauf

Scharlach beginnt mit Schluckbeschwerden, Fieber bis 39 °C und gelegentlich auch mit Kopfschmerzen und Erbrechen. Typisch für Scharlach ist der dunkelrote Rachenraum und Gaumen. Die anfangs weiß belegte Zunge zeigt bald eine kräftige Rötung mit deutlich geschwollenen Papillen (Himbeer- oder Erdbeerzunge). Die Halslymphknoten sind vergrößert. Nach 1 bis 2 Tagen erscheint der typische Hautausschlag in Form kleinster, stecknadelkopfgroßer, dicht stehender roter Flecken. Er beginnt am Hals, in den Achselhöhlen und in der Leiste und kann den ganzen Körper, besonders die Oberschenkelinnenseiten überziehen. Das Gesicht ist dagegen nur gerötet, mit Ausnahme einer blassen Mundzone. Die Krankheit dauert etwa 2 bis 6 Tage.

Um den 8. Tag herum beginnt sich manchmal die Haut an Händen und Füßen in großen Schuppen zu schälen.

Klassische Kinderkrankheiten

Ansteckung

Scharlach wird durch sogenannte hämolysierende Streptokokken-Bakterien übertragen. Die Ansteckung erfolgt vor allem über frisch erkrankte Personen, selten über Gegenstände oder Personen, die zwar Streptokokken im Rachen haben, selbst aber nicht erkrankt sind. Nur jede 7. Person im Umfeld eines Scharlachkranken infiziert sich, sofern es nicht zu einem intensiven oder familiären Kontakt kommt.

Die Zeit zwischen Ansteckung und Ausbruch der Krankheit beträgt meist 2 bis 4 Tage, selten bis zu 24 Tage. Durch einen Rachenabstrich kann festgestellt werden, ob das betreffende Kind ansteckend ist. Normalerweise ist Scharlach bis zu 3 Wochen lang ansteckend. Nach Penicillingabe verkürzt sich diese Zeit auf 1 Tag.

Betroffen sind vor allem 4- bis 14jährige Kinder, jüngere dagegen sehr selten. Neugeborene sind gewöhnlich immun, sofern die Mutter Scharlach gehabt hat. Wenn aber die Mutter in den letzten 3 Wochen vor der Geburt Scharlach bekommt, müssen sie und alle Familienangehörigen mit Penicillin behandelt werden, um eine oft schwere Erkrankung des Neugeborenen zu verhindern.

Selten kann Scharlach, auch ohne Penicillin-Behandlung, mehrmals im Leben auftreten, sei es, weil die Antikörper zu kurzlebig sind, sei es, daß ein etwas anderer Streptokokken-Erreger die Ursache ist.

Der Kindergarten- bzw. Schulbesuch ist wieder erlaubt:
- 2 Tage nach Beginn der Penicillin-Therapie ohne erneuten Rachenabstrich, da dieser auch nach vollendeter Therapie bei 10 bis 30 % noch positiv ist.
- Ohne Penicillin 2, spätestens 3 Wochen nach Beginn des Scharlachs, egal, ob der Rachenabstrich positiv oder negativ ist, da 15 % aller gesunden Kinder sowieso positiv sind.
- Etwa 10 Tage nach Beginn des Scharlachs, wenn ein Rachenabstrich negativ ist.
- Für alle nicht erkrankten Familienangehörigen auch mit positivem Rachenabstrich.

Erkrankungen

Behandlung

- *Bettruhe, Halswickel, Salbeitee und Isolation*
- *Homöopathische Mittel*
    - Belladonna D 6: 5 Tage lang dreimal täglich 5 Perlen oder
    - Ipecacuanha D 6: mit gleicher Dosis bei Erbrechen.

- *Antibiotika (Penicillin)*: Bei normalem Verlauf der Krankheit halte ich eine 10tägige antibiotische Behandlung (vorbeugend nur 5 Tage) aus folgenden Gründen nicht für sinnvoll:
    - Die Krankheit nimmt heute in Deutschland aus unbekannten Gründen längst nicht mehr einen solch schweren Verlauf wie früher.
    - Eine Immunität gegen die Krankheit kann unter Penicillin meist nicht erreicht werden, so daß es nach kurzer Zeit zu einer erneuten Ansteckung kommen kann. So habe ich häufig Kinder erlebt, die nach einer antibiotischen Behandlung bis zu sechsmal hintereinander an Scharlach erkrankten. Außerdem verschwindet die Krankheit auch unter andauernder Penicillin-Behandlung manchmal nicht, da begleitende Bakterien es lernen, das Penicillin zu zerstören. Dann wird ein anderes, stärkeres Antibiotikum erforderlich.
    - Die Dauer der Krankheit wird nicht wesentlich verkürzt.
    - Von den seltenen Komplikationen wird zwar die des akuten rheumatischen Fiebers weitgehend vermieden, nicht aber die Nierenprobleme. Beide Arten von Komplikationen treten aber nicht nur nach Scharlach-Streptokokken, sondern auch nach normalen Angina-Streptokokken auf. In einer neuen großen amerikanischen Studie war in den letzten Jahren bei keinem der an rheumatischem Fieber Erkrankten eine Halsentzündung, also eventueller Scharlach, als Ursache vorausgegangen.

Komplikationen

- Einige Tage nach Beginn des Scharlachs kann es zu einer Mittelohrentzündung oder einer Abszeßbildung hinter den Mandeln mit erneutem Fieber kommen, was manchmal eine Behandlung mit Antibiotika nötig macht.
- Während der ersten Krankheitswoche können flüchtige Gelenkschmerzen auftreten, die nach einigen Tagen von selbst vergehen.

Klassische Kinderkrankheiten

- 2 bis 5 Wochen nach Ausbruch des Scharlachs (aber auch nach den drei anderen möglichen Streptokokken-Mandelentzündungen ohne Ausschlag) kann es in seltenen Fällen zum rheumatischen Fieber kommen, also einer mit Fieber gemeinsam auftretenden schmerzhaften Schwellung der Gelenke. Eventuell tritt gleichzeitig eine Herzentzündung auf, die sich zusätzlich in Blässe, Müdigkeit und Appetitlosigkeit äußert.
- Ebenfalls nach 1 bis 4 Wochen kann sich an rotem Urin und Bluthochdruck zeigen, daß die Nieren angegriffen sind. In der Regel aber bessert sich das ohne besondere Behandlung nach wenigen Wochen wieder. Wenn das nicht der Fall ist, muß in einem Krankenhaus eine genaue Diagnose gestellt werden.

Auch wenn diese Komplikationen heutzutage in Deutschland nur noch sehr selten auftreten, lösen sie Angst bei den Eltern aus. Halten Sie sich aber immer vor Augen, daß diese Komplikationen bei jeder von Streptokokken hervorgerufenen Halsentzündung auftreten können und deshalb eine ständige antibiotische Behandlung erforderlich machen würden. Deshalb ist es sicher weniger risikoreich, wenn die Kinder die Streptokokken-Erkrankungen einmal durchstehen, weil sie danach eigene, zumeist jahre- oder lebenslang wirksame Antikörper besitzen.

Windpocken

Symptome und Verlauf

Typisch für Windpocken sind streichholzkopfgroße juckende Bläschen auf der Kopfhaut, im Gesicht und am ganzen Körper. In ca. 10 % der Fälle bilden sich auch schmerzhafte Bläschen an der Mundschleimhaut, so daß die Kinder nicht essen mögen. Wenn sie über Bauchschmerzen klagen, sind auch die Darmschleimhäute befallen. Ebenso können an den Genitalien schmerzhafte Bläschen auftreten.

Der Ausschlag entwickelt sich schubweise in einem Zeitraum von 1 bis 5 Tagen und ist nach 2 bis 3 Wochen verschwunden. In den meisten Fällen tritt kein Fieber auf. In seltenen Fällen ist bei Säuglingen der Verlauf schwerer.

Erkrankungen

Ansteckung

Krankheitserreger sind Viren, die von infizierten Personen durch direkten Kontakt mit dem Bläscheninhalt oder Ausscheidungen bzw. bei engem Zusammensein von über einer Stunde, selten auch einmal aus größeren Entfernungen übertragen werden können und 2 bis 3 Wochen danach zur Erkrankung führen. Die Gefahr der Weiterübertragung beginnt einen Tag vor Auftreten des Ausschlages und endet etwa nach 1 Woche, genauer 5 Tage nach dem Auftreten der letzten neuen Bläschen, mit deren Eintrocknen.

Am häufigsten erkranken Kinder zwischen dem 2. und 6. Lebensjahr.

Behandlung

- Wenn auch in den meisten Fällen Bettruhe nicht nötig ist, so sollten die Kinder doch während der Zeit der Ansteckungsgefahr möglichst im Hause bleiben.
- Betupfen Sie die Bläschen mit Lotio alba oder «Anaesthesulf», um sie auszutrocknen.
- Bei Bläschen im Mund geben Sie «Bolus Eucalypti comp.»-Pulver von Weleda oder «Dynexan A»-Mundgel, das schmerzstillend wirkt.
- Bei starkem Juckreiz können Sie den Körper z. B. mit «Ingelan»-Puder bestreuen oder «Fenistil»-Tropfen geben.
- Homöopathisch kann mit Rhus tox D 3 (dreimal täglich 5 Perlen) behandelt werden.

Komplikationen

Im allgemeinen ist der Verlauf gutartig. Schwangere müssen vorsichtig sein, da sie die Viren auf den Embryo übertragen können, was zu schweren Mißbildungen führen kann. Wenn die Schwangere noch keine Windpocken, aber Windpockenkontakt hatte, so sollte sie den Arzt sofort wegen einer eventuellen aktiven (bis 48 Stunden) oder passiven Impfung aufsuchen.

Klassische Kinderkrankheiten

Unterscheidungsmerkmale der klassischen Kinderkrankheiten

	Betroffene Organe	Hauptsymptome	Ausschlag	Fieber	Grad der Erkrankung	Häufiges Auftreten in Lebensjahren
Keuchhusten (S. 70)	• Bronchien	• schwere nächtliche Hustenanfälle mit Luftnot	–	manchmal	zwischen den Anfällen keine Beschwerden	0. – 7.
Masern (S. 74)	• Haut • Schleimhaut • Bronchien	• hohes Fieber • Hautausschlag	tiefrote, größere, leicht erhabene, ineinanderfließende Flecken (hinter den Ohren beginnend)	über 40 °C	schwer	3. – 6.
Mumps (S. 76)	• Ohrspeicheldrüse	• Schwellungen vor dem Ohr	–	manchmal	mäßig	4. – 10.
Röteln (S. 77)	• Haut • Lymphknoten am Hinterkopf	• Ausschlag • schmerzende Lymphknoten	hellrote, mittelgroße Flecken (hinter den Ohren, später am ganzen Körper)	wenig	leicht	3. – 10.
Scharlach (S. 78)	• Hals • Halslymphknoten • Haut	• Halsschmerzen • Ausschlag	dichter, roter, stecknadelkopfgroßer, rauher Ausschlag, bes. an Leisten und Oberschenkelinnenseite	manchmal bis 40 °C	unterschiedlich	3. – 10.
Windpocken (S. 81)	• Haut • Schleimhaut	• Ausschlag mit Juckreiz	blaßrote vereinzelte Flecken am Kopf und ganzen Körper mit Bläschen und Krusten	manchmal	mäßig	2. – 6.

Erkrankungen

Ansteckung der klassischen Kinderkrankheiten

	Inkubationszeit	Übertragungsweise der Erreger	Ansteckungsfähigkeit in Beziehung zum Ausbruch der Krankheit	Dauer der Erkrankung	Ursache
Keuchhusten (S. 70)	7–14 Tage	• Gegenstände • direkter und indirekter Kontakt	3 Tage vor bis 28 Tage (selten 56 Tage) nach dem ersten untypischen Husten	3 Monate	Bakterien
Masern (S. 74)	Vorstadium: 11 Tage, Ausschlag: 14–15 Tage	• direkter Kontakt über viele Meter Entfernung	5 Tage vor bis 2 Tage nach Ausschlag	10 Tage	Viren
Mumps (S. 76)	18–21 Tage (selten 8–35 Tage)	• direkter Kontakt	4 Tage vor bis 7 Tage nach Abschwellen der Drüsen	1 Woche	Viren
Röteln (S. 77)	14–21 Tage	• direkter Kontakt	2–7 Tage vor bis 1–14 Tage nach Beginn des Ausschlags	3 Tage	Viren
Scharlach (S. 78)	2–4 Tage (selten 24 Tage)	• Gegenstände • direkter und indirekter Kontakt	1–2 Tage vor bis 21 Tage nach Beginn der Erkrankung	3–5 Tage	Bakterien
Windpocken (S. 81)	14–21 Tage	• direkter Kontakt über 10 m Entfernung	1 Tag vor bis etwa 6 Tage nach Auftreten der ersten Bläschen	1–2 Wochen	Viren

Inkubationszeit: Zeit zwischen Ansteckung und Ausbruch der Krankheit
Direkter Kontakt: mit Infizierten (Angesteckten)
Indirekter Kontakt: mit nicht Infizierten, z. B. Eltern, welche die Krankheit schon durchgemacht haben

Klassische Kinderkrankheiten

Ablauf der klassischen Kinderkrankheiten

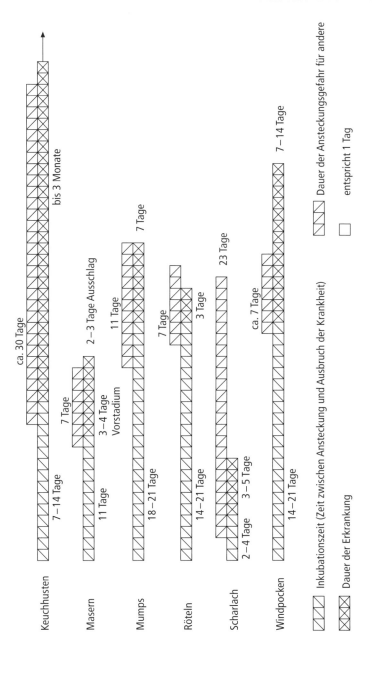

Erkrankungen von Kopf und Hals

Fieberkrampf

Symptome und Verlauf

Ein Fieberkrampf ist das Ergebnis einer plötzlich auftretenden Funktionsstörung des Gehirns. Rasch ansteigendes Fieber und eine Entzündung der Blutgefäße lösen den Krampf aus. Dabei bekommen die Kinder meist Schwierigkeiten mit der Atmung, sie werden bewußtlos, und es kommt entweder zu ruckartigen Zuckungen oder zur Streckung besonders der Arme und Beine sowie zum Verdrehen der Augen.

Wenn diese Krämpfe zusammen mit Fieber auftreten und nicht länger als einige Sekunden bis Minuten dauern – was die Regel ist –, bleiben sie ohne Folgen. Wenn die Krämpfe allerdings länger als 15 Minuten anhalten oder einseitig auftreten, kann das ein Hinweis auf eine Epilepsieneigung sein. In seltenen Fällen können kurze Krämpfe bei Fieber aber auch Symptom einer fortgeschrittenen Hirnhautentzündung sein (siehe Seite 88).

Etwa 5 % aller Kinder im Alter von 6 Monaten bis zu 3, seltener bis zu 5 Jahren haben solche Krämpfe ein oder mehrere Male.

Wiederholte Krämpfe sind vor allem in Familien mit entsprechender Veranlagung zu beobachten oder wenn der erste Krampf bereits im Säuglingsalter aufgetreten ist. Auch wenn die Körpertemperatur zum Zeitpunkt des Krampfes relativ niedrig oder die Zeitspanne zwischen Fieberbeginn und Anfall kurz ist, kann es zu weiteren Fieberkrämpfen kommen. Wenn all dies nicht zutrifft, erleidet nur jedes fünfte Kind einen erneuten Anfall.

Erkrankungen von Kopf und Hals

Sofortmaßnahmen

Keine Panik! Ziehen Sie das Kind aus, bringen Sie es, wenn möglich, in die stabile Seitenlage (siehe Seite 145), und legen Sie ihm zur Abkühlung ein feuchtes Tuch auf die Stirn. Sie können die große Zehe akupressieren und auf die Achillessehne oder die Handflächen drücken. Der Krampf löst sich in den meisten Fällen nach 1 bis 5 Minuten von alleine.

Ist dies nicht der Fall, geben Sie ein geeignetes rezeptpflichtiges Medikament, z. B. 1 bis 2 Rectiolen (ähnlich wie Zäpfchen) «Diazepam» (Kinder im Alter von 6 Monaten bis zu 3 Jahren bekommen davon 5 mg, ältere 10 mg). Um das Zurückfließen der Lösung zu verhindern, Pobakken des Kindes nach Einführung der Rectiole für kurze Zeit zukneifen. Bis das Medikament wirkt, vergehen einige Minuten. Da es das Kind schläfrig macht, ist manchmal schwer zu beurteilen, ob der Krampf wirklich vorüber ist oder nicht doch eine schwere Erkrankung (Hirnhautentzündung) vorliegt. Deshalb in den ersten fünf Minuten lieber die eigene Angst aushalten und abwarten, ob sich der Krampf von alleine löst, und dann erst ein Medikament geben.

Sollte sich der Krampf trotz des gegebenen Medikaments nicht lösen, müssen Sie spätestens 10 Minuten nach Beginn des Krampfes auf dem schnellsten Wege in das nächste Krankenhaus fahren. Falls Sie kein geeignetes Medikament im Hause haben (notfalls helfen auch «Chloralhydrat»-Rectiolen), sollten Sie nur 5 Minuten abwarten. Sollte der Krampf dann immer noch andauern, schnell ins Krankenhaus.

Vorbeugende Maßnahmen

Normalerweise empfehle ich nur Medikamente für den Fall, daß der Krampf auftritt, nicht jedoch vorbeugend zur Unterdrückung von Fieber und Anfallsbereitschaft, denn:
- Fiebermittel allein können keineswegs zuverlässig die Temperaturen tagelang unten halten. Außerdem werden durch sie die positiven Auswirkungen des Fiebers unterdrückt (siehe Seite 65).
- Fiebersenkende Zäpfchen plus krampflösende Medikamente vorbeugend bei jedem fieberhaften Infekt halte ich angesichts der meisten recht harmlosen Fieberkrämpfe nicht für sinnvoll.
- Wenn die Eltern trotz dieser Argumente verständlicherweise ängstlich

Erkrankungen

sind, empfehlen sich fiebersenkende Maßnahmen während der ersten 6 Stunden, da dann die Krämpfe am ehesten auftreten.
○ Die «Diazepam»-Rectiolen sollten Sie sich vorsorglich bzw. spätestens nach dem ersten Fieberkrampf von Ihrem Arzt für Ihre Hausapotheke aufschreiben lassen.

Hirnhautentzündung (Meningitis)

Symptome

Die Hirnhautentzündung ist eine akute, fieberhafte und sehr schwere Erkrankung, bei der sich das Kind ganz anders als sonst verhält und dieses Verhalten durch das Fieber allein nicht zu erklären ist:
○ *Säuglinge* sehen grau und blaß aus, sind berührungsempfindlich, haben einen steifen Nacken, schreien schrill und mögen nicht trinken. Häufig ist die Fontanelle nach oben gewölbt.
○ *Ältere Kinder* haben starke Kopfschmerzen und sind nackensteif. Im fortgeschrittenen Stadium kommt es zu Übelkeit, Erbrechen, Unruhe, Verwirrtheit und schließlich zu Krämpfen.

Die *Nackensteife* können Sie prüfen, indem Sie versuchen, den Kopf des Kindes aus der Rückenlage heraus auf die Brust zu drücken. Ältere Kinder können aufgefordert werden, sich hinzusetzen, ein Bein anzuziehen und das Knie mit den Lippen zu berühren. Wenn das einigermaßen gelingt, kann der Nacken nicht steif sein.

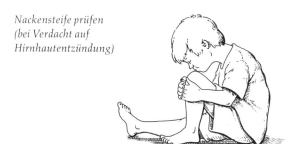

Nackensteife prüfen (bei Verdacht auf Hirnhautentzündung)

Ursachen und Behandlung

Die Erreger treten häufig über den Nasen-Rachen-Raum in das Blut über, verursachen Fieber, und erst später entzündet sich die feine Haut, die Gehirn und Rückenmark außen umgibt. Hierdurch entstehen zusätzlich Kopfschmerzen, Steife von Nacken und Rückgrat usw.

> Wenn Sie *auch nur den geringsten Verdacht* haben oder sich das Befinden des Kindes durch fiebersenkende Mittel nicht deutlich bessert, müssen Sie sofort einen Arzt oder ein Kinderkrankenhaus aufsuchen.

Durch eine Rückenmarkspunktion kann im Krankenhaus abgeklärt werden, ob es sich bei den Erregern um Viren (leichte Form) oder Bakterien (schwere Form) handelt.

Bei einer Virus-Hirnhautentzündung muß Ihr Kind nur im Bett bleiben, die bakterielle, eitrige Form muß so schnell wie möglich im Krankenhaus mit Antibiotika behandelt werden.

Ansteckung

Hirnhautentzündung ist normalerweise nicht ansteckend, mit Ausnahme der Meningokokken- und Haemophilus-Hirnhautentzündung. Aber auch hier ist die Ansteckungsgefahr relativ gering, so daß man sich heute meist darauf beschränkt, wachsam zu sein, eventuell bei den Kontaktpersonen einen Rachenabstrich macht und nur selten ein Kind, das sehr engen Kontakt mit dem Kranken hatte, vorbeugend antibiotisch behandelt.

Schielen

Die Schielbehandlung mit einer Brille sollte schon im 2. oder 3. Lebensmonat beginnen. Kinder aus sogenannten Schielfamilien müssen deshalb frühzeitig vom Augenarzt auf Sehfehler hin untersucht werden.

Erkrankungen

Schnupfen und Heuschnupfen

Symptome und Ursachen

Schnupfen ist eine Entzündung der Nasenschleimhaut, die durch Viren hervorgerufen wird. Wird der Schnupfen eitrig, dann ist das ein Hinweis auf eine zusätzliche, meist harmlose bakterielle Infektion.

Heuschnupfen dagegen beruht auf einer Allergie. Denken Sie an diese Möglichkeit, wenn ab dem 5. Lebensjahr der Schnupfen von Juckreiz, häufigem Niesen oder einer Augenentzündung begleitet wird. Nasenschleimhaut und Augenbindehaut reagieren dann allergisch auf verschiedene Substanzen in der Luft wie Schimmelpilze, Hausstaubmilben, Blütenpollen, Tierhaare, Matratzen oder Bettfedern.

Behandlung

Säuglinge

Säuglinge leiden sehr unter Nasenverstopfung, da sie aufgrund anatomischer Besonderheiten normalerweise, ausgenommen beim Schreien, nur durch die Nase atmen können. Eine Linderung kann erreicht werden durch:

- *Allgemeine Mittel*
  - Nasenspülung mit einer Kochsalzlösung, für die ein halber Teelöffel Salz in einem Becher (250 ml) lauwarmen Wassers aufgelöst wird (entspricht 1%). Davon mehrmals täglich einige Tropfen in die Nasenlöcher geben.
  - Majoransalbe, die zum Einatmen unter die Nase gerieben wird.
  - «Nasenbalsam mild» von Wala.
  - Duftendes Pflanzenöl, wie Eukalyptusöl, «Liniplant», «Babix», 1 bis 2 Tropfen auf die Kleidung.
  - Frische und feuchte Luft (siehe unter Pseudokrupp, Seite 102).
  - Zwiebel aufgeschnitten neben das Bett legen.
  - Nasenpumpe zum Absaugen des Schleims.
  - «Otriven 0,025», Tropfen zum Abschwellen, 3 × täglich je 1 Tropfen, höchstens 3 Tage lang. Eventuell immer nur in ein Nasenloch geben (im Wechsel).

Erkrankungen von Kopf und Hals

- *Homöopathische Mittel*
  - Sambucus D 2: dreimal täglich eine Tablette zerdrückt in den Mund geben (bei Stockschnupfen).
  - Arsen D 12: zweimal täglich 5 Perlen (bei starkem, lang anhaltendem Schnupfen).

Gefäßverengende Nasentropfen sollten nur bei sehr starker Nasenverstopfung verwendet werden. Sie haben den Nachteil, daß sie die Blutgefäße verengen. Dadurch wird die Nase zwar freier, aber auch weniger durchblutet, wodurch die Abwehrvorgänge unterbrochen werden. Bei längerem Gebrauch trocknen die Schleimhäute aus und verlieren ihre Abwehrkraft.

Kinder
- *Normaler Schnupfen*
  - Nasenspülung aus einer Kochsalzlösung: 1 gestrichener Teelöffel Salz auf einen Becher (250 ml) lauwarmen Wassers (entspricht 2 %).
  - «Euphorbium Nasenspray» von Heel, «Nasenbalsam» von Wala oder «Emser Nasensalbe». Diese Mittel auf der Basis von Salz und Öl befreien die Nase von Wasser und Schleim; sie wirken kühlend und desinfizierend (aber nur wenig und nur an 1 bis 2 Tagen, da auch Duftöle nicht unbedenklich sind).
  - Einreiben mit duftenden Ölen oder Salben.
  - Inhalation bei länger anhaltendem Schnupfen, Husten oder Verdacht auf Entzündung der Nasennebenhöhlen. Dazu etwa 20 Kamillenblüten mit 2 Liter kochendem Wasser übergießen und etwas ziehen lassen. Den Kopf des Kindes darüberbeugen und mit einem Tuch abdecken. Nach einiger Zeit ein trockenes, warmes Tuch um Kopf und Leib legen und das Kind für eine Stunde gut zugedeckt ins Bett bringen.
  - Notfalls abschwellende Säuglings(!)-Nasentropfen, z. B. «Otriven 0,025».
  - Homöopathische Mittel (viermal täglich 1 Tablette):
    - Luffa D 6 (bei geschwollener Nase).
    - Allium cepa D 6 (bei Fließschnupfen).
- *Heuschnupfen*
  - Ursache ermitteln und nach Möglichkeit beseitigen oder eindämmen. Bei Pollenflug zu Hause bleiben.
  - Naseneingang mit Vaseline einreiben («Pollenfalle»).

Erkrankungen

- «Gencydo» Augentropfen Weleda (Sie können die Augentropfen als Nasentropfen verwenden).
- «DHU-Heuschnupfenmittel» als Tropfen oder Galphimia glauca D 6 dreimal täglich 10 Tropfen einnehmen.
- «Ionen-Salbe forte» in die Nase.
- Eventuell vorbeugend DNCG (Dinatriumcromoglicinsäure) in die Nase sprühen, z. B. «Vividrin»-Spray, regelmäßig drei- bis viermal täglich. Es wirkt aber erst vollständig nach 3 Tagen.
- «Livocab-Nasenspray» alle 12 Stunden, wirkt antiallergisch.
- Notfalls Antiallergiemittel zum Einnehmen wie «Zyrtec».

Mundfäule

Symptome und Ursachen

Mit Mundfäule bezeichnet man eine schmerzhafte, faulig riechende Entzündung der Mundschleimhaut. Auf der geschwollenen Zunge, an Zahnfleisch, Wangen und Gaumen breiten sich einzelne oder viele blutende Bläschen oder Geschwüre aus. Die Kinder wollen keine Nahrung zu sich nehmen und fiebern mitunter tagelang.

Mundfäule ist eine durch verschiedene Viren – manchmal den Herpes-Virus – hervorgerufene ansteckende Krankheit, die fast nur bei 1- bis 5jährigen auftritt und sehr unangenehm sein kann.

Nach 7 Tagen sind Ansteckungsgefahr und Krankheit wieder vorbei.

Maßnahmen

- Kaltes Essen (z. B. Eis) und kalte Getränke geben, mit Ausnahme von sauren Säften.
- «Bolus Eucalypti comp.»-Pulver Weleda mit einem vorher angefeuchteten Wattestäbchen auf die schmerzenden Stellen auftragen.
- «Dynexan A»-Mundgel, eine stärker schmerzstillende Salbe, auftragen.
- «Paracetamol»-Zäpfchen geben, falls die Schmerzen zu stark sind.

Mandelentzündung *(Angina)*

Symptome und Ursachen

Bei entzündeten Mandeln hat das Kind meist 40 bis 41 °C Fieber und klagt über Hals- und Kopfschmerzen. Bei kleineren Kindern können Übelkeit, Erbrechen und Bauchschmerzen hinzukommen. Die Mandeln sind geschwollen, gerötet und zeigen häufig stippchenförmige oder flächenhafte weiße Beläge (dies ist dann meist das Pfeiffersche Drüsenfieber). Die Halslymphknoten sind ebenfalls geschwollen.

Ursache sind meist Viren, gelegentlich Streptokokken-Bakterien, die den Scharlacherregern ähneln.

Behandlung

- *Salbeitee*, immer wieder einen Schluck, einige Tage lang.
- *Halswickel:* Mit warmem Wasser, eventuell unter Zusatz von Zitronensaft. Oder mit Kartoffeln: Heiße Kartoffel in einem Tuch zerquetschen, dieses um den Hals wickeln, einen Wollschal darüberlegen und den Wickel 10 bis 60 Minuten wirken lassen. Beim Pfeifferschen Drüsenfieber kalte Wickel zum Abschwellen der Drüsen.

- *Homöopathische Mittel*
    – Belladonna D 6: viermal täglich 5 Perlen (bei rotem, schmerzhaftem Hals).
    – Apis-Belladonna Wala: viermal täglich 5 Perlen (bei eitriger Mandelentzündung).
- *Antibiotika* sind selten nötig, nur wenn sich z. B. hinter den Mandeln ein Abszeß gebildet haben sollte (siehe unter Scharlach, Seite 78).

Erkrankungen

Akute Mittelohrentzündung

Symptome und Ursachen

Ältere Kinder können sagen, daß ihnen die Ohren weh tun; Säuglinge dagegen äußern ihre Schmerzen mit Schreien, Unruhe, Hin- und Herwälzen des Kopfes und Nahrungsverweigerung. Die Schmerzen werden oft begleitet von Fieber, Schnupfen und vorübergehender Schwerhörigkeit.

Die Mittelohrentzündung tritt am häufigsten im 8. bis 24. Lebensmonat auf, kaum noch nach dem 8. Lebensjahr.

Die häufigste Ursache ist eine angeborene verminderte Abwehrkraft der Mittelohrschleimhaut gegen eine Infektion durch Viren und Bakterien, die entweder aufgrund einer Unterkühlung von außen durch das Trommelfell in das Mittelohr oder nach einem Schnupfen über die Ohrtrompete (oder Tube) vom Nasen-Rachen-Raum her eindringen. Dadurch kommt es zu einer Entzündung des Mittelohres mit Schleim- und Eiterbildung, wodurch vorübergehend das Hören beeinträchtigt werden kann.

Verlauf

Intensität und Dauer von Ohrentzündungen sind sehr unterschiedlich. Meist sind es sehr schmerzhafte äußere Gehörgangsentzündungen, die von selbst abheilen, wobei die Schmerzen meist einige Stunden, selten einen oder gar zwei Tage anhalten. Falls sich im Mittelohr Schleim oder Eiter angesammelt hat, spricht man von einer Mittelohrentzündung. Anschließend kann das Hörvermögen für einige Tage oder Wochen eingeschränkt sein.

Wenn viel Flüssigkeit oder Eiter hinter dem Trommelfell im Mittelohr entsteht, platzt das Trommelfell, so daß der Erguß durch den Gehörgang abfließen kann. Wenn eine Mittelohrentzündung als eitrige zu erkennen ist, ist das Trommelfell also immer geplatzt, was schlagartig zum Ende der Schmerzen und der Schwerhörigkeit führt. Das Loch im Trommelfell ist klein und heilt meist erstaunlich schnell innerhalb eines halben Tages wieder zu. Es kann aber auch länger dauern, wenn weiter Eiter

Erkrankungen von Kopf und Hals

vom Mittelohr gebildet wird, die Entzündung dort also andauert. Meist ist spätestens nach 14 Tagen alles wieder ohne Nachwirkungen auf das Hörvermögen verheilt.

Behandlung

Seien Sie zurückhaltend mit einer antibiotischen Behandlung; meist heilt die Entzündung auch so ab, wobei Antikörper gebildet werden, die Ihr Kind vor weiteren Mittelohrentzündungen schützen. Regen Sie statt dessen mit homöopathischen Mitteln die körpereigene Abwehr an, wodurch die Beseitigung von Schleim und Eiter gefördert wird. Wenn außerdem die Nase bzw. die Ohrtrompete mit geeigneten Mitteln freigehalten wird, damit das Mittelohr belüftet werden kann, wird der Schmerz bald nachlassen.

- **Schmerzhafte äußere Ohrentzündung ohne Eiter**
  - Paracetamol-Zäpfchen oder Saft zur Schmerzlinderung (siehe Seite 67).
  - Bei geringen Schmerzen bringen schon einige Tropfen warmes Speiseöl Linderung oder die schmerzlindernden «Otalgan»-Tropfen.
  - Nasentropfen zum Abschwellen, z. B. «Otriven» 3 × täglich.
  - *Zwiebeltropfen* wirken schmerzlindernd und entzündungshemmend. Schneiden Sie eine Zwiebel klein, und dünsten Sie sie mit etwas Wasser 5 Minuten. Geben Sie die Zwiebel in ein Tuch, pressen Sie den Saft heraus, und geben Sie ihn in eine Pipettenflasche, die im Kühlschrank einige Tage aufbewahrt werden kann. Bevor Sie den Saft ins Ohr tropfen, immer im Wasserbad erwärmen.

    Der Saft kann auch durch Auspressen von rohen Zwiebeln im Entsafter oder in einer Knoblauchpresse gewonnen werden.

    Dosierung: je nach Bedarf alle 2 bis 6 Stunden 2 bis 4 Tropfen in das Ohr geben.

    Sie können auch eine Zwiebelscheibe oder ein Zwiebelsäckchen auflegen. Dazu geben Sie 1 rohe, kleingeschnittene Zwiebel in ein Baumwollsäckchen bzw. in ein kleines Tuch und nähen es mit einigen Stichen zu. Das fertige Säckchen etwas durchkneten, damit die Zwiebeln mürbe werden, und auf das Ohr legen bzw. mit einem Tuch dort befestigen.

Erkrankungen

- *Homöopathische Mittel:* drei- bis viermal täglich 5 Perlen oder 1 Tablette:
  - Belladonna D 6 Glob. (bei Schmerzen).
  - Aconitum D 6 oder D 30 Glob. (bei plötzlichen Schmerzen besonders nach Zugluft). Am Anfang zwei- bis dreimal 5 Perlen im Abstand von 2 Stunden.
  - Ferrum phos. D 10 Glob. (bei leichten Schmerzen).
- **Mittelohrentzündung mit Eiter**
  (bzw. Flüssigkeit) vor oder hinter dem Trommelfell
  - Sicherheitshalber sollten die Bakterien durch einen Ohrabstrich beim Arzt bestimmt werden.
  - Säubern Sie mehrmals täglich die Ohrmuschel und den Anfang des Gehörganges mit einem angefeuchteten Wattestäbchen oder mit «Gentiana violett 0,1 %».
  - «Paracetamol»-Zäpfchen oder Saft bei Schmerzen (siehe Seite 67).
  - Nasentropfen zum Abschwellen z. B. «Otriven» 3 × tägl.
  - Homöopathische Mittel: 3 × tägl. 5 Perlen oder 1 Tablette.
    - Myristica sebifera comp. Wala Glob. (bei starken Schmerzen, wenn das Trommelfell nicht platzen will, um durch Flüssigkeits- oder Eiterabfluß Erleichterung zu verschaffen).
    - Hepar sulfuris D 6 Tbl. (zum Eiterabfluß bei anhaltend eiternden Ohren).
    - Pulsatilla D 6 Glob. (für blonde Kinder, die zu eitrigen Ohrentzündungen neigen).

  - Hält das Fieber trotz Eiterabfluß an, muß ein Antibiotikum spätestens nach 1 Tag gegeben werden. Im schlimmsten Fall dringt die Entzündung in den Knochen hinter dem Ohr ein, so daß die Ohrmuschel absteht. Dann sofort zum Arzt, desgleichen bei Anzeichen für eine Hirnhautentzündung (siehe Seite 88).
  - Wenn es sich um einen Säugling handelt oder wenn bei ältern Kindern der Eiter nach etwa 3 Tagen nicht weniger wird oder nach etwa 1 Woche immer noch fließt, muß ebenfalls ein Antibiotikum erwogen werden.
  - Ein Schnuller bzw. das Kauen von Kaugummi verhütet oft, daß sich eine erneute Mittelohrentzündung bildet.

Erkrankungen von Kopf und Hals

- **Schwerhörigkeit nach Ohrentzündung**
  ○ Da hierbei der Schleim bzw. Eiter noch im Mittelohr sitzt, weil die Entzündung nicht so stark war, daß das Trommelfell platzen konnte, sollte der Erguß verflüssigt werden, damit er von der Mittelohrschleimhaut wieder aufgenommen werden kann, was bis zu 3 Monate dauern kann:
    – Hydrastis D 4 Tbl.: 3 bis 6 Wochen lang 3 × tägl. 1 Tablette lutschen.
    – «Sinopret»-Tropfen.
  ○ Wenn diese oder andere naturheilkundlichen Mittel nach 4 bis 12 Wochen keine Besserung bewirken und das Kind durch die Schwerhörigkeit deutlich behindert ist (meist ab 50 db im Hörtest), läßt sich eine *Operation* nicht vermeiden, bei der entweder nur die Polypen entfernt werden (siehe Seite 100) oder zusätzlich bzw. als einzige Maßnahme der Erguß aus dem Mittelohr abgesaugt wird. Dazu wird unter Narkose ein Schnitt ins Trommelfell gemacht und der dahinter liegende Erguß entfernt. Zur Zeit empfehlen die meisten Ärzte, anschließend in diese Öffnung ein sogenanntes Paukenröhrchen einzulegen, damit auch für die nächsten Monate eine Abflußmöglichkeit bestehenbleibt. Durch diese Röhrchen können aber auch neue Keime ins Mittelohr gelangen; zudem empfindet das Trommelfell sie als Fremdkörper und wird sie als solche abzustoßen versuchen. Da es deshalb häufig zu neuen eitrigen Mittelohrentzündungen kommt, scheint mir ein einfaches Absaugen in der Mehrzahl der Fälle ratsamer zu sein. Hinzu kommt, daß die Kinder in der Zeit nicht tauchen dürfen und die Röhrchen gelegentlich nicht von selbst nach einigen Monaten oder 1 Jahr wieder herausfallen und dann unter erneuter Narkose entfernt werden müssen.

Chronische Mittelohrentzündung

Ursachen

Eine abwehrschwache und zu empfindliche Mittelohrschleimhaut (oft vererbt) oder zu große Polypen (siehe Seite 100) sind die häufigsten Ursachen für wiederholte eitrige Mittelohrentzündungen. Sie können aber auch wegen wiederholter antibiotischer Behandlungen oder wegen eines

Erkrankungen

nicht vollständig zugewachsenen Trommelfells wieder auftreten. Außerdem muß geklärt werden, ob es zu einer Vereiterung des hinter dem Ohr gelegenen Warzenfortsatz-Knochens gekommen ist oder ob es sich «nur» um eine eitrige Entzündung des äußeren Gehörganges, eventuell mit Cholesteatom-Bildung, handelt. Zum Ausschluß eines Cholesteatoms, einer Wucherung ins Mittelohr, sind ein Abstrich auf Pyocyaneus-Bakterien und eine Vorstellung beim HNO-Arzt erforderlich.

Behandlung

Suchen Sie einen Arzt auf, der auch in Naturheilkunde und Homöopathie erfahren ist. Er wird entscheiden, ob mit naturheilkundlichen Mitteln eine Ausheilung des Ohres oder der Polypen möglich ist.

Schwerhörigkeit

Symptome

Normalerweise reagiert der Säugling schon vom ersten Tage an auf Stimmen oder andere Geräusche, aber erst nach 5 Monaten zeigt er durch Wenden des Kopfes, daß er auch die Richtung erkennt, aus der die Geräusche kommen.

Zwischen dem 2. und 5. Lebensjahr entsteht oft der Eindruck, daß ein Kind schwer hört. Dann müssen Sie herausfinden, ob das Kind tatsächlich vorübergehend bzw. für Wochen oder Monate schlecht hört, ob es nur nicht hinhört und auf anderes konzentriert ist oder ob seine Wahrnehmungs- und Integrationsfähigkeit vom Gehirn aus beeinträchtigt ist.

Sie können das Gehör Ihres Kindes selbst testen, indem Sie eine Armbanduhr zuerst an das eine und dann an das andere Ohr halten und prüfen, ob das Kind das Ticken in gleicher Stärke hört. Außerdem können Sie die Reaktion des Kindes dadurch prüfen, daß Sie während eines Telefonates den Hörer von seinem Kopf weghalten oder aus 2 Metern Entfernung flüsternd seinen Namen rufen. Eine Schwerhörigkeit kann sich auch dadurch bemerkbar machen, daß das Kind plötzlich anfängt, lauter

Erkrankungen von Kopf und Hals

und weniger artikuliert zu sprechen oder sich von anderen Kindern beim Spielen absondert. Sichere Hörtests können ab einem Alter von 3½ Jahren vom Arzt mit Hilfe von Kopfhörern gemacht werden.

Die Prüfung der Trommelfellschwingung mit einem Apparat allein genügt nicht. Häufig wird vorschnell aus einem schlechten Ergebnis geschlossen, daß das Kind nicht hört bzw. daß sich hinter dem Trommelfell eine störende Flüssigkeitsansammlung befindet, und entsprechend dieser Vermutung eine Operation der Polypen und/oder des Trommelfells empfohlen (siehe unter Polypen, Seite 100).

Ursachen und Behandlung

- Eine *vorübergehende Schwerhörigkeit* kann ihre Ursache haben in
  - Schleim- und Eiterbildung bis zu 3 Monaten nach einer Mittelohrentzündung; die Behandlung erfolgt mit Naturheilmitteln (siehe Mittelohrentzündung, Seite 94), falls die Schwerhörigkeit relativ leicht ist.
  - einer Beeinträchtigung des Verbindungsweges zwischen Nasen-Rachen-Raum und Ohr durch eine Schleimhautschwellung oder gewucherte Polypen (siehe Polypen, Seite 100).

- Eine lang anhaltende oder auch *bleibende Schwerhörigkeit* kann verursacht sein durch
  - Schädigung des Hörnervs oder Innenohres infolge von Infektionen, was aber nur höchst selten vorkommt,
  - Trommelfellverletzungen.

  Wenn eine Operation keinen Erfolg verspricht, muß das Kind frühzeitig an ein Hörgerät gewöhnt werden.

- *Eine Beeinträchtigung der Wahrnehmungs- und Integrationsfähigkeit des Gehirns* ist ebenfalls möglich. Sie zeigt sich darin, daß es einem Kind über 4 Jahren schwerfällt, Gehörtes auf sich zu beziehen und dieses geistig zu verarbeiten. Auffällig ist außerdem manchmal eine verminderte Muskelspannung, erkennbar am offenstehenden Mund voller Speichel und ausgeprägten Knick-Senkfüßen. Außerdem schnarchen diese Kinder und nässen lange ein. Die Behandlung besteht in einer speziellen Krankengymnastik oder Wahrnehmungsübungen (Ergotherapie).

Polypen

Symptome und Ursachen

Als Polypen bezeichnet man eine Wucherung der Rachenmandeln durch die Überlastung ihrer Schutzfunktion aufgrund sich ständig wiederholender Schnupfen und Mandelentzündungen.

Kinder im Alter von 3 bis 7 Jahren haben immer relativ große Rachenmandeln, damit die in dieser Zeit häufiger als in einem anderen Alter auftretenden Infekte leichter abgewehrt werden können. Wenn sich diese Infekte, meist Erkältungen, aber häufen, so führt dies zu einer Wucherung der Polypen und damit zu einer Verengung des Nasen-Rachen-Raumes, so daß das Kind nur noch durch den Mund atmen kann.

Die Folge ist, daß die Kinder nachts schnarchen, schlecht schlafen, auch tagsüber den Mund ständig offenhalten, näseln und kloßig sprechen. Die Mundatmung führt zu noch häufigeren Erkältungen. Mittelohrentzündungen und Schwerhörigkeit treten noch häufiger auf, weil durch die Wucherung auch der Verbindungsweg vom Nasen-Rachen-Raum zum Mittelohr blockiert wird.

Behandlung

- Allgemeine Maßnahmen:
  – Nasentropfen und Nasensalbe, um die Nasenatmung zu erleichtern: «Euphorbium comp.»-Spray oder «Wala-Nasenbalsam mild».
  – Viel frische Luft, Stärkung des Kreislaufs durch Bewegung, Bürsten der Haut oder kurzes kaltes Duschen.
  – Luftveränderung.
  – Ernährung: weniger Milch und Eiweiß, mehr Vollkornprodukte.
  – Schutz vor Ansteckung; da Kinder sich häufig im Kindergarten anstecken, sollten Sie erwägen, Ihr Kind eine Zeitlang zu Hause zu behalten.
- Homöopathische Mittel: dreimal täglich 5 Perlen oder 1 Tablette über 6 Wochen, etwa von
  – Calcium carbonicum D 6 Glob.(bei langsamen, ängstlichen, dicklichen Kindern).

Erkrankungen von Kopf und Hals

- Calcium phosphoricum D 6 Glob. (bei übellaunigen, lebhaften Kindern).
- Silicea D 6 Tbl. (bei zarten, sehr wachen Kindern).

Besser ist allerdings, wenn Sie sich von einem Homöopathen das speziell für Ihr Kind passende Mittel heraussuchen lassen.

◦ Operation (in Narkose):
Sie wird – meist mit 3 Jahren – unumgänglich, wenn die oben genannten Maßnahmen nicht angeschlagen haben bzw. ständig Mittelohrentzündungen auftreten oder Schwerhörigkeit bzw. Sprachprobleme über 3 Monate bestehen.

Da Polypen nachwachsen und mitunter nach etwa einem Jahr erneut entfernt werden müssen, sollten Sie die Operation möglichst spät – also nicht vor dem 2. oder 3. Geburtstag – vornehmen lassen. Ab 7 Jahren bilden sich die Polypen von selbst wieder zurück.

Erkrankungen der Atemwege

Pseudokrupp

Symptome und Ursachen

Beim Pseudokrupp handelt es sich um eine Entzündung und Schwellung des Kehlkopfes, die dazu führt, daß die Kinder plötzlich mitten in der Nacht mit einem heiseren, bellenden Husten erwachen, verbunden mit einem einziehenden und seufzenden Geräusch bei einer zunehmend schwieriger werdenden Einatmung. Die Atemnot versetzt das Kleinkind in Angst, wodurch die Schwellung des Kehlkopfes und die Verengung der Luftröhre noch begünstigt wird. Besonders die erste Nacht kann dramatisch verlaufen. Danach klingen die Symptome schnell ab. Ohne Behandlung kann der Pseudokrupp im Extremfall zum Ersticken führen.

Ursache der Erkrankung ist meist ein Virus, das etwa alle zwei Jahre gehäuft auftritt, was typisch für viele Viren ist. Eine bestimmte Wetterlage (besonders im Herbst) und die mit ihr einhergehende Luftverschmutzung durch Rauch und Abgase sowie eine allgemeine Allergieneigung fördern die Entwicklung des Pseudokrupp, von dem meist ältere Säuglinge und Kleinkinder bis zum 4., seltener bis zum 6. Lebensjahr betroffen sind.

Behandlung

Zuerst müssen Sie dafür sorgen, daß dem Kind die Angst genommen wird und es frische und feuchte Luft bekommt: Bleiben Sie ruhig, nehmen Sie das Kind auf den Arm und verschaffen Sie ihm Luft, entweder indem Sie es an das offene Fenster tragen oder eine Viertelstunde im Kinderwagen oder im Auto bei leicht geöffnetem Fenster spazierenfah-

Erkrankungen der Atemwege

ren. Sie können auch die Luftfeuchtigkeit im Zimmer erhöhen, indem Sie feuchte Tücher auf die Heizung legen, Wasser auf dem Herd kochen und verdampfen lassen oder die heiße Dusche aufdrehen und dann den entstandenen Wasserdampf durch Anstellen der kalten Dusche kühlen. Eine andere Möglichkeit besteht darin, das Kind die Luft einatmen zu lassen, die dem geöffneten Kühlschrank entströmt, und ihm dabei alles zu zeigen, was darin steht, um es abzulenken.

- *Homöopathische Mittel*
  – Aconitum D 30: 5 Perlen sofort nach Auftreten des Anfalls.
  – Spongia D 3 oder D 4: 5 Perlen 15 Minuten nach dem Anfall, danach nur noch alle 30 Minuten, bis eine Besserung eintritt; in den darauffolgenden Tagen dann drei- bis viermal täglich.

Mit diesen Maßnahmen konnten meine Patienten in mindestens 90 % der Fälle eine entscheidende Besserung erreichen.

Falls diese Behandlung nicht ausreicht, sollten Sie ohne zu zögern zu den folgenden Maßnahmen übergehen:

- *Andere Mittel:*
  – Chloralhydrat, ein Beruhigungsmittel, das innerhalb weniger Minuten wirkt und gegeben werden sollte, wenn Unruhe, Angst und Atemnot zu stark werden: 1 Rectiole für Säuglinge und 2 bis 3 Rectiolen für 5- bis 6jährige Kinder.

    Dieses Mittel ist in flüssiger Form in Rectiolen (ähnlich wie Zäpfchen) im Handel. Das Kind legt sich auf den Rücken, Sie heben seine Beine und spritzen die Flüssigkeit aus der Plastik-Rectiole in den Po. Danach werden die Pobacken mit einer Hand zusammengekniffen, um ein Aussickern der Flüssigkeit zu verhindern.
  – Cortison-Zäpfchen («Prectal») für das Abschwellen des Kehlkopfes behalte ich im Gegensatz zu einigen Kinderärzten in der Regel lieber der Behandlung im Krankenhaus vor, da die Zäpfchen erst nach einer Stunde wirken.

Achtung! Bringen Sie das Kind sofort ins nächste Kinderkrankenhaus, wenn die Atemnot zunimmt, die Nasenflügel flattern, starke Einziehungen unterhalb des Kehlkopfes und zwischen den Rippen zu sehen sind oder gar Blaufärbung der Lippen und Pulsbeschleunigung auf 150 pro Minute auftreten.

Erkrankungen

Husten, Bronchitis, Asthma, Lungenentzündung

Die folgenden Atemwegserkrankungen (ausgenommen Asthma) verlaufen unterschiedlich schwer, je nachdem wie tief die Entzündung in die Atemwege eingedrungen ist.

Die genaue Beobachtung der Symptome ist wichtig für die Entscheidung, ob es sich um einen normalen Husten und eine leichtere Bronchitis handelt, bei denen naturheilkundliche, Haus- und homöopathische Mittel angewendet werden können, oder um eine schwere Bronchitis, um Asthmaanfälle oder gar eine Lungenentzündung, die intensiv von einem Arzt behandelt werden müssen.

Ursachen, Symptome, Verlauf

Husten (Luftröhrenkatarrh)

Husten wird meist von Viren verursacht, durch die sich die Schleimhaut der Luftröhre oder der großen Bronchien entzündet. In den ersten 1 bis 2 Tagen handelt es sich um einen festen und trockenen Reizhusten, der unterhalb des Kehlkopfes in der Luftröhre sitzt und der dann langsam in einen schleimigen Husten übergeht, der tiefer aus den Haupt- und Nebenbronchien kommt. Kleinkindern fehlt noch die Kraft zum sofortigen Abhusten des Schleimes, so daß Sie manchmal ein Brodeln hören, das Sie sogar mit der Hand spüren können. Der Husten kann mehrere Wochen andauern und von Schnupfen und tagelangem Fieber begleitet sein, ohne daß die Kinder sehr krank wirken oder Anzeichen von Luftmangel zeigen.

Wenn der Husten länger als 2 bis 3 Wochen anhält, kann es sich auch um zwei schnell aufeinanderfolgende «Erkältungen» handeln; es muß nicht unbedingt eine chronische Bronchitis oder gar Lungenentzündung sein. Falls der Husten aber anfallsweise und besonders nachts auftritt, sollten Sie auch Keuchhusten (siehe Seite 70) in Erwägung ziehen.

Erkrankungen der Atemwege

Bronchitis
Die Bronchitis wird ebenfalls meist durch Viren übertragen und äußert sich in einer Entzündung der Schleimhaut der feinen Bronchien, die dadurch anschwellen und sich verengen. Falls die Bronchitis – ähnlich wie Asthma – allergisch bedingt ist, verengen sich die kleinen Bronchien ebenfalls, allerdings aufgrund einer Nervenreizung.

Charakteristisch für die Bronchitis ist eine hörbar behinderte und verlängerte Ausatmung mit pfeifendem Geräusch, das auch als «Weinen» der Bronchien bezeichnet wird und zu einer mehr oder minder starken Atemnot führt. Dabei kommt es anfänglich auch zu einem festen und im weiteren Verlauf zu einem gelösten, schleimigen Husten. Oft wirken die Kinder erstaunlich munter, manchmal aber auch sehr krank, und bisweilen müssen sie sogar ins Krankenhaus überwiesen werden.

Die Bronchitis ist gelegentlich 1 bis 2 Tage von Fieber begleitet und heilt normalerweise nach einigen Tagen, spätestens nach 2 bis 3 Wochen aus.

Asthma
Asthma entsteht bei überempfindlichen Bronchien. Die Anlage ist häufig vererbt. Ursächlich handelt es sich meist um eine allergische Reaktion auf
- natürliche Allergene (Schimmelpilz, Hausstaubmilbe, Blütenpollen [siehe Seite 131], Tierhaare, Federn, Viren),
- Luftverunreinigungen (gewöhnlicher oder Zementstaub, Rauch und Abgase),
- psychische Ursachen (allgemeine Sensibilität, Aufregungen, Ängste, Anstrengungen und Enttäuschung),
- Wetterveränderungen.

Durch diese Auslöser kommt es ohne fieberhafte Begleiterscheinungen zu einer Verengung der kleinen Bronchien, was beim Ausatmen zu ähnlichen Geräuschen wie bei der Bronchitis führt und mit Atemnot verbunden ist.

Im allgemeinen spricht man erst nach dem 5. Lebensjahr von Asthma. Die Dauer der Anfälle reicht von einigen Stunden bis zu mehreren Tagen, selten wird das Asthma auch einmal chronisch (siehe auch unter Behandlung, Seite 111, und Neurodermitis, Seite 127).

Erkrankungen

Unterscheidungsmerkmale der Atemwegserkrankungen

Erkrankung	Lokalisation (Ort)	Ursachen
Husten	• Luftröhre • große Bronchien	• Viren • Bakterien (seltener)
Bronchitis	• kleine Bronchien	• Viren • Allergie (seltener)
Asthma	• kleine Bronchien	• Allergie • Psyche • Wetter • Anstrengung
Lungenentzündung	• Lungengewebe • Lungenbläschen	• Viren • Bakterien

Lungenentzündung

Eine Lungenentzündung wird von Viren oder Bakterien verursacht und besteht in einer Entzündung der Lungenbläschen und des Lungengewebes. Diese Entzündung bewirkt eine Ansammlung von Flüssigkeit, wodurch die Aufnahme von Sauerstoff und die Abgabe von Kohlendioxid erschwert wird. Daraus erklären sich die Symptome in Form von Fieber und Blässe sowie der flache und beschleunigte Atem, der zu Atemnot mit angestrengter Nasenflügelatmung führen kann.

Da diese Atmung mit dem Hecheln bei anderen hochfiebrigen Erkrankungen verwechselt werden kann, können Sie das Fieber mit einem Paracetamol-Zäpfchen senken. Wenn der Atem dann weiterhin schnell und flach geht, ist eine Lungenentzündung wahrscheinlich, zumal wenn das Kind hüstelt oder gar ununterbrochen hustet und sich krank und matt fühlt.

In diesem Fall müssen Sie sofort einen Arzt aufsuchen, da eine schwere Lungenentzündung (aber nur diese!) zu lebensbedrohlicher Herz- und Kreislaufbelastung führen kann und oft eine Antibiotikabehandlung, vielleicht sogar im Krankenhaus, erforderlich macht.

Erkrankungen der Atemwege

Symptome	Verlauf
• normale Atmung • Husten anfangs fest und trocken, später schleimig • evtl. Fieber • Kind wirkt nicht krank	• 1–2 Wochen oder länger
• pfeifende Ausatmung mit Atemnot • Husten fest und trocken • evtl. Fieber • Kind wirkt oft krank	• etwa 1 Woche
• pfeifende Ausatmung mit Atemnot • Husten fest und trocken oder schleimig • kein Fieber • Kind ist sichtbar krank	• meist einige Tage
• schnelle, flache Atmung mit Atemnot • Hüsteln oder ununterbrochener Reizhusten • Fieber • Kind wirkt sehr krank	• etwa 10 Tage

Behandlung der Atemwegserkrankungen

Hausmittel

Nachfolgend sind alle Hausmittel aufgeführt, die Sie bei Atemwegserkrankungen ausprobieren können. Da sich nicht alle Mittel gleichmäßig sinnvoll bei allen Erkrankungen anwenden lassen, schauen Sie zunächst auf die Tabelle (Seite 108), und suchen Sie die in Frage kommenden Maßnahmen heraus.

- *Inhalation* mit duftenden Ölen, Kamille (siehe unter Schnupfen, Seite 90) oder mit Kochsalz (siehe unter Intensivbehandlung von Asthma, Seite 111).

- *Sauna* ist ab 1 Jahr möglich und besonders bei Asthma sehr zu empfehlen: 1 bis 2 Durchgänge von 2 bis 4 Minuten Dauer bei maximal 80 °C und Luftfeuchtigkeit unter 20 % ohne Kräuter-Aufgüsse. Hinterher vorsichtig bei Füßen und Händen beginnend kurz kalt abduschen bzw. Kneippsche Güsse machen.

Erkrankungen

Behandlung von Husten und leichten Fällen von Bronchitis, Asthma und Lungenentzündung mit Haus- und Naturheilmitteln

Behandlung	Erkrankungen			
	Husten	Leichte Bronchitis	Leichtes Asthma	Leichte Lungen-entzündung
Inhalation	+	+ mit Kochsalz!	+ mit Kochsalz!	–
Sauna	+	+	+	–
Brustwickel	+ nur Öl, Zitrone	+	+	+
Fuß- und Unterarmbad	–	+	+	–
Sitzbad	+	+	+	–
Klimawechsel	+	+	+	–
Tees	+	+	+	–
Getränke (Kakao)	–	+	+	–
Hustensäfte, -tropfen	+	+ Zwiebeltr.	+ Zwiebeltr.	+
Atemtraining	–	+	+	–
homöopathische Mittel	+	+	+	+

- *Brustwickel* sollten 1- bis 2mal täglich gemacht werden, aber nur, wenn das Fieber 39 °C nicht übersteigt. In jedem Fall das Kind während und nach dem Wickel im Bett halten und gut zudecken, da alle Wickel zu einer stärkeren Durchblutung und damit zu erhöhter Körpertemperatur führen.
  – *Mit Öl*
  Der ganze Brustkorb wird mit einem Gemisch aus 1 Teil Lavendel- und 10 Teilen Oliven- oder Sonnenblumenöl eingerieben und zuerst mit einem Baumwolltuch, dann mit einem Frotteetuch und anschließend mit einem Wolltuch umwickelt. 1/2 bis 2 Stunden sollten Sie den Wickel einwirken lassen.
  – *Mit Zitronensaft*
  Der ganze Brustkorb wird zuerst mit einem Baumwolltuch umwik-

Erkrankungen der Atemwege

kelt, das mit einem Glas nicht zun heißen Zitronensaftes getränkt wurde (1 Zitrone auf 1 Glas Wasser). Darüber wird zuerst ein Frotteehandtuch, dann ein Wolltuch gewickelt. Je nach Verträglichkeit sollten Sie den Wickel 20 bis 45 Minuten einwirken lassen.

– *Mit Senfmehl*
Die Mitte eines Baumwolltuches wird mit einer Schicht Senfmehl in etwa 1 mm Stärke so in Breite und Höhe bestreut, daß der ganze Brustkorb des Kindes damit umwickelt werden kann. Schlagen Sie das obere und das untere Ende des Tuches ein, um das Senfmehl zu bedecken, und rollen Sie das Tuch von beiden Enden zur Mitte hin auf, tauchen Sie es in angenehm warmes Wasser, drücken es aus und wickeln es um den Brustkorb. Anschließend wird das Ganze mit einem Frotteetuch und einem Wolltuch bedeckt. Prüfen Sie nach 4 Minuten, ob die Haut eine deutliche Rötung zeigt; wenn ja, nehmen Sie den Wickel ab, wenn nein, lassen Sie ihn etwa weitere vier Minuten drauf. Danach reiben Sie das Kind mit einem feuchten Lappen ab, ölen es ein und decken es weiter gut zu.

○ *Wasseranwendungen*
– *Ansteigendes Fuß- oder Unterarmbad:* Füße oder Unterarme werden dreimal täglich etwa 10 Minuten lang in eine Schüssel mit angenehm warmem Wasser getaucht. Anschließend wird die Temperatur durch Zugabe von heißem Wasser so lange erhöht, wie es gerade noch erträglich ist. Die Wirkung läßt sich durch Hinzufügen von 1 bis 2 gehäuften Eßlöffeln Senfmehl steigern.
– *Ansteigendes Sitzbad:* Wasseraufguß mit Thymian oder Lavendelblüten (siehe unter Keuchhusten, Seite 72).

○ *Tees:* 2 bis 3 Teelöffel Fenchel, Thymian, Spitzwegerich oder gelbes Haferstroh für 3 Tassen (dreimal täglich eine Tasse) aufbrühen oder 3 Teelöffel Eibischwurzel 30 Minuten kochen lassen.

○ *Getränke:* Bei Asthma haben sich dreimal täglich 1 bis 2 Tassen Kakao bewährt, mit Wasser oder Milch und etwas Zucker gekocht (Kakao enthält Theobromin, eine Substanz, die dem in der Asthma-Behandlung viel verwendeten Theophyllin sehr ähnlich ist.)

○ *Hustensaft oder Hustentropfen*
Selbstgemachter Saft aus rohen oder gekochten *Zwiebeln* mit Zucker, Honig oder Kandis. Sie können auch Meerettich reiben und mit Honig

Erkrankungen

vermengen oder schwarzen Rettich halbieren, etwas aushöhlen und Kandis hineingeben. Nach einem Tag ist ein wohlschmeckender Saft entstanden, der aber nur 2 bis 3 Tage gekühlt haltbar ist.

Bei Asthma wirken *mit Alkohol zubereitete Zwiebeltropfen* am stärksten: 2 kleingehackte Zwiebeln mit 50 ml 30- bis 45%igem Alkohol (Alkohol aus der Apotheke oder Korn bzw. Rum) bedecken, 3 Stunden zugedeckt stehenlassen und die Flüssigkeit in eine Flasche abgießen. Davon drei- bis viermal täglich Kindern von 1 bis 2 Jahren 10 Tropfen (2 bis 6 Jahre: ½ Teelöffel; 6 bis 12 Jahre: 1 bis 2 Teelöffel) auf etwas Zucker geben. Der Alkohol dient als Lösungsmittel und verbleibt teilweise in den Zwiebeln, so daß die Tropfen noch ca. 20% Alkohol enthalten und in der angegebenen Menge für einige Tage unbedenklich sind. Die Tropfen sind ca. 1 Jahr haltbar.

- Als Saft oder Tropfen fertig in der Apotheke zu kaufen.
  - Bei leichtem Asthma oder Reizhusten «Prospan»-Tropfen, «Sedotussin»-Saft.
  - Bei normalem Husten «Weleda-Hustenelixier», oder «Thymipin»-Tropfen.
  - Bei sehr fest sitzendem Husten oder bei Bronchitis: z. B. «Mucosolvan»-Tropfen, Saft oder «ACC»-Beutel.

- *Atemtraining bei Asthma*
  - Viel singen oder ein Blasinstrument spielen lernen
  - Schwimmen
  - Asthma «wegatmen», indem langsames, rhythmisches Ausatmen geübt wird.

- *Homöopathische Mittel*
Alle 3 bis 6 Stunden 5 Tropfen (Tr.), 5 Perlen (Glob.) oder 1 Tablette (Tbl.).
  - Bryonia D 6 Glob. (bei grippalen Infekten, die mit trockenem Husten beginnen und bei beginnender Lungenentzündung).
  - Coccus cacti D 6 Glob. (bei verschleimtem Husten).
  - Sticta pulmonaria D 6, Glob. oder Tr. (bei Schnupfen mit nachfolgendem trockenem Husten).
  - Drosera D 6, Tbl. (bei nächtlichem Krampfhusten).
  - Ipecacuanha D 6, Glob. (bei brodelndem Atemgeräusch, Krampfhusten mit Erbrechen und Bronchitis).

Erkrankungen der Atemwege

– Antimon tartaricum D 6, Tbl. (bei Schleimansammlung in den Atemwegen).
– Cuprum aceticum D 12, Tbl. (bei Keuchhusten und schwerem Asthmahusten).
– «Asthmakhell» Tr. (ein Komplexmittel für Asthma und Bronchitis).

Intensivbehandlung bei starkem Asthma und schwerer (obstruktiver) Bronchitis

Sofern die Naturheilmittel keinen genügenden Erfolg haben, muß die Behandlung stufenweise intensiviert werden.

Die folgenden Empfehlungen entsprechen den derzeit in der Schulmedizin üblichen Maßnahmen für den Asthmaanfall; der behandelnde Arzt wird Ihnen eines oder mehrere der beschriebenen Asthmamittel verordnet haben. Lassen Sie sich von ihm genau erklären, wie und wann Sie diese Medikamente bei Ihrem Kind anwenden sollen. Dieser Abschnitt soll Ihnen nur als Gedächtnisstütze dienen, wenn Sie im Notfall auf Ihre Eigeninitiative angewiesen sind.

- Die erste rasche Hilfe erfolgt durch Inhalation eines Asthmamittels.

  Dazu ist die Anschaffung eines Inhalationsgerätes, z. B. «Pari», nötig, das vom Arzt verschrieben wird. Mit dem Gerät können alle 6 bis 8 Stunden 2 ml physiologische Kochsalzlösung aus der Ampulle inhaliert werden, der folgende Medikamente zugesetzt sind:

  Säuglinge und Kinder bis 4 Jahre:
  7 bis 10 Tr. «Atrovent», eventuell zusätzlich
  5 Tr. «Sultanol»
  Vorschul- und Schulalter:
  10 Tr. «Sultanol», eventuell zusätzlich
  10 Tr. «Atrovent»

- Noch besser wirkt die Verabreichung von Sprays mit einer Inhalierhilfe, z. B. «Aerochamber» mit Mundmaske für Babys und Kleinkinder oder mit Mundstück für Kinder ab etwa 4 Jahren.

  Dies ist ein kurzes Plastikrohr, in das 1 Hub «Sultanol» – oder «Atrovent» – Dosier-Aerosol gesprayt wird. Anschließend kann das Kind in Ruhe mit einigen Atemzügen die Inhalierhilfe leeratmen. Ab 4 Jahren kann bei Bedarf noch ein Hub inhaliert werden.

Wiederholen nach 6 bis 8 Stunden möglich.
- Falls die Inhalation nicht ausreicht, lassen Sie abends zusätzlich z. B. «Volmac»-Tabletten (wirkt wie «Sultanol», aber von innen) einnehmen.
- Wenn das Asthma immer noch zu stark ist, dürfen Sie noch zusätzlich ein Theophyllin-Medikament geben.
- Besitzen Sie kein Inhaliergerät, dann geben Sie entsprechend der Gebrauchsanweisung alle 6 bis 8 Stunden einen Asthma-Saft (z. B. «Atenos») bzw. die «Volmac»-Tabletten und verstärken deren Wirkung notfalls durch Theophyllin-Zäpfchen, -Kapseln oder -Tropfen (z. B. «Euphyllin», «Broncho retard»).
- Wenn sich auch danach keine Besserung einstellt, muß das Kind ins Krankenhaus, wo höhere Dosierungen unter fachärztlicher Aufsicht vorgenommen werden können.

Vorbeugemaßnahmen bei Asthma und Allergie

- 6 Monate voll stillen, im 1. Jahr nur hypoallergene Milch, erst ab 1 Jahr Kuhmilch, Nüsse, Ei, Fisch, Zitrusfrüchte (siehe Seite 36)
- Rauchverzicht i. d. Wohnung
- Keine Tierhaltung
- Keine Trockenblumen, wenig Grünpflanzen
- Keine feuchten Wände
- Verminderung von Staubquellen (Federbett, Schmusetiere, Wollfußboden, Staubsaugen in Kindernähe)
- «Curaderm»-Matratzenüberzug auf Rezept aus der Apotheke gegen Hausstaub-Milben-Allergie (siehe Seite 131).

Magen- und Darmerkrankungen

Allgemeine Bauchschmerzen

Ursachen

Schwächere, gelegentlich wiederkehrende Bauchschmerzen
Kinder leiden häufig unter «Bauchschmerzen», sie neigen dazu, jedes Unwohlsein, jeden Schmerz im Bauchbereich anzuzeigen.
- Meist sind es die 5- bis 10jährigen, Mädchen häufiger als Jungen, die gelegentlich über Schmerzen in der Nabelgegend, über die sogenannten Nabelkoliken, klagen. Diese können jahrelang immer wieder auftreten und sind meist psychosomatischer Natur. Man könnte sie als die Kopfschmerzen der Kinder bezeichnen. Häufig verbergen sich hinter den Schmerzen Angst, Überforderung und allgemeine Unausgeglichenheit. Manchmal sind aber auch Bakterien die Ursache: Lassen Sie den Stuhl auf Campylobacter untersuchen und einen Atemtest auf Helicobacter pylori machen.
- Manchmal, besonders nach einem Kindergeburtstag, schmerzt der Bauch, weil die Kinder zuviel durcheinander gegessen haben. Manchmal verursacht die Nahrung auch Blähungen.
- Kinder mit Allergien vertragen häufig bestimmte Nahrungsmittel schlecht, wodurch der Darm gereizt wird.
- Falls es sein kann, daß Ihre Kinder Würmer haben, sollten Sie den Stuhlgang anschauen und beobachten, ob die Kinder sich häufig am Po jucken.
- Häufig ist den Kindern gleichzeitig übel, dann sind die Bauchschmerzen nach dem Erbrechen verschwunden.
- Bauchschmerzen können auch bei einer Blasenentzündung empfunden werden. Achten Sie darauf, ob das Kind häufig zur Toilette geht und in diesem Zusammenhang über Schmerzen klagt.

Erkrankungen

Allgemeine Maßnahmen

- Wärmekissen, Wärmflasche, Hand auflegen, positive Zuwendung.
- Leibwickel: Legen Sie ein feuchtwarmes Tuch (so warm, daß es gerade noch gut erträglich ist) auf den Leib, und umwickeln Sie den Bauch erst mit einem trockenen und dann mit einem wollenen Tuch. Lassen sie den Wickel etwa 15 Minuten liegen, auch länger, wenn er dem Kind angenehm ist.
- Kamillen- oder Pfefferminztee.
- *Homöopathische Mittel:*
   - Colocynthis D 6 (bei starken krampfartigen Schmerzen), stündlich 5 Tropfen.
   - Magnesium phos. D 6 (bei Besserung durch Zusammenkauern und Wärme), bis zu 1 Tablette stündlich.
- Notfalls «Paracetamol»- oder «Buscopan»-Zäpfchen für Kinder; vorher muß aber ein Arzt eine ernsthafte Ursache ausgeschlossen haben.

Stärkere akute Bauchschmerzen
- Stärkerer oder *wochenlanger Durchfall*, manchmal verbunden mit Fieber und Husten, wird oft durch Rota-Viren hervorgerufen, die in einer Stuhlprobe vom Labor nachgewiesen werden können.
- Ist der Stuhl blutig und fiebert das Kind, so können *Salmonellen* (können in allen Lebensmitteln, besonders in Geflügel, Eiern und Fleisch, vorkommen) die Ursache sein. Dann muß der Stuhl unbedingt im Labor untersucht werden.
- Verdacht auf *Blinddarmentzündung* besteht, wenn Kinder über lang anhaltende Schmerzen im rechten Unterbauch klagen und dieser druckempfindlich und härter ist als der übrige Bauch. Diese Kinder mögen nicht hüpfen und haben meist kein Fieber. Im fortgeschrittenen Stadium erbrechen sie sich. Selten sind Kinder unter 3 Jahren betroffen.
- Vorsicht bei einer *Darmverschlingung*! Am ehesten erkranken Kleinkinder daran. Sie wirken äußerst krank und blaß, schwitzen und fangen scheinbar aus heiterem Himmel an zu schreien, manchmal erbrechen sie. Die Schmerzattacken treten wie Wehen auf, sie kommen und gehen. Zeigen Sie das Kind sofort einem Arzt, oder bringen Sie es ins Krankenhaus. Dort wird mit einem Einlauf unter Röntgenkontrolle versucht, den ineinandergestülpten Darm wieder zurückzuschieben. Mißlingt dies, muß das Kind operiert werden.

Bei Bauchschmerzen lieber zu oft als zu selten den Arzt aufsuchen, damit ernsthafte Ursachen ausgeschlossen werden!

«Blähungen»

Symptome

In den ersten drei Monaten werden die Säuglinge häufig von sogenannten Blähungen gequält. Sie schreien dann stundenlang, bekommen einen roten Kopf und ziehen die Beine an. Oft ist der Leib prall gewölbt. Ist die Luft abgegangen, beruhigen sich die Säuglinge häufig wieder. Die tägliche Schreizeit beträgt etwa 2 bis 3 Stunden.

Ursachen

- In den ersten Monaten arbeitet der Darm noch nicht normal. Es bedarf des Schreiens, um durch den entstehenden Druck den Stuhl zum Ausgang zu befördern. Außerdem wächst der Darm in dieser Zeit.
- Bei Brustkindern liegt die Ursache der Blähungen häufig in einer falschen Ernährung der Mutter, insbesondere durch den Verzehr von zuviel Vollkornprodukten, siehe auch Seite 25. Eventuell verträgt es der Säugling nicht, wenn die Mutter Milch oder Ei ißt.
- Manchmal kann der Säugling auch den Milchzucker nicht vertragen, der sowohl in der Muttermilch als auch in den anderen üblichen Säuglingsnahrungen aus Kuhmilch enthalten ist.
- Durch zu hastiges Trinken oder Schreien gelangt zuviel Luft in die Verdauungsorgane.
- Unsicherheit und Nervosität der Mutter können sich auf das Kind übertragen und «Blähungen» verursachen.
- Häufig quälen sich Säuglinge nach einer schweren oder zu frühen Geburt oder nach einer Schwangerschaft, in der die Mutter das wehenhemmende Mittel «Partusisten» eingenommen hat, besonders mit «Blähungen». Sie leiden an Übererregbarkeit, Unlustgefühlen und Disharmonie, so daß sie weiterschreien, auch wenn die Luft bereits abgegangen ist.

Erkrankungen

- Vor allem die Erstgeborenen werden von überfürsorglichen Eltern ständig getröstet und herumgetragen – und damit überstimuliert.

Behandlung

- *Ernährung*
  Bei Säuglingen, die gestillt werden, muß die Mutter eventuell ihre Ernährung umstellen.
  – Denken Sie daran, daß bei einer Allergie in der Familie die Mutter möglicherweise auf Kuhmilch, Fisch oder Ei verzichten muß.
  – Bei Verdacht auf Muttermilchunverträglichkeit können Sie zunächst abends versuchen, ob die Beschwerden verschwinden, wenn sie «Humana-SL»-Milch geben und Ihre Milch mit einer Hand- oder besser elektrischen Milchpumpe abpumpen. «Humana-SL» enthält Sojaeiweiß und ist frei vom häufig schlecht verträglichen Milchzucker (siehe Seite 36, Allergievorbeugung).
  – Falls Sie Ihr Kind mit Kuhmilch bzw. Fertigmilch ernähren, versuchen Sie hypoallergene Milch oder gleichfalls «Humana-SL».

- *Massage und Gymnastik*
  – «Fliegergriff»: Den Säugling auf den Bauch legen, den eigenen linken Unterarm unter seine Brust schieben, die Arme des Säuglings nach vorne und mit der rechten Hand zwischen den Beinen hindurch den Bauch halten und so umhertragen.
  – Sanfte Massage des Bauches bzw. der Bauchhaut im Uhrzeigersinn und/oder Massage der Reflexzone des Darmes im mittleren Teil des Fußgewölbes.
  – Bei Übererregbarkeit, wie oben beschrieben, hilft Krankengymnastik bei einer Spezialtherapeutin, die die sogenannte Sensomotorische Integrationsbehandlung anwenden kann.

- *Homöopathische Medikamente*
  – Bei abendlichen Beschwerden:
  Lycopodium D 12, morgens 5 Perlen.
  – Bei zornigem Schreien, besonders am Morgen: Nux vomica D 12, abends 5 Perlen.
  – Bei Reizbarkeit, die durch Herumtragen gelindert werden kann: Chamomilla D 30, mehrmals täglich 5 Perlen.

Magen- und Darmerkrankungen

○ *Andere Medikamente:*
– Einreiben des Leibes mit Speiseöl unter Zusatz von 2 Tropfen Kümmelöl. Die Haut des Säuglings nimmt das Kümmelöl genauso auf wie der Magen.
– «Carminativum Hetterich»-Tropfen: dreimal täglich 5 Tropfen in etwas Milch oder Tee. Sie enthalten Pflanzenextrakte.
– «Elugan»-Tropfen: dreimal täglich 20 Tropfen ebenfalls in etwas Milch oder Tee. Es handelt sich um ein chemisches Mittel, das die angesammelte Luft im Darm vermindert.
– Notfalls (selten) einmal ein Abführzäpfchen, z. B. «Babylax», besser ein kleines Kamillenklistier (siehe Seite 120) oder mit dem Fieberthermometer den Darm reizen.

Durchfall und Erbrechen

Ursachen

Ich möchte hier nur auf den akuten Durchfall, also die sogenannte Darmgrippe, zu sprechen kommen, die durch Viren oder Bakterien verursacht wird.

Als ernsthaft gilt eine Erkrankung bei kleineren Säuglingen, wenn der Stuhl sehr wäßrig und häufig ist. Wenn sich der Säugling außerdem noch erbricht, die Nahrung verweigert und schlaff und schläfrig wirkt, muß sofort ein Arzt konsultiert werden. Von einem schweren Durchfall spricht man, wenn der Säugling 10 % des Körpergewichtes verliert.

Ernährung

Bei leichterem Verlauf (bis 5 % Gewichtsverlust) kann für 6 bis 12 Stunden «ES 60», «Oralpädon», gesüßter Tee oder am besten Reissuppe gegeben werden: Dafür werden 50 g Reismehl und eine Prise Salz in einen Liter kochendes Wasser eingerührt und 10 Minuten weitergekocht.

Erkrankungen

Spätestens nach einem halben Tag kann das Kind wieder normale Nahrung zu sich nehmen. Wenn es sich nicht erbrochen hat, ist meist keine Diät nötig, gleich wie alt das Kind ist. Der Durchfall jedoch normalisiert sich mit Reissuppe schneller.

Säuglinge im Alter von 1 bis 4 Monaten
(bei Gewichtsverlust um 5% unter ärztlicher Aufsicht)

- Brustkinder werden weiter gestillt und bekommen eventuell Tee (Kamille, Pfefferminz, Fenchel) mit einem Teelöffel Traubenzucker pro 100 ml Tee oder «Oralpädon».
- Flaschenkinder bekommen für 6 bis 12 Stunden keine Milch. Statt dessen geben Sie:
  – 1 bis 2 Flaschen Tee (Kamille, Pfefferminz, Fenchel mit einem Teelöffel Traubenzucker pro 100 ml) oder «Oralpädon» aus Teetabletten (1 Tablette pro 100 ml Tee) oder «ES-60»-Beutel zum Auflösen. Bei den darauffolgenden Mahlzeiten füttern Sie Reisschleim (aus der Apotheke) mit Wasser und Traubenzucker oder verdünnte Milch.

  Bei über 2 Monate alten Säuglingen können Sie dem Reisschleim auch Karotten zusetzen oder ein halbes Glas Apfel-Banane-Fertiggericht geben unter Beimischung von «Oralpädon»-Tee im Verhältnis 1 : 1.
  – Am 2. und 3. Tag geben Sie langsam immer weniger verdünnte Milch.
  – Vom 4. Tag an wieder die gewohnten Flaschenrationen geben.

Ältere Säuglinge ab 5. Monat
(bei Gewichtsverlust um 5% unter ärztlicher Aufsicht)

Was die Milchgaben betrifft, so gilt das gleiche wie für die jüngeren Säuglinge, d. h., Brustkinder werden weiter gestillt oder bekommen für 6 bis 12 Stunden z. B. «Oralpädon».

Flaschenkinder erhalten bei starkem Erbrechen:
- am 1. Tag gesüßten Tee, «Oralpädon» oder verdünnte Milch, falls erstere abgelehnt werden,
- am 2. und 3. Tag: Flaschenkinder nehmen etwa 600–800 g zu sich, z. B.:
  – Frühkarotten mit Tee oder «Oralpädon»-Tee bzw. eine selbst hergestellte Elektrolytlösung: auf 1 Liter Wasser 3,5 g Kochsalz

(= ¾ gestr. Teelöffel) 2,5 g Backpulver (= 1 gestr. Teelöffel) 1,5 g Kaliumchlorid (= 1 Tasse Orangensaft oder 2 Bananen) 20 g Traubenzucker (= 10 gestr. Teelöffel) oder Haushaltszucker (= 5 gestr. Teelöffel),
- Reisschleim mit Karottenbrei und Traubenzucker mit steigendem Milchanteil bzw. verdünnte Milch oder Milchbrei,
- geriebene Äpfel oder geschlagene Bananen,
- Zwieback mit Obst in Wasser aufgeweicht oder «Humana»-Diätbrei,
- gekochte Kartoffeln und/oder Karotten,
- Karottensuppe, selbst zubereitet:
  (500 g Karotten werden in einem Liter Wasser ein bis drei Stunden gekocht, anschließend durch ein Haarsieb passiert, mit einem halben Teelöffel Salz abgeschmeckt und mit abgekochtem Wasser auf einen Liter aufgefüllt.
  Man kann auch fertigen Karottenbrei in Pulverform in der Apotheke kaufen. Ab dem 4. Tag normale Kost füttern.

Kleinkinder
Zu meiden sind schwerverdauliche oder treibende Nahrungsmittel wie Kohl, Hülsenfrüchte, Kakao und Eis. Statt dessen geben Sie lieber je nach Appetit
- leichtverdauliche Nahrung, vorzugsweise Kohlenhydrate:
  - Zwieback, Toast, Knäckebrot, Salzstangen,
  - Schleimsuppen aus Haferflocken, Leinsamen, Reis, Reisflocken,
  - gekochtes Weizenschrot oder Gries mit Zusatz von Gemüsebrühe oder Fruchtsäften und Taubenzucker,
  - Kartoffelbrei mit gedünsteten Karotten, geriebenen Äpfeln, passierte Erdbeeren, Heidelbeeren, Himbeeren (auch tiefgekühlt),
  - Gemüsebrei mit Reis, Grieß, Nudeln (auch Rinderbrühe),
  - Magerquark und Bioghurt (nur geringe Mengen, da sie viel Eiweiß enthalten).
- Getränke:
  - Tee: Fenchel, Kamille, Pfefferminz, Hagebutte, Lindenblüte, Brombeerblätter, Apfel, Malve, Süßholztee, schwarzer Tee als verdünnter zweiter Aufguß, Honigblättertee.
  - Bei Erbrechen eiskalte Getränke, nur 1 Teelöffel alle 2 Minuten: Cola (Kohlensäure herausschlagen) bzw. ⅓ bis ½ Cola und ⅔

bis ½ Fachinger, Blaubeersaft (verdünnt und aus dem Reformhaus), Fliederbeersaft und dünnen Leinsamenschleim mit Blaubeersaft.

Weitere Behandlung

○ *Einlauf*
Bei stärkerem Durchfall und/oder Erbrechen können Sie einen Einlauf mit einem Gummiklistier machen. Etwa 20 Kamillenblüten mit 1 Liter kochendem Wasser aufbrühen und 10 Minuten ziehen lassen. Danach abseihen und auf lauwarme Temperatur abkühlen. Geben Sie eine Prise Salz hinzu, und machen Sie eventuell in Abständen mehrmals ein Klistier mit 100 ml für Säuglinge und bis zu 250 ml für Kleinkinder. Legen Sie das Kind auf den Bauch, führen das Klistier etwa 1 cm in den After und entleeren den Tee aus dem Klistier mit einem kräftigen Druck, damit die Flüssigkeit in den oberen Darm gelangt. Dann halten Sie den Po für einige Minuten zu und setzen das Kind danach auf die Toilette bzw. ziehen eine Windel an.

○ *Homöopathische Medikamente*
 – Bei verdorbenem Magen: Arsen D 30, an 2 Tagen einmal täglich 5 Perlen.
 – Bei Sommerdurchfall: Bismutum subnitric. D 6, an 3 Tagen dreimal täglich 1 Tablette.

○ *Andere Medikamente*
 – Kohle-Compretten oder Birkenkohle Weleda zur Bindung von Giftstoffen.
 – «Kaoprompt H»-Saft festigt den Stuhl.
 – «Uzara»-Dragees oder -Tropfen, ein pflanzliches Mittel, das den Darm beruhigt.
 – «Tanna comp»-Filmtabletten bei anhaltendem Durchfall und Wundsein.

Verstopfung

Bei Säuglingen

Symptome und Ursachen

Von Verstopfung spricht man, wenn der Stuhl hart ist und Beschwerden verursacht. Wenn ein Kind nicht oft Stuhlgang hat, ist das allein noch nicht unbedingt ein Zeichen für eine Verstopfung.
- Wenn gestillte Säuglinge nur alle 3 bis 10 Tage einen weichen Stuhl haben, ist das «normal», denn die Muttermilch wird fast vollständig vom Körper aufgenommen. Allerdings müssen Sie darauf achten, ob der Säugling auch satt wird und gut zunimmt. Bei Hunger hat er ebenfalls selten Stuhlgang. Der Stuhl ist dann aber hart.
- Säuglinge, die mit der Flasche oder mit Brei ernährt werden, entleeren im Gegensatz zu Brustkindern ein- bis dreimal täglich einen relativ festen, dunkleren, oft etwas grünlichen Stuhl. Das liegt an der anderen Zusammensetzung und dem höheren Bakteriengehalt der Milch.
- Brustkinder und Flaschenkinder haben in den ersten Monaten auch ohne Verstopfung häufig große Mühe, den Stuhl herauszudrücken, was in dem noch mangelnden Darmtraining bzw. in der Unreife der Darmnerven begründet ist.

Behandlung

- Durch *Zufütterung* läßt sich in der Regel Abhilfe schaffen:
  - Milchzucker, ein- bis dreimal täglich 2 bis 4 Teelöffel (Milchzucker bläht!) in zusätzlichen Tee bzw. 15 % mehr Wasser in die Flasche.
  - Malzsuppenextrakt in Milch oder Kräutertee.
  - Obst- und Gemüsesaft (das Kind muß mindestens 6 Wochen alt sein) zweimal täglich von 1 auf 3 Teelöffel steigernd (Vorsicht Wundsein!).
  - Statt Malzsuppenextrakt können Sie 4 Monate alten Säuglingen Honig geben (2 Teelöffel täglich im Kräutertee).
  - Rohkost bekommt ab dem 7. Monat oder sobald dafür Bereitschaft

Erkrankungen

besteht. Sofern Sie gedünstetes Gemüse geben, können Sie ein Drittel roh, eventuell feingerieben, beigeben.

- *Andere Maßnahmen:*
  - Wenn Sie merken, daß Ihr Kind sich erfolglos müht, können Sie ihm in Rückenlage die gebeugten Beine sanft gegen den Leib drücken, die Beine wieder strecken und nach einigen Sekunden erneut gegen den Leib drücken. Sie können das Kind auch wie beim Abhalten senkrecht halten und seine Beine anziehen.
  - Wenn der Stuhl hart ist und der Säugling trotz tagelanger Anstrengung ihn nicht entleeren konnte, reizen Sie mit einem Fieberthermometer oder Watteträger, dessen Spitze mit einer starken Zuckerlösung befeuchtet ist, die Schleimhäute der Afteröffnung.
  - Feigensaft aus dem Reformhaus.
  - Gummiklistiereinlauf mit 100 ml Kamillentee (siehe Seite 120).
  - Glycerin in Zäpfchenform oder Baby-Abführmittel (nur im Notfall).

- *Homöopathische Medikamente*
  - Nux vomica D 12: einmal täglich abends 5 Perlen (zornige Säuglinge).
  - Calcium carbonicum D 30: einmal wöchentlich 5 Perlen (dicke, ruhige Säuglinge).
  - Lycopodium D 30: einmal wöchentlich 5 Perlen (mißmutige Säuglinge).

Bei Kleinkindern

Symptome und Ursachen

Eine Verstopfung liegt vor, wenn tage- oder gar wochenlang immer seltener immer härtere Stühle nur unter Schwierigkeiten entleert werden.
- Darmträgheit kann anlagebedingt sein, dann leiden Eltern oder Verwandte ebenfalls darunter.
- Falsche Ernährungsgewohnheiten sind die häufigste Ursache: wenig Ballaststoffe (viel Weißbrot, Mehlspeisen), viel Eiweiß (Milch, Wurst, Fleisch, Fisch) und viele Süßigkeiten (weißer Zucker, Gebäck, Schokolade, Bananen).

- Ein kleiner, schmerzhafter Einriß am After durch harten Stuhl führt manchmal zum Zurückhalten des Stuhles und damit zu immer stärkerer Verstopfung.
- Zurückhalten des Stuhles als Protest gegen eine zu strenge Sauberkeitserziehung oder Bevormundung durch die Eltern.

Behandlung

Bei starker Verstopfung müssen Sie zunächst den Darm durch Einläufe oder Paraffinum subliquidum aus der Apotheke (1 Teelöffel pro 10 Kilogramm Körpergewicht, verteilt auf 2 Portionen) entleeren. Danach beginnen Sie, die Eßgewohnheiten zu verändern.

Sollte auch durch die nachfolgend beschriebenen Maßnahmen keine Besserung eintreten, müssen Sie unbedingt einen Arzt aufsuchen.

- *Ernährung*
  Allgemein sind an Getränken zu empfehlen: Frucht- oder Kräutertees, Obst- und Gemüsesäfte (stark verdünnt), Mineralwasser, Malzkaffee, Buttermilch, etwa 300 ml Vollmilch pro Tag.
  Als Nahrung: Obst, Salate, Gemüse (roh oder gekocht), ganze oder geschrotete Getreidekörner, brauner Zucker, Honig, Joghurt, Kefir.

  Beispiel für eine ballaststoffreiche Diät
  – *Morgens:* Vor der Mahlzeit ein Glas Frucht- oder Sauerkrautsaft, auch fein zerkleinertes rohes Sauerkraut mit gedünsteten Äpfeln oder warmes Apfelmus. Zum Frühstück Vollkornbrot (auch Knäkkebrot) oder ein Müsli, das Sie selbst zubereiten können: 2 Eßlöffel Weizen oder Hafer möglichst abends in einer Handkaffeemühle schroten und über Nacht im Kühlschrank eingeweicht stehen lassen. Dazu Bioghurt, ½ Teelöffel Weizenkleie (nicht mehr wegen Cadmiumbelastung), Agar-Agar oder 2 Teelöffel am Vorabend eingeweichte ganze Leinsamen. Frische Pflaumen, Rhabarber und Birnen eignen sich besonders gut als Obstzusatz, dazu 3 Feigen oder Backpflaumen, die 1 bis 3 Tage lang eingeweicht wurden. Man kann noch 1 bis 2 Eßlöffel Obstsig und bei Bedarf etwas Honig oder

Erkrankungen

Ahornsirup zusetzen. Dazu viel trinken, da Agar-Agar, Leinsamen, Kleie und Obstpektine mit Wasser aufquellen und dadurch abführend wirken.

- *Mittags:* Als Vorspeise Salat oder Gemüserohkost. Für das Hauptgericht ⅔ des Gemüses (evtl. auch Pilze) mit Öl kurz angaren und zum Schluß das letzte Drittel geraspelt oder roh untermengen. Mit Sahne oder Crème fraîche abschmecken. Dazu Vollkornschrot (Hafer, Weizen oder Gerste einweichen und ca. 1½ Stunden kochen) oder ungeschälten Reis, Hirse, Grünkern, Vollkornnudeln. Möglich sind auch Getreidepfannkuchen, Getreideauflauf, Getreidefrikadellen, Getreide- bzw. Reissuppe. Zum Nachtisch Obst oder Getreidenachspeise.
- *Nachmittags:* Obst, Quark, Bioghurt mit eingeweichtem Leinsamen, Vollkornkeks oder Vollkornzwieback.
- *Abends:* Gemüse, Rohkost, Vollkornbrot, Knäcke mit Butter, Quark, Frischkäse, Obst usw. Auch Hirse- oder Vollkornbreie mit etwas Milch und Honig.

○ *Andere Maßnahmen,* sofern durch die Ernährung allein keine ausreichende Besserung erreicht werden konnte:
  - Vor dem Schlafengehen Feigensaft aus dem Reformhaus: Kleinkinder ½ bis 1 Teelöffel, Schulkinder 1 bis 2 Teelöffel.
  - Biomalz: 2 bis 3 Eßlöffel täglich über 1 Woche, dann langsam weniger (Dosis für 2- bis 3jährige).
  - Lactulose-Präparate aus der Apotheke.
  - Eibischwurzeltee: 1 gehäufter Teelöffel Eibischwurzel auf 250 ml Wasser 30 Minuten kochen lassen.
  - Zäpfchen und Klistiere: Ganz selten kann man einmal ein Zäpfchen geben oder einen Einlauf, indem ein Gummiklistier von 200 ml mit warmem Kamillentee oder schwacher Seifenlösung gefüllt und in den After eingeführt wird (siehe Seite 120).
  - «Obstinol mild»-Saft.

○ *Homöopathische Medikamente:*
Siehe homöopathische Medikamente bei Blähungen, Seite 116.

Hauterkrankungen

Nachfolgend werden die häufigsten, leicht erkennbaren Hauterkrankungen besprochen. Da die Haut gut kontrollierbar ist, können sie den Erfolg der ersten Selbsthilfemaßnahmen feststellen oder anderenfalls einen Arzt aufsuchen.

Vorübergehende Hautveränderungen nach der Geburt

- Unmittelbar nach der Geburt bilden sich auf der Haut des ganzen Körpers vereinzelt unterschiedlich große rote Pickel (Neugeborenenausschlag). Diese verschwinden ohne weitere Behandlung nach etwa 2 Wochen.
- Rote Flecken im Nacken, gelegentlich auch auf Augenlidern und Stirn sind ein Zeichen für stark durchblutete Adern. Sie bilden sich meist von allein nach wenigen Monaten zurück (Storchenbiß).
- Kleine rote, dicht stehende Pickel im Gesicht, am Hals und auf der Kopfhaut heilen spätestens nach 3 Monaten ab und sollten nicht eingecremt werden (3-Monats-Pickel).
- Blau-schwarze Hautverfärbungen im Bereich der unteren Wirbelsäule über dem Po treten häufig bei dunkelhaarigen Säuglingen auf. Hier handelt es sich um Pigmenteinlagerungen, die nach spätestens 1 bis 5 Jahren verschwinden (Mongolenfleck).
- Rot-bläuliche Geschwülste von der Größe einer Linse bis zu einer Kinderfaust bilden sich meist nach 1 Jahr langsam zurück und sind bis zum 5. Lebensjahr, ausnahmsweise bis zum 10. Jahr, meistens vollständig verschwunden (Blutschwamm).

Wenn sie sich in den ersten 2 bis 5 Wochen in einer Woche verdoppeln: schnell zum Arzt!

Besonders wenn die Stellen etwas erhaben sind und im Gesicht, am Kopf oder um den Schließmuskel herum auftreten, wird sofort mit Laser oder Vereisung behandelt.

Angeborene und erworbene braune Muttermale («Leberflecken»)

Symptome und Maßnahmen

- *Angeborene Muttermale* werden später häufig bösartig. In den ersten 2 Wochen können sie noch problemlos oberflächlich abgetragen werden, egal wie groß sie sind! Wenn sie ungleichmäßig braun gefärbt sind, muß man sie alle 1 bis 2 Jahre kontrollieren bzw. entfernen, und zwar:
  - über 10 cm Durchmesser sofort,
  - 1,5 bis 10 cm Durchmesser in den ersten Lebensjahren,
  - unter 1,5 cm Durchmesser mit 15 bis 20 Jahren.

- *Erworbene Muttermale* in der Anzahl von 10 bis 20 Stück entwickeln sich in der Regel zwischen dem 10. und 20. Lebensjahr und dann noch einmal so viele in den folgenden 10 Jahren. Normalerweise dauert es 20 bis 30 Jahre, bis eines davon bösartig werden könnte.
  Risikofaktoren sind: Hautkrebs in der Familie, helle Haut, Sonnenbrand, mehr als 50 Muttermale.

Vorbeugung

- Haut bei Sonnenlicht durch Kleidung schützen
- «Penaten Baby Sonnenmilch» Faktor 18 und 25
- «Ilrido K» Faktor 10 in Mitteleuropa, in südlichen Ländern, auf See, im Gebirge, bei Hellhäutigen Faktor 20 (in Apotheken).
- «ABCDE-Regel» beachten:
  Asymmetrie
  Begrenzung unregelmäßig

Colorit, Farbe ungleichmäßig
Durchmesser über 6 mm
Erhebung über Hautniveau

Ekzeme und Neurodermitis

Symptome und Verlauf

Bei einem Ekzem (Flechte) handelt es sich in der Regel um eine flächige, schuppende Hautveränderung auf einer sonst trockenen Haut.

Neurodermitis ist ein meist allergieähnliches Ekzem mit Juckreiz, das symmetrisch an bestimmten Körperstellen auftritt, z. B. vor oder hinter dem Ohr, an Wangen, Hals, Nacken, Hand- und Fußgelenken, in Ellenbeugen und Kniekehlen, am Haaransatz. Neurodermitis wird auch Milchschorf oder atopisches Ekzem genannt.

Diese Erkrankung ist heute sehr häufig. Jedes 7. Großstadtkind leidet an Neurodermitis. Sie dauert unterschiedlich lange, meist Jahre, manchmal heilt sie auch nie ganz ab und tritt immer wieder in neuen Schüben auf.

Die Neurodermitis wurde früher für schicksalhaft gehalten. Heute gibt es jedoch einige Erklärungen für die Erkrankung, und wenn man die kennt, wird man etwas dagegen tun können.

Ursache

Die Ursache für Neurodermitis ist eine erblich bedingte Überempfindlichkeit der Haut und des Immunsystems (körperliche Abwehr) auf unterschiedliche Reize. Jeder Erkrankte hat sein eigenes Reaktionsmuster. Diese auslösenden Reize können physikalischen, chemischen, pflanzlichen oder tierischen Ursprungs sein. Sie wirken direkt auf die Haut oder indirekt über den Darm auf das Immunsystem und führen so zu einer Hautveränderung. Ein Mangel an Spurenelementen (wie z. B. Zink) kann die Empfindlichkeit der Haut vergrößern. Aber auch körperliche oder seelische Überanstrengung kann über eine Reizung des vegetativen Nervensystems oder des Hormonsystems eine Neurodermitis auslösen.

Erkrankungen

Alle genannten Reize wirken nicht nur auf die Haut, sondern auch auf Schleimhäute, Blutgefäße, Bronchialmuskeln, vegetatives Nervensystem usw. So kann ein neurodermitiskrankes Kind auch andere Überempfindlichkeiten entwickeln, z. B. Heuschnupfen, allergische Bindehautentzündung, Asthma, Durchfall, Kopfschmerzen oder nervöse Überregbarkeit (Hyperaktivität).

Bisher sind folgende Auslöser bekannt:

- *Direkte Auslöser* über die Haut in Form von Klima, Wasser, chemischen, pflanzlichen und tierischen Reizstoffen, z. B.
  - feuchtwarmes Wetter oder sehr kaltes, trockenes Wetter;
  - warmes oder kaltes Leitungswasser, besonders wenn es mit Chlor oder Ozon versetzt ist. Wäsche, besonders gefärbte, die in einer Trockentrommel getrocknet oder mit zu niedriger Temperatur gewaschen wurde; Synthetikschildchen, Synthetikfasern, rauhe Nähte. Feuchte Baumwollwindeln reizen mehr als Einmalwindeln. Beide Windeln schädigen mehr, wenn sie nur manchmal, z. B. nachts, getragen werden (Klimawechsel der Haut);
  - chemische Substanzen wie Industrieabgase, Seifen, Badezusätze, Salben, Sonnenschutzcremes, Desinfektionsmittel, Waschmittel, Weichspüler, Staub, Nickel, Cadmium, Formaldehyd, Schädlingsbekämpfungsmittel und vieles mehr;
  - Blütenpollen (beim *Beifuß* besteht eine zusätzliche Allergie auf Sellerie, rohe Karotten und einige Kräuter bzw. Gewürze; bei Hasel- und Birkenpollen werden oft Äpfel und Haselnüsse sowie Steinobst nicht vertragen), Schimmelpilze an Pflanzen und feuchten Wänden;
  - Tierhaare (besonders von Katzen, Hunden und Meerschweinchen), Daunenfedern, Hausstaubmilben.
- *Indirekte Auslöser* über den Darm und die Blutbahn, z. B.
  - Nahrungsmittel (siehe Ernährung, Seite 36, 133),
  - Medikamente und dadurch veränderte Darmflora oder Allergiebereitschaft.
- *Körperliche und seelische Überanstrengungen.*

Der Fortfall dieser Auslöser, ein längerer Klimawechsel und die seelische Ausgeglichenheit des Kindes beeinflussen die Erkrankung häufig günstig. Der Körper kommt wieder ins Gleichgewicht, und einzelne, vorher nicht verträgliche Nahrungsmittel können vorsichtig wieder probiert werden. Wenn dann jedoch die Regulationsfähigkeit des Kindes überfordert wird, kommt es zu einem neuen Schub der Erkrankung. Deshalb ist es sehr wichtig, daß Sie herausfinden, welche Reize als Auslöser für Ihr Kind in Frage kommen, und diese dann konsequent fortlassen. Dabei müssen Sie wissen, daß eine Überempfindlichkeit sich erst langsam entwickeln kann. «Die Katze war aber doch schon immer da, schon lange bevor die Neurodermitis auftrat», ist kein Argument.

Behandlung

Wesentlich für die Behandlung der Neurodermitis ist es daher, die auslösenden Faktoren herauszufinden und zu beseitigen. Zusätzlich können homöopathische, naturheilkundliche oder psychotherapeutische Verfahren die Reaktion des Körpers verbessern. Salben, Kompressen und Medikamente können nur die Symptome lindern, nie jedoch eine Neurodermitis heilen.

Bewährt haben sich folgende Maßnahmen:

- *Klimawechsel, Salzbäder*
  Günstig wirken sich Aufenthalte an Meeresküsten und in Hochgebirgen (im Winter über 1000 m, im Sommer über 1500 m) aus. Küsten und Inseln von Atlantik, Nordsee oder Mittelmeer sind gleichermaßen zur klimatischen Umstimmung geeignet, die möglichst 4 bis 6 Wochen pro Jahr erfolgen sollte. Allerdings ist die Reaktion auf das Reizklima individuell unterschiedlich und muß ausprobiert werden. Gleichfalls heilend wirken Bäder im besonders heilkräftigen Salz aus dem Toten Meer (in Apotheken erhältlich), allerdings nicht bei nässenden Stellen. Sie baden Ihr Kind dreimal wöchentlich 5 bis 10 Minuten bei 37 °C und duschen es hinterher ab.

- *Hygienische Maßnahmen*
  Hygienische Maßnahmen sollten die Reize reduzieren, die in erster Linie von Chemikalien verschiedener Art, von Staub, Tierhaaren und Federn ausgehen. Dabei ist im einzelnen zu beachten:
  - *Kratzen* dadurch bei Säuglingen vermindern, daß sie sie ganz schnell wieder anziehen.

Kleinkinder ebenfalls schnell ankleiden, sie aber sonst nicht am Kratzen hindern, selbst wenn sie sich blutig kratzen. Sie sollten darauf vertrauen, daß sich die Kinder selbst regulieren. Eventuell die schlimmsten Stellen durch einen Salbenverband schützen. Schlafstörungen unbedingt abgewöhnen, damit die Kinder weniger kratzen (siehe Seite 230)!

- *Baden* möglichst nicht in öffentlichen Schwimmbädern wegen des Chlor- oder Ozongehalts. Zu Hause nur alle 1 bis 2 Wochen, da warmes Wasser den Säureschutzmantel der Haut mit den natürlichen Bakterien zerstört und die Haut entfettet. Daran ändern auch die medizinischen Ölbäder nichts, weil die in ihnen enthaltenen Parfüms und chemischen Emulgatoren zu Hautreizungen führen können. Lassen Sie Ihr Kind nur kurz in 32 bis 36 °C warmem Wasser baden. Setzen Sie höchstens Kleie oder eine Badelotion hinzu, die Sie aus warmem Speiseöl und heißer Milch im Verhältnis 1:2 selbst herstellen können. Schütteln Sie die Mischung in einer Flasche kräftig durch, und geben Sie jeweils 3 Eßlöffel in eine Kinderbadewanne. Sie können auch 1 bis 2 Eßlöfel *Oleum Pedum tauri* aus der Apotheke in ½ Liter Milch aufkochen und ins Badewasser geben. Beide Badeöle nicht bei Kuhmilch-Allergie verwenden.
- *Seifen* sind ausnahmslos schlecht verträglich. Der Streit, ob die sogenannten sauren Seifen oder die Babyseifen vorzuziehen sind, ist nicht entschieden. Ich empfehle eher letztere. Man kann nach dem Waschen die Haut mit Essigwasser im Verhältnis 1 Teil Essig zu 9 Teile Wasser gemischt abreiben, wodurch der Säuremantel erneuert und der Juckreiz gelindert wird. Ein milder Seifenersatz ist die Kleie.
- *Kleidung* darf nur aus Baumwolle oder Seide sein. Sie sollten Ihr Kind nicht zu warm anziehen, die Zimmertemperatur sollte tags nicht mehr als 19 bis 20 °C betragen.

Für nachts kann der Arzt einen «Curaderm»-Neurodermitis-Overall in entsprechender Größe auf einem Rezept für die Apotheke verordnen. Dieser umhüllt auch Hände und Füße und hat sich gegen das Kratzen sehr bewährt.

- *Waschmittel* muß enzymfrei sein und darf keine Tenside enthalten, also z. B. Waschpulver auf Kernseifenbasis. In jedem Fall müssen Sie darauf achten, daß die Wäsche gut gespült und kein Weichspüler benutzt wird, der mit seinen chemischen Substanzen in der Wäsche bleibt.

Hauterkrankungen

- *Haustiere* gehören mit Ausnahme von Fischen und Schildkröten nicht in die Wohnung. Auf behaartes und gefiedertes Getier reagieren Neurodermitis-Kinder früher oder später allergisch, und zwar sowohl mit der Haut als auch mit den Atemwegen. Als Notbehelf muß die Katze einmal wöchentlich gebadet werden.
- *Andere Allergene* wie Hausstaub, Schimmelpilze auf Pflanzen und feuchten Wänden sowie Blütenpollen müssen Sie, sofern irgend möglich, vermindern, da sie ebenso wie die Tierhaare in die rissige Haut eindringen. Sowohl im Hausstaub als auch in alten Matratzen, Polstermöbeln und Teppichen sitzen Milben, deren Kot Allergien verursacht. Milben sterben in trockener, warmer Luft, besonders nach zweitägiger Sonneneinwirkung. Also gut heizen und lüften. Da die allermeisten Milben in den nicht gut lüftbaren Matratzen leben, ist es am wichtigsten, daß diese einen für Milbenstaub undurchlässigen Bezug erhalten. Der Arzt verordnet entweder für die Apotheke ein Rezept für einen «Curaderm»-Matratzenbezug oder für das Sanitätsgeschäft «Allergologa».

  Die Matratzen selbst sollten am besten aus Schaumstoff oder Naturlatex sein.

  Kopfkissen und Bettdecke können besser, möglichst in der Sonne, gelüftet werden. Sie sollten aus einem waschbaren Synthetik-Woll-Gemisch bestehen, so daß sie alle halbe Jahr gereinigt werden können. Es gibt auch hierfür die Spezialüberzüge.

- *Ernährung*
  Bei Neurodermitis ohne wirkliche Kuhmilchallergie empfehle ich eine *Grunddiät*:
  - *Kuhmilch-Produkte*
    – *gut*: Butter, Sahne, Käse, Sauermilchprodukte wie Biojoghurt, Kefir, Quark. Milchersatzprodukte für Säuglinge sind «Humana HA», «Milupa Hyp». Mit 9 bis 12 Monaten sollten Sie testen, ob Kuhmilch in Maßen vertragen wird. Bei echter Kuhmilchallergie füttern Sie das teure «Alfaré» aus der Apotheke oder Sojaprodukte wie «Humana-SL», «Milupa SOM» (die allerdings oft ebenfalls Allergien auslösen) oder Stutenmilch. Ab 1 Jahr können sie die Sojamilchprodukte aus den Bio- und Reformläden geben.
    – *schlecht*: größere Mengen Kuhmilch, besonders, wenn sie leicht erhitzt ist. Milch ist in geringer Menge auch in Gemüsegläschen für

Säuglinge, in den meisten Wurstsorten, gekochtem Schinken, Margarine, Brot, Brötchen, Schokolade, Senf und Nudeln enthalten, wird aber in der Regel vertragen.
- *Hühnerei-Produkte*
  - *gut*: Eigelb
  - *schlecht*: Eiweiß, besonders wenn es noch roh ist (z. B. Kuchenteig). Vorsicht, Eiweiß ist auch vielen Sojaprodukten, wie z. B. Sojawurst, beigefügt. Manchmal wird die Ei-Allergie durch das als Hühnerfutter verwendete Fischmehl ausgelöst. Weichen Sie dann auf Ei-Ersatzpulver aus.
- *Obst*
  - *gut*: Kompott von süßen Äpfeln, Birnen, Süßkirschen und Pfirsichen. Wassermelonen.
  - *schlecht*: saure und rohe Früchte, vor allen Dingen Zitrusfrüchte, Ananas, Kiwi, Pfirsich, Aprikose, Bananen, Erdbeeren, alle Obstsäfte und Vitamin-C-Konzentrate.
    Bei zusätzlicher Pollenallergie auf Birken werden roher Apfel und Steinobst während der Birkenblüte besonders schlecht vertragen.
- *Süßwaren*
  - *gut*: Johannisbrot-Schokolade, Kakao-Ersatzpulver aus dem Reformhaus, Vollkornkekse, Popkorn, Trockenobst in Maßen (Rosinen nur ungeschwefelt), ungefärbte Gummibärchen, Kokosnuß, Mandeln, wenig brauner Zucker. Insgesamt sollte die Vorliebe für Süßes abgewöhnt werden.
  - *schlecht*: weißer Zucker, Honig, Bonbons, Schokolade, Kakao, Negerküsse.
- *Fisch*
  - *gut*: fast alle Sorten Fisch
  - *schlecht*: Krebse, Krabben, Muscheln, oft Kabeljau
- *Gemüse*
  - *gut*: Kartoffeln, Mais, Bohnen, Kohlrabi, Zucchini, Soja (als Sprossen, Milch, Mehl oder in einer anderen Zubereitung)
  - *schlecht*: Meerrettich, Paprika, Sauerkraut, Sellerie, Tomaten, scharfe Gewürze, Tiefkühlgemüse. Allgemein wird rohes Gemüse schlechter vertragen als gekochtes.
- *Körner und Mehlprodukte*
  - *gut*: Vollkornprodukte (Vorsicht bei Allergie gegen Gräserpollen), Hirse, Grünkern, ungeschälter Reis

- *schlecht*: Weißmehlprodukte wie Kuchen und Weißbrot, Mohn
○ *Brotaufstrich*
    - *gut*: Marmelade, Tartex, Vitam R, Sojaaufstriche, Hefepaste
    - *schlecht*: Schokolade-Nougat-Creme, Honig
○ *Sonstiges*
    - *gut*: Muttermilch, Stutenmilch
    - *schlecht*: Pestizide, stark erhitztes Fett, Zusatzstoffe (beginnt eine E-Nummer der Zutatenliste mit 1, sind Farbstoffe enthalten, Konservierungsstoffe fangen mit 2 an, Antioxidantien mit 3, Andikkungsmittel mit 4).

Sie sollten die Ernährung Ihres Kindes nicht von heute auf morgen umstellen, sondern nach und nach die «schlechten» Lebensmittel gruppenweise fortlassen. Fangen Sie mit der Kuhmilch an, lassen Sie dann die Eier weg, da diese Nahrungsmittel am häufigsten allergisieren. Alle Ekzematiker vertragen die «schlechten» Produkte der Rubriken Obst und Süßwaren schlecht und sollten sie deshalb meiden, ebenso wie Konservierungs- und Farbstoffe. Die Grunddiät sollte eine Zeitlang eingehalten werden. Sie können sie lockern, jedenfalls in den Rubriken Milch, Ei, Fisch, Gemüse, wenn sich keine grundlegende Änderung der Hauterscheinungen einstellt.

Wenn Sie beobachten, daß Ihr Kind z. B. ½ Tasse Milch verträgt, nicht aber 2 oder 3 Tassen, dann handelt es sich nicht um eine Allergie, sondern um eine einfache mengenabhängige Nahrungsmittelunverträglichkeit, die z. B. durch Antibiotika ausgelöst worden sein kann (Dauer bis zu einem halben Jahr) oder durch andere Umwelteinflüsse.

Wenn die Grunddiät nicht zum Erfolg führt, dann müssen Sie jede einzelne Nahrungsmittelgruppe daraufhin testen, ob sie den Ausschlag Ihres Kindes auslöst. Das heißt, in der ersten Woche lassen Sie alle Kuhmilchprodukte weg, also auch die «guten», und prüfen, ob sich der Ausschlag zurückbildet. Ist dies nicht der Fall, so geben Sie in der 2. Woche wieder Milchprodukte und lassen die Eier weg. So testen Sie Woche für Woche eine Nahrungsmittelgruppe nach der anderen aus. Wenn bei Weglassen einer Nahrungsmittelgruppe der Ausschlag Ihres Kindes deutlich oder ganz zurückgeht, dann beginnen Sie nach der Testwoche damit, nacheinander einzelne Speisen dieser Gruppe wieder zuzugeben.

Erkrankungen

Beispiel: Unter Weglassen der Körnergruppe hat sich die Neurodermitis wieder gebessert. Sie geben Ihrem Kind nun Woche für Woche ein neues Lebensmittel dieser Gruppe, in der 1. Woche beispielsweise Hirse, in der 2. unpolierten Reis, dann Buchweizen, dann Weizen usw. Wenn Ihr Kind etwa gegen Weizen allergisch ist, dann wird sich in der Regel innerhalb der ersten Stunde nach dem Essen von Weizen (Allergie vom Soforttyp) oder am 2. bis 5. Tag (Allergie vom verzögerten Typ) eines oder mehrere der folgenden Symptome einstellen: Schwellung, pickeliger Ausschlag, Rötung, Juckreiz, Unruhe, Durchfall, Kränkeln. Die Erscheinungen bleiben bis zu 3 Wochen bestehen. Erst wenn sie abgeklungen sind, kann weiter getestet werden, sofern der Ausschlag noch nicht ganz verschwunden ist.

Bei ganz schweren Neurodermitisformen und/oder wenn andere Versuche fehlgeschlagen sind, können Sie den Auslöser auch noch mit einer **Minimaldiät** ermitteln, die aller Wahrscheinlichkeit nach kein Allergen enthält. Diese besteht bei Säuglingen z. B. aus «Alfaré»-Milch und bei Kindern aus Reis, Lamm, Pute, Blumenkohl, Brokkoli, Gurke, Birne, Banane, Sonnenblumenöl, milchfreier Margarine, Mineralwasser, Tee, Salz, etwas Zucker. Wenn die Haut sich nach 10 Tagen deutlich gebessert hat oder ganz abgeheilt ist, werden die Nahrungsmittel nacheinander in folgender Reihenfolge wieder eingeführt (alle 5 Tage eines): Kuhmilch (Soja), Ei, Weizen, Gemüse, Obst-, weitere Getreide- bzw. Fleischsorten. Bei Milch und Ei vorsichtig sein und gegebenfalls (d. h. wenn früher dabei schon Schwellungen oder Rötungen der Haut beobachtet wurden) in einer Klinik austesten lassen (z. B. Kinderklinik Gelsenkirchen). Dieses Vorgehen sollten Sie jedoch mit Ihrem Facharzt absprechen, weil die Kost wegen ihrer Einseitigkeit zu Mangelerscheinungen führen kann.

- *Homöopathische und Naturheilverfahren*
  Zunächst sollten Sie natürlich die oben beschriebenen Reizstoffe und Allergene in Ihrer Nahrung und Umwelt versuchen auszuschalten. Um die Selbstheilung im Körper anzuregen und seine Reaktionsbereitschaft zu dämpfen, gibt es folgende Möglichkeiten:
  - Suchen Sie einen erfahrenen Homöopathen auf, der Ihrem Kind ein individuell ermitteltes Konstitutionsmittel geben kann.
  - Durch Symbioselenkung (siehe auch Seite 56) kann man versuchen,

eine krankhaft veränderte Darmflora wiederherzustellen. Giftige Zersetzungsprodukte der Darmbakterien können nämlich Allergien und Hauterscheinungen hervorrufen.
- Bestrahlung mit hellorangefarbenem Licht: Man hat beobachtet, daß das Licht bestimmter Wellenlängen sich günstig auf die Haut auswirkt.
- Reizkörpertherapie mit potenziertem Eigenblut als Tropfen oder Acidum formicicicum D 4 bis D 30 Tr.

- *Psychotherapeutische Maßnahmen*
  Seelische Faktoren können bei älteren Kindern eine zusätzliche Rolle spielen. Auch werden die Kinder seelisch fast immer strapaziert durch den Juckreiz und die Schlafstörungen. Sie können darunter leiden, daß ihre Haut krank aussieht und andere Kinder und Erwachsene darauf reagieren. Die ganze Familie kann von der Problematik betroffen sein. Entspannende Verfahren wie Eutonie, Yoga, autogenes Training, Rolfing, Spieltherapie usw. sind immer hilfreich.

  Es kann auch sehr von Nutzen sein, wenn Sie eine Erziehungs- oder Familienberatungsstelle aufsuchen, besonders dann, wenn Sie seelische Ursachen für die Entstehung der Neurodermitis vermuten, wenn Ihr Kind seelisch sehr stark durch seine Erkrankung belastet ist oder wenn die anderen Kinder der Familie stark darunter leiden, daß das kranke Kind ein erhöhtes Maß an Zuwendung bekommt. Beantworten Sie ehrlich folgende Fragen:
  - Spreche ich vor dem Kind klagend über die Krankheit und damit über das Kind? (Das Kind kann den Unterschied zwischen Krankheit und seiner eigenen Person noch nicht erkennen.)
  - Wirke ich als Mutter einengend auf das Kind, gebe ich ihm zuwenig Spielraum?
  - Übe ich mit Nahrungsstreitereien oder Juckverbot zuviel Macht aus?
  - Bin ich durch die Krankheit des Kindes zur Spezialistin geworden, die die Familie beherrscht?
  - Fühle ich mich schuldig für eine solche psychosomatische Krankheit und stehe deswegen unter Druck?
  - Habe ich Aggressionen meinem Kind gegenüber, die ich vor mir selbst nicht zugeben mag?
  - Achte ich aufmerksam genug auf die Situationen, in denen sich das Kind kratzt, und suche ich nach dem dahinterliegenden Konflikt?

Erkrankungen

- *Lindernde Maßnahmen*
  ◦ *Salben*
  Salben sind geeignet zur Pflege bei trockener und rissiger Haut sowie zur Juckreizlinderung. Eine Heilung durch Salben ist jedoch nicht möglich, da die Ursache der Störung tiefer liegt, als daß sie durch eine Behandlung der Symptome erfaßt werden könnte. Jede Salbe sollte zuerst an einer kleinen Stelle auf ihre Verträglichkeit geprüft werden, bevor damit größere Hautflächen behandelt werden. Sie können über Nacht einen schützenden Salbenverband anlegen, damit sich das Kind die Haut nicht allzu sehr zerkratzt.

  – *Salben-Rezepte*, deren Zusammenstellung in Apotheken erfolgt:
  Rezept 1: Ol. Arachidis 25,0, Pasta Zinci 25,0, Ol. Jecoris 25,0, Cera alb. 10,0, Vasel. alb. 10,0, Vasel. salicyl. 10 % 5,0. Diese Salbe riecht leider nach Lebertran, sie wirkt aber gut. Die Salicylsäure befreit die Haut von ihrer Verhornung oder Schuppung und heilt bzw. schützt vor leichten Entzündungen. Wegen des Geruchs sollten Sie diese Salbe nur etwa bis zum 1. Lebensjahr benutzen. Bei starkem Juckreiz kann 1 % Lidocain zugesetzt werden. Dieses wird aber neuerdings als Krebsauslöser verdächtigt, außerdem kann es bei ständiger Benutzung etwa innerhalb eines Jahres zur Allergie führen und sollte deshalb nur gelegentlich bei sehr starkem Juckreiz verwendet werden. Wenn der Lebertran wegen seines penetranten Geruches zu sehr stört, kann das Ol. Jecoris durch eine Verdoppelung des Ol. Arachidis (d. h. 50,0) ersetzt werden.

  Rezept 2: Acid. salicyl. 0,5 %, Ungt. Cordes ad 200,0 ergeben eine stark fettende Salicyl-Salbe.

  Rezept 3: Cetiol 10,0, Lanette N 20,0, Aqua dest. 100,0, Ol. Arachidis ad 200,0 ergeben eine nicht zu schnell einziehende Fettsalbe.

  Rezept 4: Urea pura 4,0, Aqua dest. 50,0, Paraffin subl. 5,0, Ungt. emulsific. ad 100,0 ist als juckreizlindernde, entzündungshemmende und feuchtigkeitsspendende Salbe geeignet.

Hauterkrankungen

- *Markensalben*
  «Basisfettsalbe» von «Asche» oder «Topisolon» sind fettende Salben, die schützend auf der Haut bleiben und kaum einziehen. «Linola»-Fettsalbe, «Horma-Hautschutzsalbe», «Dermatodoron»-Salbe Weleda, «Echinacin»-Salbe.
  Der Juckreiz wird für einige Stunden von «Halicar», «Dolexaderm H» und «Parfenac» gedämpft. Diese Salben sollen ununterbrochen höchstens für einige Monate benutzt werden.
- *Nicht empfehlenswerte Salben:*
  Salben auf Basis von Teer oder Cortison, da sie nur zu einer vorübergehenden Beseitigung des Ekzems führen. Sie können höchstens einige Tage lang einen schweren Schub auffangen. Bei längerer Anwendung kann sich schließlich überhaupt keine lebende Haut mehr bilden, was bedeutet, daß das Ekzem noch stärker in die chronische Form überführt wurde.

  ○ *Kompressen und Puder zur Juckreizlinderung*
- 2 Eßlöffel Stiefmütterchen- (Herba Violae tricoloris) oder Schachtelhalmblätter (Herba Equiseti) werden 5 Minuten in ½ Liter Wasser gekocht; anschließend 15 Minuten ziehen lassen. Die Kompresse wird lauwarm aufgelegt.
- Bei nässender Haut lieber Eichenrinden-Extrakt: 250 g Eichenrinde aus der Apotheke mit etwa 1 l Wasser kalt aufsetzen und eine halbe Stunde sieden lassen. Die Flüssigkeit abgießen und diesen Extrakt jeweils vor der Anwendung zu einer hellbraunen Flüssigkeit verdünnen.
- «Tannolact»-Pulver besteht aus reiner Gerbsäure.
- Aus Essigwasser eine Kompresse machen oder einfach die befallene Stelle oder den ganzen Körper mit Essigwasser abreiben. Ist die jukkende Haut trocken, empfiehlt sich Puder, bestehend aus Hafer-, notfalls Kartoffelmehl oder einer Mischung aus Menthol-Talcum 5 bis 10 %.

- *Medikamente:*
  ○ Rhus tox D 12, zweimal 5 Perlen bei Juckreiz.
  ○ «Fenistil» Tropfen, «Atarax», «Atosil» und «Mereprine» sollten zur Unterdrückung eines stark allergisch bedingten Juckreizes nur selten gegeben werden: «Fenistil» und «Atarax» wirken schnell und eignen

Erkrankungen

sich zur gelegentlichen Gabe ebenso wie das stärker beruhigende «Atosil» oder «Mereprine». Alle sind besonders nachts als Schlafmittel geeignet.

«Zyrtec» wirkt langsamer, hat dafür aber weniger Nebenwirkungen in bezug auf die Müdigkeit und wird verordnet, wenn die allergische Reaktion über mehr als eine Woche auch tags unterdrückt werden soll.

- «Epogam»-Kapseln für 3 bis 6 Monate. Sie enthalten Nachtkerzenöl, das gelegentlich den Juckreiz lindert.

• *Literatur*
Fischer, J. F.: Allergien bei Kindern und Jugendlichen. Vorbeugen, erkennen, heilen. Reinbek 1993

Kopfläuse

Ursache

Kopfläuse sind 2 bis 3,5 mm lang und von grauweißer Farbe. Sie kleben ihre Eier (Nissen), die wie festhaftende Schuppen aussehen, an die Kopfhaare, aber auch an Kleidungsstücke, Kopfkissen, Kopftücher, Mützen usw. Deshalb keine Mützen im Kaufhaus aufprobieren oder von anderen aufsetzen. Durch die menschliche Körperwärme entwickeln sich aus den festklebenden Nissen nach 8 Tagen länglich ovale, ebenfalls festklebende Larven; daraus schlüpfen nach etwa einer Woche die Läuse. Diese saugen sofort Blut und werden nach weiteren 8 Tagen geschlechtsreif. Zwei Wochen später legen sie etwa 150 Eier (Nissen), dann sterben sie.

Behandlung

- Zur Vernichtung der Läuse und Nissen muß außer der unten beschriebenen Spezialbehandlung das Haar dreimal mit Essigwasser (1 Teil Essig auf 4 Teile Wasser) gespült und mit einem *Läusekamm* («Nisska-Kamm», gibt es in Drogerien) ausgekämmt werden. Die Läuse sterben nämlich meist nicht ab, sondern werden nur für ein paar

Hauterkrankungen

Stunden gelähmt. Auch die Nissen verbleiben teilweise an den Haaren und sind bis 2 cm über der Kopfhaut oft die Ursache dafür, daß wieder Läuse auftreten. Dann hilft nur noch, die einzelnen, mit Nissen behafteten Haare herauszuschneiden oder die Haare radikal zu kürzen.

- *Kleider, Bettwäsche und Kuscheltiere* sollen möglichst gekocht, zumindest bei 70 °C gewaschen oder auch nur in einen Trockner gegeben werden. Sonst helfen 4 Wochen Quarantäne in einem verschlossenen Plastiksack.
- Die lebenden Läuse und eventuell auch Nissen (unzuverlässig!) können am besten durch das Waschen der Haare mit chemischen, relativ *giftigen Spezialmitteln* wie «Goldgeist forte» oder «Quellada» getötet werden. Nach 8 Tagen wiederholen.
- Versuchsweise kann die Kopfhaut mit *Petroleum* eingerieben werden. Anschließend die Haare 10 bis 30 Minuten lang mit einem Tuch umhüllen und das Öl mehrmals gründlich wieder herauswaschen. Auch das aus Pflanzenölen bestehende «Aesculo»-Gel kann helfen.

Läuse müssen dem Kindergarten bzw. der Schule gemeldet werden, sonst stecken sich die Kinder immer wieder gegenseitig an.

Warzen

Ursache

Ob harte oder weiche Warzen, ob an Fußsohlen, an den Händen, auf einem Ekzem, in den Achseln oder in der Genitalgegend, alle Warzen werden von unterschiedlichen Viren hervorgerufen, mit denen man sich meist in Schwimmbädern, Kindergärten oder Turnhallen infiziert.

Behandlung

Die Behandlung muß individuell ablaufen, je nach Beschwerden und Stärke des Befalls.

Erkrankungen

- *Milde Behandlungsweisen:*
  - Sie tun gar nichts und warten ab, bis die Warzen nach mehreren Monaten bis Jahren von selber ausheilen, nachdem der Körper Abwehrstoffe gegen sie entwickelt hat.
  - Betupfen Sie die Warzen mit Melissenöl oder Knoblauchsaft dreimal täglich, ein bis zwei Wochen lang, im Sommer mit dem frischen Saft des Schöllkrautes.
  - Homöopathisch bewährte Mittel sind:
    Thuja D 6 Glob., dreimal täglich 5 Perlen 6 Wochen lang.
    Thuja Urtinktur, zweimal täglich die Warzen betupfen.
    Causticum D 12 Glob., wenn Thuja keinen Erfolg brachte, ebenfalls 6 Wochen lang morgens 5 Perlen.
  - Warzen verschwinden häufig durch «Besprechen».
  - Die Warzen mit «Verrucid» oder «Duofilm» 6 Wochen lang abschälen.

- *Eingreifende Maßnahmen:*
  - Weiche Warzen können vom Arzt angeritzt und mit einer Pinzette ausgequetscht werden. Dabei verbreiten sich aber manchmal die Viren, so daß sich auch die Warzen vermehren; außerdem ist es trotz einstündiger Betäubung auch schmerzhaft.
  - Ganz dicht stehende, weiche Warzen verschwinden häufig nach vorsichtigem Einreiben von «Eudyna» etwa alle 2 Tage. Das Mittel enthält Vitamin-A-Säure, die die Hornschicht der Haut und Warzen löst. Sie muß daher äußerst vorsichtig angewandt werden.
  - Harte Warzen, besonders wenn sie am Fuß Schmerzen verursachen, werden alle 2 Tage fünfmal mit der ätzenden Flüssigkeit «Solco-Derman» betupft. Nach weiteren 3 Tagen die Warze vom Arzt herausschälen lassen. Notfalls kann er die Warzen herausschneiden.
  - Härtere Warzen an den Händen werden manchmal vom Arzt mit flüssigem Stickstoff betupft. Dadurch bildet sich mit einem stark brennenden Schmerz eine Art Brandblase, die im günstigen Fall die Warze abhebt und in einer Woche, manchmal unter Narbenbildung, abheilt.

Wundsein und Soor

Wundsein

Symptome und Ursachen

In der gesamten von Windeln bedeckten Körperzone kann sich vorübergehend, aber auch monatelang ein roter, schuppender, manchmal pickeliger Ausschlag zeigen. Die Haut ist verdickt und aufgequollen, manchmal näßt und blutet sie. Die Ursachen können sein:

- *Falsche Pflege:*
  - Langes Verweilen in feuchten Windeln, besonders Mullwindeln. Die Ultrawindeln halten die Haut trockener.
  - Zu vieles Trinken, so daß die Windeln ständig feucht sind.
  - Manches Kind hat eine empfindliche Haut oder neigt zu Ekzemen. Dann bleibt die Haut trotz aufmerksamer Pflege ein wenig rissig und rot. Oft aber empfindet das Kind das nicht als wirklich störend, so daß auch Sie sich damit trösten können, daß dieses Problem nach dem Sauberwerden wieder verschwinden wird.
  - Die Salbe wird zu dick und zu oft aufgetragen, so daß die Haut nicht mehr atmen kann. Zudem wird zugleich die Windel eingecremt, welche deshalb die Feuchtigkeit nicht mehr aufsaugen kann.
  - Salben, Öltücher oder Windelhöschen enthalten Duftstoffe, die die Babyhaut reizen.
  - Das Plastik oder der chemische Feuchtigkeitsaufsauger der Höschenwindeln bekommt dem Kind nicht; bei Mullwindeln ist oft das Waschmittel nicht vollständig ausgespült und reizt die Haut.
  - Die Haut mag den Wechsel – mal mit, mal ohne Windel – nicht.

- *Falsche Ernährung:* Obstsäuren und/oder Vitamin C (auch in Eisenmedikamenten) werden häufig schlecht vertragen, gleichgültig ob sie über die Muttermilch oder andere Nahrung zugeführt werden. Vorsicht bei Zitrusfrüchten, Erdbeeren, Säften, Sanddornelixier, Hagebutten- oder anderen Früchtetees, Paprika, Vitamin-C-Tabletten, Yogi-Tee und Gewürzen wie Pfeffer und Paprika.

Erkrankungen

- *Andere Ursachen*: Infektion des Darmes oder durchbrechende Zähne, wodurch die Beschaffenheit des Stuhls verändert wird.

Behandlung

- Wenn möglich, die Ursachen beseitigen.
- Reinigung der befallenen Stellen nur mit Wasser, nicht mit Öltüchern.
- Baden des Pos in «Tannolact», Eichenrindenlösung (siehe Seite 137) oder in Kaliumpermanganat. Dazu lösen Sie einen gestrichenen Teelöffel Kaliumpermanganat (aus der Apotheke) in einem halben Becher Wasser auf und geben von dieser Lösung so viel in das Badewasser, daß es eine durchscheinende, leicht weinrote Farbe bekommt.
  Die letzten beiden Lösungen färben die Wanne!
- Anschließend tragen Sie eines der folgenden Mittel auf, und zwar auf eine feuchte und nässende Haut eine Flüssigkeit, auf eine trockene eine feste Paste.
  – Öl: Zinköl, evtl. mit Zusatz von 1 % «Vioform».
  – Salbe: Zinksalbe oder weiche Zinkpaste, evtl. mit Zusatz von 3 % Sulfur *praecipitat* und 25 % Lebertran. «Calendula-Salbe» Weleda.
  – Puder: «Wecesin» Weleda, «Tannosynth-Puder», Talcum oder Kinderpuder, wenn nur die Hautfalten betroffen sind.

Soor

Symptome und Ursachen

Soor ist ein Hefepilz, der nur auf einer vorgeschädigten Haut im feuchten Milieu wachsen kann, also etwa auf wunden oder ekzematischen Hautstellen im Windelbereich. Er bildet um die Genitalien und den Po herum eine wachsende zusammenhängende Fläche aus roten schuppenden Pickeln, die dem Wundsein ähneln, sich aber nicht auf Oberschenkel, Lenden und Bauch ausbreiten. Oft sind gleichzeitig auch die Lippen- und Wangenschleimhäute des Kindes mit weißen, nicht abwischbaren Belägen befallen. Der Pilz wird meist über den Geburtskanal oder bei längerem Aufenthalt in der Klinik durch das Krankenhauspersonal übertragen; der Pilz macht sich aber erst bemerkbar, wenn das Kind aus anderen Gründen wund ist, antibiotisch behandelt wurde oder eine noch mangelhafte Abwehr gegen den Pilz besitzt, die aber in der Regel nach dem 1. Lebensjahr überwunden ist.

Behandlung

- *Im Windelbereich:*
  - In leichten Fällen dieselben Maßnahmen wie bei Wundsein. Oft heilt die Haut schon durch austrocknende und pflegende Maßnahmen.
  - Bei schwerem Pilzbefall gibt es spezielle Salben, z. B. «Fungizid»-ratiopharm, die Sie während einer Woche zweimal täglich dünn auftragen.

- *Im Mund:*
  - Schnuller und Sauger täglich mit Salz einreiben und 20 Minuten lang in einem Topf ohne Deckel auskochen.
  - Bei starkem Befall «Micotar»-Gel viermal täglich etwa 3 Tage lang nach den Mahlzeiten mit dem Finger in die Wangen streichen. Falls auch die mütterlichen Brustwarzen jucken, sollten sie gleichfalls zweimal täglich eingerieben werden.

Erste Hilfe bei großen und kleinen Notfällen

Bewußtlosigkeit

Symptome und Ursachen

Bewußtlosigkeit liegt dann vor, wenn das Kind nicht ansprechbar und erweckbar ist. Je nach Tiefe und Dauer der Bewußtlosigkeit spricht man von Ohnmacht oder vom Koma. Dabei ist das Bewußtsein ausgefallen, jedoch Atmung und Herz funktionieren.

Ursächlich kommen Krampfanfall, schwerer Unfall, Hirnhautentzündung, Vergiftung und Zuckerkrankheit in Frage.

Maßnahmen

Sofort einen Arzt rufen oder ins Krankenhaus fahren.

Wenn Sie zu Hause auf einen Arzt warten, das Kind in die **stabile Seitenlage** bringen, damit es nicht erstickt, falls es erbrechen sollte: Dazu den rechten Arm des Kindes unter dessen Körper legen, das rechte Bein anwinkeln, die linke Schulter und linke Hüfte anheben und das Kind auf die rechte Seite drehen. Die oben liegende linke Hand unter die Wange des Kindes schieben und den Hals nach hinten überstrecken.

Stabile Seitenlage

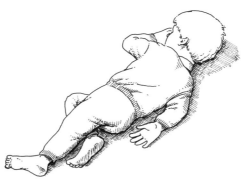

Atem- und Herzstillstand

Symptome

Bei Herzstillstand ist zusätzlich zur Bewußtlosigkeit kein Puls an den Handgelenken oder am Hals neben dem Kehlkopf festzustellen. Bei Atemstillstand ist kein Heben oder Senken des Brustkorbs oder Oberbauches sichtbar. Legen Sie Ihre Hände auf den seitlichen Brustkorb unterhalb des Rippenbogens und auf die Magengegend des Kindes, und prüfen Sie, ob sich etwas bewegt.

Von einer anderen Person den Rettungswagen telefonisch alarmieren lassen; wenn Sie allein sind, dann dürfen Sie damit keine Zeit verlieren. Sofort mit der Wiederbelebung beginnen.

Maßnahmen

- Kind mit dem Rücken auf eine feste Unterlage legen, Kopf seitlich nach unten drehen und mit dem Finger den Mund von Erbrochenem, Zahnspangen und Ähnlichem reinigen.
- Sie knien sich seitlich neben den Kopf, drehen ihn in die Mitte, fassen mit der einen Hand das Kinn, mit der anderen den Kopf oberhalb der Stirn und überstrecken den Hals nach hinten in den Nacken.

Falls die Atmung jetzt nicht von selbst einsetzt, beginnen Sie abwechselnd nacheinander mit der Atemspende und der Herzmassage:
- Wenn Sie zu zweit sind, geben Sie 1 Atemzug und die zweite Person danach 5 Herzmassagen usw.
- Wenn Sie allein sind, geben Sie 2 Atemzüge und danach 15 Herzmassagen usw.

Atemspende: Bei Säuglingen mit Ihrem Mund gleichzeitig Nase und Mund des Kindes bedecken. Bei älteren Kindern die Nase des Kindes zuhalten und den Mund beatmen, indem Sie bei Säuglingen nur Ihre im Mund befindliche Luft, bei älteren Kindern die flach eingeatmete Luft ein-(bzw. zwei-)mal zur Hälfte spenden; denn in die Lunge kleiner Kinder paßt nur wenig Luft.

Herzmassage: Beide Hände auf das untere Brustbein legen und es fünf-(bzw. fünfzehn-)mal kurz und kräftig nach unten drücken. Anschließend wieder beatmen.

Erstickungsgefahr und Atemnot (durch Fremdkörper in den Atemwegen)

Symptome und Ursachen

Meist werden kleine rundliche Gegenstände versehentlich eingeatmet: am häufigsten Erdnüsse und Karottenstücke, seltener Bonbons, Popcorn und kleine Teile von Spielsachen.

Welche Symptome sich zeigen, hängt davon ab, wo das Teilchen hängengeblieben ist. Steckt es im Kehlkopfbereich und blockiert den gesamten Atemweg, so laufen die Kinder blau an und werden schließlich bewußtlos. Ist der Gegenstand kleiner, gelangt er weiter nach unten in die Bronchien und bedingt nur eine leichte oder gar keine Atemnot. Manchmal wochen- bis monatelang unerkannt, verursacht er dort gelegentliche Hustenanfälle und manchmal eine Lungenentzündung.

Erste Hilfe bei großen und kleinen Notfällen

Maßnahmen bei Luftnot

- Rufen Sie um Hilfe, damit eine zweite Person den Rettungswagen und eventuell ein Krankenhaus benachrichtigen kann.
- Ermuntern Sie das Kind zunächst, den Fremdkörper mit eigener Anstrengung durch Würgen, Husten und starkes Ausatmen wieder herauszuspucken.
- Gelingt das nicht, Säuglinge und Kinder bis zu 2 Jahren an den Füßen fassen, so daß der Kopf nach unten hängt, und mit der flachen Hand leicht zwischen die Schulterblätter klopfen.
- Größere, schwerere Kinder nach vorn beugen und über Ihr Knie oder einen Stuhlsitz legen, so daß Oberkörper und Arme nach unten hängen, und gleichfalls mehrere Male nicht zu kräftig mit der flachen Hand zwischen die Schulterblätter schlagen.
- Bleibt auch das erfolglos, umfassen Sie das stehende Kind von hinten in Höhe der Taille, machen Sie mit einer Hand eine Faust und legen Sie die andere darüber. Führen Sie mit den Händen mehrere längere, kräftige Stöße nach innen aufwärts zwischen Nabel und Rippenbogen aus. Hierdurch wird das Zwerchfell nach oben und damit Luft aus der Lunge gepreßt, die den Fremdkörper wieder herausdrücken soll.

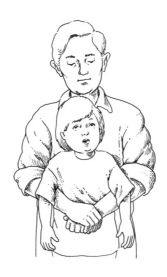

Bei Luftnot durch Fremdkörper in den Atemwegen

Erkrankungen

> Wenn das Kind bewußtlos ist, kann diese Maßnahme auch im Liegen erfolgen.
> ○ Ist durch diesen Griff der Fremdkörper gelockert worden, kann er durch Klopfen auf den Rücken bei herunterhängendem Oberkörper ganz herauskommen.

Wenn diese Rettungsmaßnahmen erfolglos sind, so schnell wie möglich mit dem inzwischen eingetroffenen Rettungswagen oder dem eigenen Auto ins nächste Krankenhaus fahren. Lassen Sie anrufen, daß es sich um einen Notfall handelt.

Vergiftungen und Verätzungen

Gifte und ätzende Stoffe unterscheiden sich in ihrer chemischen Zusammensetzung und wirken deshalb ganz unterschiedlich auf den Körper:

Gifte werden aus dem Darm ins Blut aufgenommen und bewirken nach etwa einer halben bis einer Stunde (manchmal auch später) im Körper unterschiedliche Störungen bis hin zu Bewußtlosigkeit und Atemstillstand.

Ätzende Stoffe gefährden sofort die Haut oder Schleimhaut von Auge, Mund, Speiseröhre und Magen, indem sie diese zerstören und tiefe Wunden hinterlassen können, die häufig zu starker Vernarbung neigen.

Vergiftungen

Symptome und Ursachen

Falls Sie nicht gerade dabei sind, wenn sich Ihr Kind etwas Giftiges in den Mund steckt, müssen Sie an diese Möglichkeit denken, wenn es folgende Symptome zeigt: Das Kind wird plötzlich schwer krank, ohne zu fiebern, ist bewußtlos, hat einen Krampfanfall oder plötzlich Atembeschwerden. Aber auch leichtere Beschwerden können auf eine Vergiftung hinweisen: Erbrechen, Durchfall, Benommenheit, Erregungszustände, Sehstörungen, Schweißausbrüche, Bauchschmerzen, Speichelfluß.

Die Ursachen sind häufig: Nikotin aus Zigaretten oder Zigaretten-

Erste Hilfe bei großen und kleinen Notfällen

kippen bzw. -asche, Pilze, giftige Beeren, Goldregenblüten, Benzin oder Tetrachlorkohlenstoff (Reinigungsmittel bei Fettflecken), Medikamente aller Art mit Ausnahme von homöopathischen Mitteln.

Maßnahmen, die zum Erbrechen führen

- Finger in den Hals stecken und Würgereflex auslösen oder
- Ipecacuanha-Sirup (rezeptpflichtig): 4 Teelöffel bei Kindern bis zu 2 Jahren, 6 Teelöffel bei älteren Kindern. Vorher auf jeden Fall möglichst viel Saft trinken lassen, der spätestens nach 30 Minuten wieder erbrochen wird.
  Nur in diesem Fall etwas zu trinken geben!
- Nach dem Erbrechen eventuell Kohlekompretten geben, die das Gift an sich binden, so daß weniger vom Körper aufgenommen werden kann.
- Kein Erbrechen auslösen, wenn das Kind bewußtlos ist, Benzin oder Lösemittel getrunken hat!

Fragen Sie beim Arzt oder einer Giftzentrale nach, wie gefährlich das Gift ist und ob Sie Ihr Kind ins Krankenhaus zur Magenspülung oder Beobachtung geben müssen.

Dazu müssen Sie wissen, was und wieviel das Kind wann geschluckt hat.

Giftzentrale Ihrer Stadt: Telefon ......
Auch die **Giftzentrale Göttingen** gibt Auskunft:
Telefon 05 51 / 1 92 40

Verätzungen

Maßnahmen

Gleichgültig ob es sich um eine Verätzung durch Säuren oder durch Laugen (einige Geschirrspülmittel für Maschinen, WC-Reiniger, Haushaltsreiniger) handelt:
- Sie müssen so schnell und soviel wie möglich mit Wasser spülen (äußere Verätzung) oder dem Kind Wasser bzw. Saft zu trinken geben (innere Verätzung), damit das ätzende Mittel verdünnt wird.

Erkrankungen

- Nach einer ersten Anwendung auf jeden Fall ins Krankenhaus fahren und die «verdünnenden» Maßnahmen während der Fahrt fortsetzen.
- Niemals die Kinder erbrechen lassen, da sonst die ätzende Flüssigkeit nochmals Schaden anrichtet!

Wichtig: *Vergiftungen:* Erbrechen lassen, nichts trinken.
Verätzungen: Trinken lassen, nicht erbrechen.

Insektenstiche

Wespen und Bienen

Sofort mit kaltem Wasser und Eisstücken Umschläge machen, Füße eventuell hoch lagern. Danach ein zweiter Umschlag oder die Stelle mit gehackten Zwiebeln, Zitrone, Calendula-Essenz oder «Systral»-Salbe einreiben.

Wenn das Kind in den Mund oder gar Schlund gestochen wurde, Zitronensaft geben, Eis lutschen lassen, antiallergische Tropfen, z. B. «Fenistil» oder Cortison, geben und auf die Atmung achten. **Bei Atembeschwerden sofort Arzt oder Krankenhaus aufsuchen.**

Stechmücken (Schnaken)

Mit Zwiebeln oder «Fenistil»-Gel einreiben oder eine Zwiebelscheibe darauflegen.

Beim Aufenthalt in einer stark mit Mücken verseuchten Umgebung können Sie das Kind vor Stichen schützen, indem Sie es unter ein Moskitonetz legen oder die ungeschützten Stellen mit Lavendelöl bzw. einer vom Apotheker nach folgendem Rezept angefertigten Mückentinktur einreiben:

ol. Citronelli	10,0
ol. Eucalypti	2,5
ol. Caryophylli	4,5
ol. Rosmarini	1,5
ol. Ricini	5,0
Alcohol isoprop. 90 %	ad 100,0

Notfalls nehmen Sie für Gesicht und Hände das nicht giftfreie «Autan».

Erste Hilfe bei großen und kleinen Notfällen

Zecken

sind 2 mm groß, bevor sie sich mit Blut vollgesaugt haben, und leben vor allem im Unterholz. In Norddeutschland können sie Überträger der *Borreliose* sein (innerhalb von 3 Wochen entsteht ein immer größer werdender, fadenförmiger roter Ring um die Einstichstelle. Borrelien sind Bakterien, die chronische Gelenkbeschwerden und Lähmungen hervorrufen können. Deshalb ist eine vorbeugende antibiotische Behandlung notwendig.

In Süddeutschland, Ungarn, Schweden können sie zur Frühsommer-Meningo-Enzephalitis (FSME) mit Grippe und Kopfschmerzsymptomen bis hin zur selten schweren Hirnentzündung führen. Da die Krankheitserreger Viren sind, gibt es keine wirksame Therapie.

Vorbeugende Maßnahmen

- Lange Kleidung anziehen.
- In den gefährlichen Gebieten Kleidung und Haut sofort nach einem Feld-, Wald- und Wiesenaufenthalt absuchen.
- Zecken so schnell wie möglich ohne vorherige Abtötung am besten mit einer Spezialpinzette herausdrehen, nicht ziehen!
- Karten mit Verbreitungsgebieten gibt es beim Arzt und in der Apotheke.
- Gegen FSME gibt es eine Impfung (siehe Seite 165).

Nasenbluten

Ursachen

Häufig tritt das Nasenbluten – besonders bei Kindern ab 4 Jahren – zu Beginn eines Schnupfens auf. Da das Kind meist nach einiger Zeit die harten, festsitzenden Blutkrusten beim Nasenbohren abreißt, kommt es erneut zum Nasenbluten.

Tritt das Nasenbluten sehr häufig auf, sollte das Kind vom Arzt auf eine Blutgerinnungsstörung untersucht werden.

Erkrankungen

Maßnahmen

Das Kind aufsetzen, den Kopf leicht vorbeugen lassen, Kältekompressen (nasser Waschlappen) auf Nacken und Stirn legen und die Nasenflügel etwa 3 Minuten lang zusammendrücken. Dadurch vermindert sich die Durchblutung, das restliche Blut kann durch den Rachen abfließen und heruntergeschluckt werden. Oft hilft auch Riechen an der Essigflasche.

Notfalls blutstillende «Clauden»-Watte in die Nase stopfen oder gefäßverengende Nasentropfen wie «Privin 1 : 2000» oder «Ellatun» geben.

Prellungen, Verstauchungen, Brüche

Die ersten Maßnahmen sollten Sie sofort vornehmen, gleichgültig, ob es sich um eine Prellung, Verstauchung oder um einen Bruch handelt. Wichtig ist zunächst, daß der Bluterguß nicht zu groß wird, daß die Schwellung zurückgeht und die Schmerzen nachlassen.

Dann erst sollten Sie prüfen, ob es sich um einen Bruch handeln könnte. Bei einem Bruch ist die Umgebung meist stark geschwollen, der Knochen schmerzt heftig beim Draufdrücken, das Kind mag kaum auftreten, humpelt längere Zeit bzw. schont den Arm.

Maßnahmen

- Die Verletzung wenig bewegen und belasten.
- Gliedmaßen hoch lagern und mit Umschlägen aus kaltem Wasser, eventuell mit Eiswürfeln oder essigsaurer Tonerde kühlen.
- Eine nicht zu feste Bandage anlegen und nach einigen Stunden erneuern, wobei eine Heparin-Salbe, z. B. «Heparin-ratiopharm» aufgetragen wird, damit sich der Bluterguß schneller zurückbildet.
- Bei Anzeichen für einen Bruch den Arzt aufsuchen.

Schluckauf

Beim Schluckauf handelt es sich um einen harmlosen Zwerchfell-Krampf, der irgendwann von selbst wieder verschwindet, aber schneller gelöst wird durch Ablenkung, Luftanhalten, Trinken oder Essen von Zucker. Beim Säugling können Sie versuchen, mit einer Vogelfeder oder Watte die Nase zu kitzeln. Wenn es gelingt, den Niesreflex auszulösen, ist der Schluckauf sofort beendet.

Schnitt-, Platz-, Schürf- und Bißwunden

Schnitt- und Platzwunden

Schnittwunden, tiefer als ½ cm und länger als 1 cm sowie große Platzwunden müssen innerhalb von 6 Stunden durch den Arzt geklebt oder genäht werden, sofern die Blutung nicht zum Stillstand kommt oder zu befürchten ist, daß die Narbe kosmetische Probleme schafft, weil die Wundränder auseinanderklaffen.

Bißwunden
Bißwunden durch Hunde oder Katzen sind besonders infektionsgefährdet, weil Keime aus dem Maul des Tieres tief in die Wunde gelangen. Deshalb sollten Sie lieber einen Arzt aufsuchen, der die Wunde gut reinigt und gegebenenfalls etwas eröffnet. Häufig muß der betreffende Körperteil für einige Tage mit einem festen Schienenverband ruhiggestellt werden.

Maßnahmen

- Verschmutzte Wunden mit abgekochtem Wasser oder Seifenwasser reinigen, Calendulaessenz oder z. B. «Betaisadona» auftragen und entweder an der Luft trocknen lassen oder verbinden, notfalls mit einem frisch gebügelten Tuch, das fast keimfrei ist.
- Blutet die Wunde stark, wird der verletzte Körperteil hoch gelagert

Erkrankungen

und ein sauberes, nicht fusselndes Baumwolltuch 5 bis 10 Minuten daraufgedrückt. Danach einen Druckverband anlegen und darauf achten, daß die Wundränder aneinanderliegen. Zehen und Finger können Sie gut mit einem Pflaster verbinden, das fest rundherum geklebt wird. Ansonsten formen Sie aus einem Teil einer Mullbinde ein festeres Knäuel, legen es auf die Wunde und befestigen es entweder mit einem Klebeband oder mit dem Rest der Mullbinde. Dabei dürfen die Gliedmaßen aber nicht so abgeschnürt werden, daß kein Blut mehr durch die Adern fließen kann.

- Blutende Wunden an der Lippe oder im Mund kommen meist von selber zum Stillstand und heilen ohne Naht oder desinfizierende Behandlung.

Vergewissern Sie sich, ob der Tetanus-Schutz noch ausreichend ist: Er hält nach zweimaliger Impfung mindestens ein Jahr und nach einer dreimaligen Impfung normalerweise 10 Jahre, lediglich bei Biß- und stark verschmutzten tiefen Wunden sollte die Impfung schon nach 5 Jahren wiederholt werden, da die Tetanusbakterien besonders häufig in Erde und Straßenstaub sowie im Maul von Tieren vorkommen.

Verbrühungen und Verbrennungen (auch Sonnenbrand)

Sofortmaßnahmen: Kaltwasserbehandlung

Verbrühte und verbrannte Körperbereiche sofort für mindestens 20 Minuten unter fließendes kaltes Wasser halten. Wenn sich Ihr Kind heiße Flüssigkeit auf die Kleidung gegossen hat, zunächst die kalte Brause zwischen die Kleider und die verbrühte Haut halten, bis alles abgekühlt ist. Erst dann die Kleider ausziehen und weiter mit Wasser so lange kühlen, bis der Schmerz nachläßt. Vorsicht vor Auskühlung!

Eventuell anschließend mit nassen Umschlägen weiterbehandeln.

Weitere Maßnahmen

- Großflächige, blasenbildende Verbrühungen/Verbrennungen am besten mit Alufolie bedecken oder mit einem sterilen Verbandstuch bzw. einem sauberen, möglichst gebügelten Handtuch oder Bettuch abdecken und zum Arzt oder ins Krankenhaus fahren.
  Keinesfalls Mehl, Salben, Zahnpasta oder sonst etwas auftragen!
- Kleinere oder nur gerötete Hautstellen z. B. mit «Combustin»-Salbe Weleda, Johanniskrautöl, Calendulasalbe oder z. B. «Fenistil»-Gel (wirkt antiallergisch) einreiben. Menthol 10 %-Talcum-Puder wirkt kühlend und schmerzlindernd.
- Besonders bei stärkeren Schmerzen oder bei starkem Sonnenbrand helfen acetylsalicylsäurehaltige Tabletten, z. B. «ASS-ratiopharm» oder «Aspirin» gegen die Schmerzen und die Entzündung.

Vorbeugung

Teekannen und heiße Töpfe nie in Reichweite von Kindern stehenlassen, Töpfe auf den hinteren Platten des Kochherds erwärmen, keine Tischdecke benutzen, weil diese mitsamt den heißen Flüssigkeiten heruntergezogen werden kann.

Kleinkinder sollten frühzeitig unter Aufsicht ausprobieren, daß Herd, Ofenplatten, Lampen, Bügeleisen und Kerzen heiß sein können und deshalb überhaupt nicht angefaßt werden dürfen.

Verschlucken von Fremdkörpern

Symptome und Ursachen

Falls Sie beobachtet haben, daß Ihr Kind einen kleinen Gegenstand verschluckt hat und ungestört weiterspielt, brauchen Sie sich keine Sorgen zu machen, denn normalerweise werden alle, auch spitze Gegenstände, vom Körper mit einer Schleimschicht umhüllt und innerhalb einer Woche wieder mit dem Stuhl ausgeschieden, ohne daß sie irgendwo steckenbleiben oder etwas verletzen. Wenn der Gegenstand aber relativ groß

Erkrankungen

(z. B. markstückgroß) oder sehr spitz ist, kann er im Hals oder in der Speiseröhre steckenbleiben und Würgereiz, Schmerzen im Hals oder hinter dem Brustbein und Schluckbeschwerden auslösen.

Ganz selten können große, lange Gegenstände, z. B. Zahnstocher und Sicherheitsnadeln nicht durch den Magen hindurch in den Darm gelangen und verursachen Erbrechen und Bauchschmerzen.

Maßnahmen

- Steckt der Gegenstand im Hals oder in der Speiseröhre und macht stärkere Beschwerden, gehen Sie sofort zum Hals-Nasen-Ohren-Arzt. Vorher sollten Sie dem Kind noch einen Finger in den Hals stecken, damit es erbricht, vielleicht geht so der Gegenstand schon ab.
- Klagt das Kind lediglich über Druck in der Brust, dann wird der Gegenstand schneller in den Magen befördert, wenn Sie ballaststoffreiche, stopfende Nahrung geben: Am besten wirken Sauerkraut, Apfelmus mit einem stark verkleinerten Papiertaschentuch bzw. Watte vermengt, Kartoffelbrei oder Volkornbrot.
- Entspricht der Gegenstand in der Größe einem Markstück oder einem Zahnstocher, und hat das Kind keine Beschwerden, sollten Sie zunächst eine Woche abwarten, ob er wieder ausgeschieden wird, wozu der Stuhl durchsiebt werden kann. Das brauchen Sie bei kleineren rundlichen Gegenständen nicht zu tun.
- Batterien müssen im Krankenhaus entfernt werden.

Zahnschmerzen

Bei kranken Zähnen
Mit Nelkenöl getränkte Watte auf den Zahn, nicht jedoch auf das Zahnfleisch drücken oder Gewürznelke mit dem Zahn kauen lassen. Notfalls eine leichte Schmerztablette geben. Möglichst bald zum Zahnarzt gehen.

Erste Hilfe bei großen und kleinen Notfällen

Beim Zahndurchbruch
- Veilchenwurzel aus der Apotheke zu kauen geben.
- Einige Gewürznelken zu einem mirabellengroßen Ball in ein Tuch einwickeln und das Kind darauf herumbeißen lassen. Befestigen Sie diesen Ball sicherheitshalber an einem Gummiband an der Kleidung, damit er nicht verschluckt wird. Es geht auch mit einem in Nelkenöl getränkten Tuch.
- Reiben Sie das Zahnfleisch mit den homöopathischen «Escatitona»-Tropfen ein, oder geben Sie bis zu stündlich 5 Perlen «Osanit».

Erkrankungen

Vorbeugende Maßnahmen

Vitamin D gegen Rachitis

Als Rachitis bezeichnet man eine Erweichung der Knochen, die sich beim Baby zunächst mit Unruhe, Schlafstörungen, Mißlaunigkeit, häufigen Infekten und Schwitzen am Hinterkopf ankündigt. Später verformen sich die Knochen.

Rachitis ist die Folge von Calciummangel in den Knochen, der entweder durch falsche Ernährung, weitaus häufiger aber durch den Mangel von Lichteinwirkung auf die Haut entsteht. Denn nur mit Hilfe von direktem oder indirektem Sonnenlicht (ein wenig auch durch die Fensterscheibe) kann sich im Blut Vitamin D bilden, das dafür verantwortlich ist, daß das in der Nahrung enthaltene Calcium über den Darm ins Blut aufgenommen und in die Knochen eingebaut wird.

Ist zuwenig Vitamin D vorhanden, kommt es nicht nur zu einem Wachstumsstillstand, sondern sogar zu einer Knochenrückbildung, da das Calcium wieder aus dem Knochen gelöst und für andere Organe verbraucht wird.

Der Tagesbedarf an Vitamin D für Säuglinge beträgt 400 Einheiten (E), wovon 100 E durch Muttermilch oder ca. 360 E durch 600 g adaptierte Fertigmilch gedeckt werden. Der Rest muß entweder künstlich zugeführt oder durch Lichteinwirkung produziert werden, wobei im Sommer 15 Minuten Sonnenbestrahlung des Gesichtes und der Hände bzw. 30 bis 60 Minuten indirektes Sonnenlicht genügen. Von Oktober bis März ist die Sonnenstrahlung in Deutschland nicht stark genug. In der sonnenreichen Jahreszeit wird aber Vitamin D in der Haut gespeichert, um im Winter zur Verfügung zu stehen.

Maßnahmen

Die offizielle Empfehlung lautet auf eine Gabe von 500 Einheiten Vitamin D pro Tag ab 3. Lebenswoche bis zum Ende des 2. Lebensjahres. Dies gilt für Kinder, die weder Muttermilch noch fertige Säuglingsmilch erhalten und wenig ans Licht kommen.

In allen anderen Fällen kann die Menge reduziert werden, da eine Überdosis zu erhöhten Calcium- und Phosphatkonzentrationen im Blut und damit zu einer verfrühten oder erhöhten Kalkeinlagerung in Knochen, Zähnen und Gewebe führen kann. Das wiederum könnte einen zu frühen Fontanellenschluß und Zahndurchbruch zur Folge haben.

Daher empfehle ich, den Kindern, die mit Muttermilch oder industriell hergestellter Säuglingsmilch ernährt werden,

- eine halbe «Vigantolette» von 500 E (also 250 E) pro Tag und nur an den dunklen und regnerischen Tagen (nicht an sonnigen Tagen) des ersten Jahres und bei im Winter geborenen Kindern noch im zweiten Winter zu geben.
- Statt dieser chemo-synthetisch hergestellten Tablette können auch natürliche, aus der Fischleber gewonnene Produkte gegeben werden:
  - «D-Mulsin»-Tropfen (1 Tropfen = 250 E), jeden Tag ein Tropfen.
  - Lebertran ist wegen der Schadstoffbelastung nicht zu empfehlen.

Fluor gegen Karies

Symptome und Ursachen

Karies oder «Zahnfäule» zeigt sich zuerst in braunen Löchern zwischen den oberen Schneidezähnen, später können auch alle anderen Zähne, insbesondere die Kauflächen der Backenzähne und die unter den Milchzähnen entstehenden zweiten Zähne, zerstört werden.

Karies wird hervorgerufen durch Mundhöhlenbakterien, die aus Zucker einerseits filzartige Zahnbeläge und zum anderen unter diesen Belägen aus allen Zuckerarten Säuren bilden, die den Zahnschmelz entkalken und dadurch zerstören.

Erkrankungen

Kein Zucker – keine Karies!

Fluor vermag mit dem Kalk des Zahnes eine harte Verbindung einzugehen, die gegen Säuren widerstandsfähiger ist und somit mehr Zucker in der Nahrung erlaubt. Außerdem hemmt es schädliche milchsäurebildende Bakterien. Durch Fluor kann Karies also verhindert oder gebremst, nicht aber geheilt werden. Andererseits schützt eine frühe kurzfristige Fluorgabe nicht vor späterer Karies, da das Fluor schon nach 5 Tagen wieder aus dem Zahn verschwindet, wenn es nicht ständig eingenommen wird.

Maßnahmen

In den meisten Fällen stimme ich der offiziellen Empfehlung nicht zu, eine Fluor-Tablette täglich bis zum 12. Lebensjahr zu geben. Zwar führt die tägliche Fluorgabe zu einer Abnahme der Karies um 50 Prozent; sie verhindert aber auch eine Änderung der Eßgewohnheiten, nämlich den Zuckerverbrauch stark einzuschränken, der sich nicht nur auf die Zähne, sondern auch auf die Gesundheit des gesamten Organismus schädlich auswirkt (siehe auch Seite 160).

Das Kariesrisiko ist bei zuckerarmer, gesunder Ernährung mit höchstens 10 % wesentlich geringer als bei stärkerem Zuckerkonsum plus Fluortabletten. Überdies führt das Fluor nicht nur zu einer erwünschten Härtung der Zähne, sondern auch zu einer unerwünschten Härtung der Knochen und damit zu geringerer Flexibilität; ansonsten sind bisher noch keine sicheren Nebenwirkungen des Fluors bekannt.

Fluor sollte nur dann genommen werden, wenn eine Karies tatsächlich droht oder bereits aufgetreten ist, sei es, weil die Eltern den Zuckerkonsum nicht bremsen konnten, sei es, weil die Zahnsubstanz oder die Zahnpflege sehr schlecht waren.

○ **Ernährung**

Achten Sie darauf, daß genügend fluorhaltige Nahrungsmittel gegessen werden wie Fisch, Getreide, Kleie, Milch, Käse, Obst, Gemüse und schwarzer Tee (2. Aufguß, sonst regt er zu sehr an). Im Zweifelsfall verwenden Sie mit Jod und Fluor angereichertes Speisesalz.

Trösten Sie den Säugling nicht ausschließlich oder allzu oft durch

Stillen, da die süße Milch leicht an den Zähnen haftenbleibt bzw. durch das Zahnfleisch die Zahnanlagen erreicht. Geben Sie möglichst auch keine Beruhigungsfläschchen zwischendurch mit Milch, Saft, Tee oder Wasser. Denn abgesehen vom Verzicht auf (Frucht-)Zucker schützt nur der unverdünnte Speichel dauerhaft vor Karies.

Kleinkinder sollten keine zuckerhaltigen Getränke, Obst und Süßwaren zwischen den Mahlzeiten und vor dem Schlafengehen zu sich nehmen. Neuerdings gibt es sogenannte zahnfreundliche Süßwaren. Sie ermöglichen teilweise einen erfreulichen Mittelweg, sollten aber weniger süß schmecken, d. h. keinen Süßstoff enthalten, da sie sonst die Sucht nach Süßem weiter fördern.

○ **Zahnpflege**

Das Zähneputzen muß für Kinder ab etwa 2 Jahren zu einem freudigen und spielerischen Ereignis werden. Loben und belohnen Sie das Kind dafür, üben Sie aber keinen Druck aus, der lediglich dazu führt, daß das Zähneputzen zu einer leidigen Pflicht wird, die es möglichst häufig zu umgehen gilt. Zumindest nach dem Frühstück und vor dem Zubettgehen sollte das Zähneputzen für Ihr Kind eine Selbstverständlichkeit werden. Die Zahnbürste muß relativ weiche künstliche Borsten haben. Die Zahnpasta (z. B. «Blendi»-Gel, «Lavera», «Fluorin für Kinder») sollte kaum Schäumungsmittel, keinen Bakterienvernichter, Zahnaufheller oder Fluorzusatz enthalten. Fluor ist bei Bedarf möglich, aber erst dann, wenn die Kinder die Zahnpasta nicht mehr herunterschlucken.

Vitamin K gegen Blutungen

Symptome

In den ersten 4 Monaten können bei Säuglingen, die ausschließlich Muttermilch bekommen, kleinere oder größere Blutungen in Haut, Magen, Darm und häufig auch im Gehirn auftreten. Ohne Vitamin-K-Gabe rechnet man mit etwa 32 Hirnblutungen pro Jahr in Deutschland.

Ursachen

Diese Blutungen haben ihre Ursache in einem Mangel an Vitamin K, der bei 40 % der Frühgeburten und bei einem kleineren Prozentsatz voll gestillter Säuglinge festgestellt werden kann. Er entsteht entweder aus einem zu hohen Bedarf an Vitamin K oder einer zu geringen Aufnahme. Bei Säuglingen, die mit adaptierter, also mit Vitamin K angereicherter Milch ernährt werden, hat man bisher keine Blutungen festgestellt.

Maßnahmen

Bei der U1 am 1. Tag, bei der U2 und U3 werden jeweils 2 Tropfen «Konakion» von der Hebamme oder dem Kinderarzt verabreicht.

Augentropfen

Auf die Silbernitrat-Augentropfen nach der Geburt kann verzichtet werden, wenn die Mutter auf Gonokokken (Tripper) untersucht wurde. Falls durch einen Spezialabstrich Chlamydien bei der Mutter gefunden wurden, sollte mit einer antibiotischen Augensalbe behandelt werden. Ich würde aber davon abraten, jedem Neugeborenen irgendwelche Augentropfen zu geben, da hierdurch leicht chronische Augenentzündungen entstehen können. Die idealen Augentropfen gibt es derzeit nicht.

Impfungen

Angesichts der Fülle von für notwendig erachteten Impfungen und des damit verbundenen wirtschaftlichen Interesses von Pharmaindustrie und Ärzten versuchen viele Eltern, sich selbst über die Notwendigkeit von Impfungen klarzuwerden:

Auf der einen Seite finden sie die immer umfangreicheren Vorschläge der deutschen Impfkommission, welche die Verminderung bzw. Ausrottung einzelner Krankheiten bei der Gesamt- bzw. Weltbevölkerung im Auge haben, also vorwiegend gesundheitspolitisch denken. Ziel ist es, alle schweren oder unangenehmen Krankheiten «wegzuimpfen». Wenn dies gelingen soll, müssen weltweit fast alle Menschen geimpft werden, was ohne Impfzwang unrealistisch ist. Lassen sich nur wenige impfen, besteht die Krankheit in der Bevölkerung fort und kann bei abgelaufenem Impfschutz im Erwachsenenalter zu erneuter Infektion führen.

Auf der anderen Seite predigen einige Heilpraktiker, daß fast alle Übel dieser Welt durch unterdrückte Krankheiten infolge von Impfungen zu erklären seien. Richtig ist aber, daß sich unser Immunsystem an die meisten bestehenden Krankheiten angepaßt hat und dadurch immer stärker geworden ist.

Irgendwo dazwischen stehen die verunsicherten Eltern, die für ihr eigenes Kind nur das Beste möchten: Ganz ängstliche Eltern wollen gar nichts oder wegen der Krankheitsfolgen alles impfen. Pragmatiker wollen «nur das Nötigste». Aber auch sie wollen bei näherem Hinsehen nicht das geringste Risiko eingehen, sondern verdrängen es nur. Ein nicht geimpftes Kind, das z. B. Masern durchmacht, hat lebenslangen Schutz und sicherlich ein stärkeres Abwehrsystem. Aber wollen Eltern dafür das, wenn auch seltene Risiko eingehen, daß ihr Kind unwiederbringlich behindert wird? Wenn man nur wüßte, wo insgesamt das geringste Risiko wirklich wäre. Die vorhandenen Widersprüche können nicht aufgelöst werden. Pro und Kontra gilt es nach wie vor kritisch abzuwägen. Letztlich ist die Elternentscheidung gefragt:

- Wenn Sie nur gegen die schweren bzw. tödlichen Krankheiten impfen wollen: 3 × Diphtherie-Tetanus-HIB + Polio als Säugling,
  1 × Masern ab 10, Mumps ab 12 Jahren (bei Jungen), Röteln ab 12 Jahren (bei Mädchen),
  3 × Hepatitis B ab 12 Jahren.
- Wenn Sie einen wochenlangen nächtlichen Keuchhusten nicht durchstehen können:
  4 × Keuchhusten als Säugling.
- Bei Angst vor Masern:
  1 × Masern als Kleinkind.
- Ganz vorsichtige Eltern wollen alles einzeln impfen lassen, weil sie auf weniger Nebenwirkungen hoffen. Das bedeutet aber endlose

Erkrankungen

Arztbesuche und viele Spritzen. Zudem wird das Risiko der Unverträglichkeit eher größer, weil für jede Einzelimpfung dieselbe Menge an Begleitsubstanzen, wie Antibiotika, Quecksilber, Aluminium und viele weitere Hilfsstoffe, mitgespritzt wird. Einzelimpfungen würde ich nur bei familiärer Immunschwäche in Erwägung ziehen. Sonst empfehle ich also Kombinationsimpfungen.

◦ Der Zeitpunkt richtet sich danach, wogegen Sie impfen lassen wollen, ob Sie stillen und wie hoch die Ansteckungsgefahr ist (z. B. Babyschwimmen). Die Devise sollte lauten: So früh wie nötig, so spät wie möglich.

Tuberkulose-Impfung

Tuberkulose macht normalerweise jeder zweite Mensch in leichter Form unbemerkt durch und bildet dabei Abwehrstoffe. Manchmal kann es zu mehr oder minder schweren Erkrankungen kommen, die auch mit mehreren Antibiotika nur schwer behandelt werden.

Voraussetzung für die Impfung ist der Nachweis, daß der Organismus frei von Tuberkuloseabwehrstoffen ist, was in den ersten 6 Wochen nach der Geburt generell der Fall ist.

Einige Kliniken fordern auch einen negativen Aids-Test der Mutter, da abwehrschwache Personen nicht geimpft werden dürfen.

Offiziell wird heute empfohlen – und dem kann ich mich anschließen –, auf eine allgemeine Impfung aus folgenden Gründen zu verzichten:

◦ geringe Verbreitung der Krankheit,
◦ geringer Impfschutz, d. h. höchstens 17 % und kurze Immunität, d. h. bis zu 5 Jahren,
◦ erschwerte Diagnosemöglichkeit,
◦ häufig auftretende Impfkomplikationen in Form eines Anschwellens des Lymphknotens in der Leiste, was normalerweise harmlos ist, wenn die Schwellung leicht und von der Größe einer Bohne ist. Bisweilen kommt es zur Vereiterung und erfordert dann einen operativen Eingriff in ca. 2 von 1000 Fällen. Eine Vereiterung der Knochen kommt sehr selten vor.

Eine Impfung ist heute nur noch dann zu empfehlen, wenn das Risiko einer Infektion zu den eventuellen Impfkomplikationen in einem angemessenen Verhältnis steht, d. h. wenn in unmittelbarer Umgebung offene, d. h. ansteckende Tuberkulose vorkommt oder ein längerer Auslandsaufenthalt, etwa in Ländern der Dritten Welt, geplant ist. Nicht impfen, nur weil die Familie in einem Stadtteil mit vielen Ausländern lebt oder arbeitet.

Zecken-Impfung
Diese Impfung war in Süddeutschland vor allem ein riesiges Geschäft, sie wird heute nur in Gebieten mit hoher Erkrankungsrate (siehe Seite 151) empfohlen, selten als Urlaubsimpfung. Das Risiko einer schweren Erkrankung ist besonders für Kinder minimal und die Impfung besonders für Erwachsene häufig mit schweren Nebenwirkungen verbunden. Es wird 3 × geimpft.
  Gegen die in Norddeutschland von Zecken übertragene Borreliose gibt es bald eine Impfung.

Diphtherie-Tetanus-HIB-Keuchhusten-, Hepatitis-B- und Polio-Impfung
Offiziell wird diese kombinierte Impfung zum frühestmöglichen Zeitpunkt, nämlich Ende des 2. Lebensmonats, empfohlen. Da das Abwehrsystem noch nicht zuverlässig reagiert und mütterliche Abwehrstoffe den Impferfolg verhindern können, wird zur Grundimmunisierung 4 × geimpft (Hepatitis B und Polio nur 3 ×). Bei späterem Beginn muß außer Keuchhusten nur 3 × geimpft werden, und eine Auffrischimpfung genügt nach 10 Jahren.

- *Diphtherie*
  Diphtherie ist eine oft tödliche Halsentzündung, die in Deutschland sehr selten geworden ist, in Rußland aber wieder gehäuft auftritt.

- *Tetanus (Wundstarrkrampf)*
  Tetanus-Bakterien leben in warmer Erde und vertragen keinen Luftsauerstoff. Gefährlich sind also nur tiefe Verletzungen, in die Schmutz eingedrungen ist, auch durch Splitter, Nägel oder Bißwunden. Nichtgeimpfte erhalten bei solchen Verletzungen eine Doppelspritze, die auch ein Tetanus-Gegenmittel zur passiven Immunisierung enthält. Dies sollte aber durch rechtzeitige Impfung vermieden werden, da es sich um ein Blutprodukt handelt und man nicht sicher über dessen Reinheitsgrad sein kann.

- *HIB (Haemophilus influenzae Typ B)*
  HIB-Bakterien verursachen normalerweise eine Grippe oder Mittelohrentzündung. Bis zum 5. Lebensjahr hatten die meisten Kinder

Erkrankungen

diese Erkrankung früher ein- oder zweimal durchgemacht, da in den ersten 18 Monaten oft keine bleibenden Abwehrstoffe gebildet werden können. Es kam aber öfter zu schweren Komplikationen in Form von Hirnhaut- oder Kehldeckelentzündungen. Kinder unter 2 Jahren bekommen eher eine Hirnhautentzündung, Kinder über 2 Jahren eher eine Kehldeckelentzündung, die zum Ersticken führen kann. In Deutschland starben jährlich mehr als 100 Kinder an HIB.

Bislang bestehen nur Vermutungen über die Dauer des Impfschutzes (ca. 5 Jahre). Unsicher ist auch die Zahl der Komplikationen bei älteren Kindern und Erwachsenen, bei denen der Impfschutz vorüber ist. Ich empfehle die Impfung (bei Ungestillten ab 2. Monat, bei Gestillten ab 6. Monat) trotzdem, weil so jedenfalls die Komplikationen in den ersten Jahren verhindert werden, wo sie wohl am schwersten verlaufen.

- *Keuchhusten*
Keuchhusten kann speziell bei jungen Säuglingen sehr unangenehm sein. Besonders in den ersten 6 Monaten kann es – wenn auch sehr selten – zum tödlichen Atemstillstand kommen. Die Impfung wird allerdings erst nach 3 Monaten wirksam, d. h. zu einem Zeitpunkt, an dem der Keuchhusten heute kaum noch gefährlich ist. Die Eltern müssen entscheiden, ob sie sich und dem Kind die manchmal unangenehmen Wochen und Monate des starken Hustens ersparen wollen.

Der Impfschutz hält 8 bis 10 Jahre. Wird der Keuchhusten natürlich durchgemacht, besteht auch hier nicht immer ein lebenslanger Schutz. Die Impfung verhindert allerdings nur die Keuchhustenanfälle, weshalb die Geimpften an den Keuchhusten-Bakterien mit einer «Erkältung» erkranken können und dann unbemerkt ansteckend sind.

- *Hepatitis B*
Hepatitis B ist in Deutschland noch selten. Diese Form der Gelbsucht wird durch Blut, Speichel, Samen- oder Scheidenflüssigkeit übertragen, aber nur, wenn das Virus direkt in eine blutende Wunde gerät (z. B. blutendes Zahnfleisch, verletzte Scheide). Fast alle Infektionen werden bei der Geburt (wenn die Mutter Hepatitis B hat) oder durch Geschlechtsverkehr übertragen. Da diese Gelbsucht häufig zu schweren chronischen Leberleiden führt, soll sie weltweit bekämpft werden.

Der Impfschutz nach dreimaliger Impfung hält mindestens 20

Jahre. Eine Impfung wäre am praktikabelsten mit einem Kombinationsimpfstoff gleich als Säugling.
Ab der Vorpubertät ist die Impfung normalerweise ausreichend.

- *Polio (Kinderlähmung)*
Polio führt bei jeder hundertsten Erkrankung zu Lähmungen, besonders von Armen oder Beinen.
Da die Schluckimpfung mit Lebendviren erfolgt, werden 6 bis 8 Wochen lang nach der 1. Impfung Viren im Kot ausgeschieden. Manchmal sind diese Viren wieder aggressiver als die Impfviren und können Ungeimpfte und alte Menschen anstecken. Dies passiert in Deutschland 1 × pro Jahr. Deshalb können Eltern ihre Impfung zusammen mit dem Säugling einmal auffrischen lassen.
Vorsicht vor Babyschwimmen bei Ungeimpften! Es ist erst 2 Wochen nach der 2. Impfung erlaubt.
1–4 × pro Jahr kommt es zu einem schweren Polio-Impfschaden mit Lähmungen. Deshalb und weil es Polio bei uns kaum noch gibt, wird man demnächst wieder eine ungefährliche zweimalige Spritz-Impfung im Abstand von 2 Monaten mit abgetötetem Impfstoff einführen, der das Individuum voll schützt. Eine zusätzliche spätere Schluckimpfung wäre dann ungefährlicher und könnte nach 5 Jahren der Auffrischung dienen. Vorher würde sie nur verhindern, daß sich natürliche Polio-Keime vermehren und Ungeimpfte angesteckt werden können.

Masern-Mumps-Röteln-Impfung
- *Masern*
Das Ziel einer Impfung ist im wesentlichen die Vermeidung einer Hirnentzündung durch die Masernviren. Sie tritt bis zum 10. Lebensjahr relativ selten auf, d. h. bei 15 000 Masernerkrankungen kommt in Deutschland nur ein Fall von Hirnentzündung vor, der wiederum nur in jedem dritten Fall zu bleibenden Schädigungen führt, so daß es also bei 45 000 Erkrankungen zu einem Fall mit bleibenden Schädigungen kommt. Ab dem 10. Lebensjahr nimmt die Masernerkrankung einen schweren Verlauf, es kommt auch häufiger zu Hirnentzündungen, d. h. ein Fall bei 1000 Erkrankungen. Die offizielle Empfehlung geht dahin, nach dem 12. bis 15. Lebensmonat eine Masernimpfung durchzuführen. Wegen einzelner Impfversager wird eine erneute Impfung

Erkrankungen

ab zwei Monate nach der ersten oder mit 12 Jahren vorgeschlagen. Wirkliche «Auffrischimpfungen» sind bei Masern selten erfolgreich und deshalb nicht geplant (siehe Seite 64).

Für eine *Impfung erst mit 10 Jahren* sprechen folgende Erwägungen:

1. Ein zuverlässiger Impfschutz besteht nur für 5 bis 20 Jahre, d. h. nicht lebenslang. Die Impfung wird seit 1968 durchgeführt. Jeder Geimpfte muß mit einer Erkrankung im Erwachsenenalter rechnen, was neuerliche Masern-Epidemien im total durchgeimpften Amerika zeigen.
2. Es besteht das Risiko – wenn auch nicht sehr ausgeprägt – allergischer Reaktionen der Haut, der Atemwege und des Kreislaufes auf das Hühnereiweiß des Impfstoffes.
3. Eine Stärkung des Immunsystems zur Abwehr von Erregern bzw. anderen Erkrankungen (Viruserkrankungen, eventuell Krebszellen, sicher aber die gefährliche Nierenerkrankung in Form des «nephrotischen Syndroms») entfällt, wenn der Ausbruch einer Masernerkrankung in einem Alter verhindert wird, in dem die Krankheit relativ risikoarm abläuft, dennoch aber lebenslange Immunität bewirkt.
4. Geimpfte Mütter können den Säuglingen nicht den Schutz gegen eine Erkrankung an Masern mitgeben, wie es Müttern möglich ist, die sich eine Immunität beim Durchgang durch die Masernerkrankung erwerben.
5. Es sind sehr schwere Fälle von «atypischen Masern» nach Impfungen aufgetreten, wahrscheinlich, weil der Impfstoff verdorben war.
6. Zur Zeit sind 50 bis 60 % der Kinder gegen Masern geimpft. Eine Rechnung ergab, daß es für alle geimpften und nicht geimpften Kinder gefährlicher ist zu impfen als nicht zu impfen, solange nicht mindestens 65 % der Kinder geimpft sind.

Das Risiko bei Masernerkrankung muß also gegen die negativen Seiten der Impfung individuell abgewogen werden. Falls das Kind bis zum 10. Lebensjahr noch keine Masern hatte, sollte die Impfung in jedem Fall durchgeführt werden.

- *Mumps*

Die offizielle Empfehlung geht dahin, die Kinder außer gegen Masern und Röteln ab dem 12. Monat auch gegen Mumps zu impfen, um

Impfplan

Alter	Offizieller Impfplan 1997	Meine Empfehlung
1.–6. Woche	Tuberkulose (nur bei Risiko)	nur bei ansteckender Tuberkulose in der direkten Umgebung
2 Monate	Diphtherie-Tetanus-HIB-Keuch-husten-Hepatitis B-Polio (1. Impfung)	–
3 Monate	Di.-Tet.-HIB-Kh. (2. Impfung)	Impfbeginn bei Ungestillten
4 Monate	Di.-Tet.-HIB-Kh.-Hep.B-Polio (3. bzw. 2. Impfung Hep.B-Polio)	–
6 Monate	–	Di.-Tet.-HIB-(Kh.?)-Polio (1. Impfung bei Gestillten)
7 Monate	–	(Kh?)
8 Monate	–	Di-.Tet.-HIB-(Kh?)-Polio (2. bzw. 3. Impfung)
13 Monate	Di.-Tet.-HIB-Kh.-Hep.B-Polio-Schluckimpfung (4. bzw. 3. Impfung) 1. Masern-Mumps-Röteln	–
15 Monate	2. Masern-Mumps-Röteln	
1½–2 Jahre	–	Di.-Tet.-HIB-Kh (?) + Polio-Schluckimpfung (?) (3. bzw. 4. Impfung)
6 Jahre	Di-.Tet. (Auffrischimpfung)	–
10 Jahre	–	Masern (falls nicht durchgemacht oder geimpft)
ca. 12 Jahre	Di.-Tet- + Polio (2. bzw. 1. Auffrischimpfung Polio) 2. Masern-Mumps-Röteln (falls nicht früher erhalten) Hepatitis B (falls nicht früher erhalten)	di.-Tet. + Polio (Auffrischimpfung) Röteln (nur bei Mädchen) bzw. Mumps (nur bei Jungen), falls nicht durchgemacht) Hepatitis B (3 Impfungen, nach 1 und 6 Monaten)

Komplikationen in Form von Entzündungen der Hoden bzw. Eierstöcke, des Innenohres, der Bauchspeicheldrüse und der Gehirnhäute zu vermeiden.

Nach meiner Meinung sollte die Impfung gegen Mumps jedoch erst kurz vor Eintreten der Pubertät, d. h. etwa mit 13 Jahren, oder auch schon zusammen mit Masern im Alter von 10 Jahren vorgenommen werden, da es erst von dieser Zeit an zu ernsthaften Komplikationen, insbesondere der Hoden, in selteneren Fällen auch der Eierstöcke kommen kann. Eine eventuelle Hirnhautentzündung bei Mumps ist fast immer leicht, ebenso eine Entzündung der Bauchspeicheldrüse. Die Innenohrschwerhörigkeit tritt sehr selten auf.

- *Röteln*
Es genügt, Mädchen im Alter der Pubertät zu impfen, sofern sie bis dahin nicht an Röteln erkrankt waren. Wenn Röteln nämlich gleichzeitig mit einer Schwangerschaft auftreten, kann es zu schweren Mißbildungen des Embryos kommen.

Die Impfung ist aber nur ein Notbehelf, da der Impfschutz unsicher ist. Die Dauer des «Impfschutzes» wird mit 18 Jahren angegeben. Trotzdem kann die Hälfte der Geimpften ohne äußere Krankheitszeichen an Röteln erkranken gegenüber 5 % der Frauen mit natürlicher Immunität. Das Risiko für das Kind liegt bei Wiedererkrankung bei 5 bis 10 %. Bei Rötelnkontakt sollten Schwangere deshalb immer 1 bzw. 2 Blutuntersuchungen durchführen lassen.

Die seelische Entwicklung

Die seelische Entwicklung

Einleitung

Über die seelisch-geistige Entwicklung von Kindern gibt es eine Fülle von Literatur mit sich zum Teil widersprechenden Ansätzen. Besonders die Frage nach den Einflüssen von Erbanlagen und Umwelt ist in den letzten beiden Jahrzehnten intensiv diskutiert worden.

Insgesamt neigt die Entwicklungspsychologie derzeit wieder mehr zu der Meinung, daß das Kind die meisten Fähigkeiten in seinen Anlagen mitbringt. Die Umwelt kann diese zwar wecken, beeinflussen und in gewissen Grenzen fördern, aber die Euphorie von der «Machbarkeit der Erziehung» ist weitgehend abgeklungen.

Meine Ausführungen sind geprägt von eigenen Erfahrungen, die aus einer Zeit des Umbruches und des Zweifels an den überlieferten Werten des Menschenbildes stammen. Ich habe zugleich versucht, aus alten und neuen Veröffentlichungen diejenigen Aussagen herauszugreifen, die unter den heutigen Zeitumständen Anspruch auf Gültigkeit haben. Dabei beziehe ich mich im wesentlichen auf die Schriften von PIAGET, ERIKSON, BETTELHEIM, REMPLEIN, SCHENK-DANZINGER und KAGAN.

Entsprechend dem Stammbaum der Evolution der Menschheit bis zum heutigen Tage durchläuft jedes Kind die immer *gleichen Stufen* seelisch-geistiger Entwicklung *in immer derselben Reihenfolge*, vergleichbar mit dem Kreislauf der Jahreszeiten. Diese Abfolge ist in den Erbanlagen festgelegt, die das Gehirn zunehmend ausreifen lassen und überall auf der Welt etwa den gleichen Zeitplan einhalten.

Wäre allerdings die von der Natur vorgegebene gleiche zeitliche Abfolge allein verantwortlich für die Entwicklung, gäbe es keine größeren *individuellen Unterschiede* zwischen den Kindern. Drei Gegebenheiten bedingen diese Unterschiede: das angeborene, individuelle Temperament, die angeborenen unterschiedlichen Begabungen und die Erfahrungen im Verlauf des Lebens, wobei jeder Mensch bestimmte Erfahrungen «anzuziehen» scheint.

Einleitung

Obwohl die Entwicklungsschritte, potentielle Begabungen und gewisse Temperamentseigenschaften vorgegeben sind, bedarf es doch der Umwelterfahrungen, diese zu wecken. Dadurch ermöglicht die Natur eine gewisse Anpassung der Kinder an ihre jeweiligen Lebensumstände. Zur Veranschaulichung der *verborgenen Reifung* schildere ich eine Untersuchung von SCHENK-DANZINGER, die 1931 von ihr in Albanien durchgeführt wurde: Die albanischen Mütter pflegten damals ihre Säuglinge während des 1. Lebensjahres mit einem Band umwickelt in der Wiege im Dunkel der Hütten liegen zu lassen. Zudem war das Gesicht meist mit einem Tuch verdeckt. Zwischendurch schäkerten und sprachen die Erwachsenen gelegentlich mit dem Säugling. Zum Stillen beugte sich die Mutter über die Wiege. Nur einmal täglich wurden die Kinder zur Reinigung aus der Wiege genommen. Sie genossen die kurze Frist der Bewegungsmöglichkeit offensichtlich und reagierten mit Schreien auf jedes neuerliche Festgebundenwerden. Dieses veranlaßte die Mutter, das Gesicht des Kindes mit einem Tuch zu bedecken und die Wiege mit dem Fuß so lange zu schaukeln, bis das Kind endlich verstummte. Diese Kinder wurden untersucht. Zu Beginn hatten sie schlaff herabhängende Arme und Beine, waren völlig passiv und konnten mit 8 Monaten z. B. noch nicht greifen. Aber schon mit 2 Stunden intensiver Beschäftigung konnten Rückstände von mehreren Monaten aufgeholt werden. Auch diejenigen Kinder, die traditionsgemäß am Ende des 1. Lebensjahres aus ihren Wiegen befreit wurden, lernten sehr bald das Gehen. Ich will damit nicht sagen, daß man Säuglinge in gleicher Weise völlig schadlos heranwachsen lassen kann. Das Beispiel soll nur verdeutlichen, daß die Grundlagen für jeden Entwicklungsschritt zwar ohne Übung oder Förderung im Kinde reifen, diese aber nur in Erscheinung treten, wenn die Umweltverhältnisse dazu anregen, was aber meist innerhalb gewisser zeitlicher Grenzen geschehen muß.

Zugleich ist damit aber die Frage angeschnitten, inwieweit eine *Förderung* erfolgen kann und sollte. Es besteht kein Zweifel, daß die Entwicklung durch vielfältige Anregungen gefördert, ja sogar beschleunigt wird. Andererseits weiß man, daß im körperlichen und kognitiven Bereich Fähigkeiten auch später noch relativ gut aufgeholt werden können. Allerdings gibt es «sensible Perioden» zumindest für die Sprache und die emotionale Entwicklung. Wird der Säugling in der 2. Hälfte des 1. Lebensjahres nicht ausreichend angesprochen, bleiben Wortschatz und Ausdrucksweise auch späterhin einfach. Rückstände in den folgenden Jahren können bis zu einem gewissen Grade nach nicht allzu langer Zwischenzeit (höchstens 2 bis 3 Jahre) noch behoben werden. Viel schwerwiegender sind *gefühlsmäßige* Vernachlässigungen, weil ein Geborgenheitsgefühl und eine tiefe Bindung zu einer oder mehreren Personen nach dem 1. Jahr kaum mehr zu erwerben sind. Diese Kinder haben auch später Schwierigkeiten, Bindungen einzugehen und ein soziales und gesellschaftlich angepaßtes Verhalten zu erlernen. Werden die Kinder aber zu früh und zu einseitig (meist intellektuell) gefördert, kommen meist die übrigen seelischen Fähigkeiten zu kurz.

Auch im Bereich der angeborenen Temperamentseigenschaften, die später den Charakter formen, sind *Veränderungen* in positiver und negativer Richtung möglich. So bringt eine günstige oder ungünstige Umgebung diese Eigenschaften zu einem frühen oder erst zu einem späteren Zeitpunkt ans Licht: Ein zur Reizbarkeit veranlagter Säugling wird in einer nervösen, ängstlichen und ablehnenden Umgebung schon früh und stärker gereizt reagieren. Andererseits kann der Jähzorn erst im Erwachsenenalter oder gar nicht in Erscheinung treten, wenn die Umwelt ihn nicht herausfordert. Zu den wesentlichen Umweltbedingungen gehört neben dem Verhalten der Eltern vor allem die Stellung in der *Geschwisterreihe*. So wird ein introvertiertes, schüchternes Kind sein äußeres Verhalten ändern, wenn es viel gelobt und von der Umgebung sanft ermutigt und unterstützt wird. Andererseits wird seine Gehemmtheit stärker hervortreten, wenn es etwa von einem älteren Geschwisterkind drangsaliert oder von den Erwachsenen zu sehr angetrieben wird, sich zu wehren oder selbständig zu werden. Aber in beiden Fällen kann nur das nachhaltig in einem Kind geweckt werden, wozu es eine gewisse Veranlagung und Bereitschaft besitzt.

Schon der Säugling, und wieviel mehr das Kind, trägt trotz seiner Hilflosigkeit eine eigene kleine Welt in sich, mit eigenen Wesenszügen, Begabungen und dem allgemeinen Entwicklungsablauf. Das Kind agiert also von Anfang an selber und besitzt einen, wenn auch begrenzten, eigenen Raum, in dem es zwischen seiner Naturbestimmung und den gesellschaftlichen Bedingungen balanciert. Dabei stülpt es seinen Erfahrungen aufgrund seines Temperaments immer auch den eigenen Bezugsrahmen über. Es wählt also nur bestimmte Wahrnehmungen aus, macht sich seine ureigenen Gedanken und deutet die Vorgänge auf seine jeweils mögliche Weise.

Einleitung

Erziehung bedeutet angesichts der Selbstgestaltung und Selbstorganisation allen Lebens, so auch des Kindes, vor allem *Respekt, Behutsamkeit und Wissen um das Kind*. Es braucht viel verläßliche, liebevolle und verständnisvolle Zuwendung ebenso wie eine Vielfalt von Anregungen. Das kann aber keinesfalls bedeuten, daß die Verantwortung der Erziehung übermächtig wäre und die Eltern unter den Druck geraten, dem Kind alles ihnen Mögliche an Förderung angedeihen zu lassen, damit aus ihm später ein glücklicher und vor allem erfolgreicher Erwachsener wird. Die Angst vor späteren Vorwürfen, Versagen und z. B. späterer Arbeitslosigkeit ist zwar verständlich, aber es wäre vermessen und gefahrvoll zugleich, wollte man annehmen, durch eine frühe gezielte, meist intellektuelle Förderung jedem Kind das Leben erleichtern zu können. Dazu ist jede Persönlichkeit viel zu vielschichtig und auch undurchschaubar.

Die seelische Entwicklung läßt sich gliedern in die Entwicklung der kognitiven Fähigkeiten, des Antriebs und der Gefühle.
Unter *kognitiver* Entwicklung versteht man die Fähigkeiten, die mit Wahrnehmung einschließlich der Sinnesempfindungen, Erkennen, Wiedererkennen, Gedächtnis, Vorstellungen, Phantasie und Denken sowie der Sprache als Medium des Denkens verbunden sind. Es sind also diejenigen Fähigkeiten, die es ermöglichen, sich in der Außenwelt zurechtzufinden. Es scheint so, als würden neu erworbene kognitive Fähigkeiten die bisherigen Antriebe und Gefühle umorganisieren oder zumindest den Anstoß dazu geben. Jedenfalls sind die Antriebe und Gefühle von der Veränderung im Denken her am besten zu verstehen. Als *Antriebe* werden bezeichnet: einige wirkliche Triebregungen, Strebungen, Motivationen, Bedürfnisse und Willenskräfte. Sie sind energiereiche, manchmal zunächst ungerichtete, später zunehmend gerichtete Kräfte. Sie entsprechen den kognitiven Fähigkeiten; beide sind als zwei verschiedene Betrachtungsweisen ein und desselben Vorganges aufzufassen. Die *Gefühle* benennen einen inneren Zustand des Menschen, der durch äußere und innere Erlebnisse oder Gedanken hervorgerufen wird. Wegen der allseitigen Durchdringung der drei Bereiche Denken – Antriebe – Gefühle äußert sich eine neue Fähigkeit im kognitiven Bereich mehr oder weniger stark auch in den anderen Bereichen und wird dort am ausführlichsten besprochen, wo sie am stärksten hervortritt.
Nehmen Sie die *Altersangaben* nicht zu wörtlich. Sie können nur An-

haltspunkte sein, damit Sie sich zeitlich zurechtfinden. Sie sollten keinesfalls zu einem Leistungsvergleich führen, denn ein frühreifes Kind muß keineswegs intelligenter sein als ein Spätentwickler, besonders dann nicht, wenn es von den Erwachsenen oder seiner Umgebung zu sehr angespornt bzw. «gefördert» wurde. Jedes Kind macht entsprechend seinen Anlagen verschiedene Phasen mehr oder minder ausgiebig durch. Lediglich die zeitliche Abfolge trifft auf fast alle Kinder zu, weil die meisten Schritte aufeinander aufbauen und deshalb nicht übersprungen werden können.

Keinesfalls kann nur die Mutter die *Hauptbezugsperson* für ein Kind sein. Ich rede im weiteren Verlauf lediglich der Einfachheit halber meistens von der Mutter, gehe aber davon aus, daß auch der Vater und/oder eine andere Person den intensiven Kontakt zum Säugling und Kleinkind entwickeln können, der für die Entwicklung eines emotionalen Urvertrauens und einer tiefen Bindung nötig ist.

Ich möchte bei den Eltern Verständnis für die altersentsprechenden Fähigkeiten und die Besonderheiten wecken, damit sie ihre Kinder nicht nur intuitiv, sondern auch verstandesmäßig besser verstehen lernen. Durch das Leben in kleinen Familien fehlt den meisten Eltern nämlich heute das Erfahrungswissen, das die vorherigen Generationen in den kinderreichen Großfamilien besaßen. Die Eltern sind zwar heutzutage viel stärker um eine richtige Erziehung ihrer Kinder bemüht, sie machen aber aus Unerfahrenheit sehr oft den Fehler zu glauben, Kinder seien kleine Erwachsene, die zwar noch nicht so perfekt denken können, denen man aber mit Geduld alles erklären kann. Die abstrakte logische Denkweise der Erwachsenen verstehen Kinder aber erst in den ersten Schuljahren.

Genauso falsch wäre es, zu glauben, man könne Kinder so früh wie möglich zu sozialen, selbständigen, intelligenten, umgänglichen und furchtlosen Kindern erziehen. Solche Denkweise erscheint anmaßend angesichts der Eigenpersönlichkeit des Kindes und falsch, da die altersgebundenen Denk- und Verhaltensmöglichkeiten nicht berücksichtigt werden.

Jedes Kind ist ein Individuum und will als einmalig und wichtig angesehen werden. Es braucht unbedingt die emotionale Beteiligung seiner Eltern, indem sie sich über alle Fortschritte mitfreuen, aber auch gelegentlich die eigenen Meinungen und Bedürfnisse gegen die des Kindes stellen.

Der Säugling
von 0 bis 6 Wochen

Überblick

Jeder Säugling neigt von Anfang an zu gewissen anhaltenden Stimmungslagen, so daß er sich in seinem *Temperament* von anderen unterscheidet und infolgedessen auch unterschiedlich auf andere Menschen reagiert. Es gibt ausgesprochen aufmerksame und kaum reizbare, aber auch unaufmerksame und hochgradig reizbare Säuglinge. Beide Gruppen zeigen auch noch mit einem Jahr ein ganz unterschiedliches Verhalten: Die erstere ist wenig ängstlich und läßt sich rasch von der Mutter beruhigen. Die letztere ist furchtsam und weint häufig, selbst noch auf dem Arm der Mutter.

Es scheint also so, als ob Reizbarkeit und Ängstlichkeit angeborene Eigenschaften sind. Im übrigen reagieren die Kinder schon von Geburt an individuell verschieden z. B. auf Schaukeln, Musik, Lärm oder Angst der Mutter.

Das hervortretende Merkmal der ersten 6 Wochen besteht darin, daß die Säuglinge zumeist schlafen, wenn sie nicht gerade hungrig sind. Deshalb werden diese Wochen als *Schlafalter* bezeichnet. Während dieser Zeit nimmt die Schlafdauer von 21 auf 17 Stunden täglich ab. Anfangs verhält sich der Schlaf-Wach-Rhythmus umgekehrt zu dem der Eltern, der Säugling schläft nämlich am Tage mehr als nachts. Das war während der Schwangerschaft genauso, weil die Bewegungen der Mutter den Säugling tagsüber in den Schlaf schaukelten. Die nächtliche Ruhe der Mutter ließ ihn häufiger aufwachen und strampeln. Mit etwa 6 Wochen hat sich der Säugling aber umgestellt, so daß er dann schon etwa 3 bis 4 Stunden nachts hintereinander schläft.

Schläft er nicht, dann will er entweder trinken oder bewegt Arme, Beine oder Kopf. Diese *Bewegungen* sind ganz ungewollt und ziellos, manche sind durch *Reflexe* hervorgerufen: Streicht man über den Hand-

Die seelische Entwicklung

rücken, wird die Hand geöffnet, berührt man die Handfläche, schließt sich die Hand sofort und klammert sich fest. Wird der Kopf zur Seite gedreht, streckt sich der Arm der entsprechenden Seite, während sich der andere beugt, die sogenannte Fechterstellung.

Der junge Säugling kann deshalb seinen z. B. rechten Daumen nie in den Mund stecken, wenn der Kopf auf der rechten Seite liegt. Ebenso hindert ihn sein Saugreflex daran, einen Schnuller im Mund zu behalten, weil sofort die Zunge nach vorne gestoßen wird, was so aussieht, als spucke er ihn wieder aus. Deshalb muß der Schnuller in den ersten Wochen von den Eltern festgehalten werden, bis der Säugling gelernt hat, ihn im Mund zu behalten (siehe Seite 47).

Erregt sich der Säugling in irgendeiner Weise, ist dies von *unkontrollierten Bewegungen* geleitet. Es kann passieren, daß er zu Beginn der Mahlzeit seinen Kopf von Flasche oder Brust abwendet, obwohl er hungrig ist. Dies ist aber kein Zeichen dafür, daß er nicht trinken will oder gar die mütterliche Brust ablehnt. Er ist nur zu erregt und muß zunächst durch Festhalten der zappelnden Gliedmaßen oder durch Herumtragen beruhigt werden.

Kognitive Fähigkeiten

Wahrnehmung

Zunächst handelt es sich um reine *Sinnesempfindungen*, von denen einige schon nach wenigen Tagen im Gedächtnis gespeichert werden und vertraute Erfahrungen ermöglichen. Was generell die Aufmerksamkeit des Säuglings fesselt, sind Veränderungen, also Bewegungen (ein nikkendes Gesicht, ein Mobile), Grenzen zwischen Hell und Dunkel, plötzliche Berührungen und pulsierende Klänge.

Besonders leistungsfähig sind der *Haut-, Gleichgewichts-, Muskel-, Geruchs- und Geschmackssinn*. Deshalb kann der Säugling Hautberührung, Körperkontakt, Massage und süße Flüssigkeiten sehr genießen.

Gleichgewichts- und Muskelsinn (Sinn für die Anspannung und Erschlaffung der Muskeln) sind ebenfalls stark ausgeprägt, so daß alle Säuglinge auf wiegende Bewegungen mit Beruhigung und Erschlaffung, hingegen auf eine plötzliche Fallbewegung mit Schreck und Anspannung reagieren. Der Geschmackssinn bevorzugt Süßes wie z. B. Muttermilch; alles andere, z. B. ungesüßte Tees, wird abgelehnt. Wie differenziert der Geruchssinn sein muß, wird daran deutlich, daß schon vom 6. Tag an der gewohnte Geruch der Mutter von allen anderen Gerüchen unterschieden und bevorzugt wird.

Geringer entwickelt sind die in die Ferne gerichteten Sinne wie Sehen und Hören. Die *Augen* wenden sich zunächst dem Licht zu und vermögen schon nach einigen Tagen ein wippendes Gesicht in 20 bis 25 cm Abstand, wenn auch nur für ganz kurze Zeit, anzusehen. Sie sehen allerdings in den ersten Wochen sowohl nah als auch fern unscharf. Da die Säuglinge noch nicht zugleich trinken und fixieren, also auf einen Punkt schauen können, blicken sie beim Trinken in die Ferne, auch wenn sie in die Augen des Gegenübers schauen. Ist diese Person unruhig, zieht die Veränderung die Aufmerksamkeit des Säuglings nach sich, und er muß aufhören zu trinken.

Jedes lebendige Wesen hat anfangs eine ererbte Vorliebe für Gesichter. Säuglinge sind schon nach 2 Wochen fähig, das Gesicht der Mutter (bzw. Betreuungsperson) von anderen Gesichtern zu unterscheiden. Die Natur scheint damit dafür zu sorgen, daß sich der Säugling das Gesicht seiner Betreuungsperson als festes Schema einprägt, um so sein Nahrungs- und Sicherheitsbedürfnis zu beruhigen.

Entsprechend entwickelt sich auch das *Hörvermögen*. Es ist in der 1. Woche noch beeinträchtigt von Fruchtwasserresten im Mittelohr, aber trotzdem werden Melodien von einfachen Geräuschen unterschieden. Ebenfalls von der 2. Woche an erkennt der Säugling die Stimme der Mutter, wird unruhig und macht Suchbewegungen.

Gedächtnis

Das *Wiedererkennen* von Gerüchen, Gesehenem und Gehörtem geschieht auf einer noch ganz unbewußten Ebene. Man muß sich die Eindrücke als dumpf und unscharf und die Reaktionen reflexhaft vorstellen. Wirklich ins Bewußtsein treten sie erst mit 8 Monaten, wenn der Säugling beim Anblick einer unbekannten Person weint.

Ebenso ausgeprägt und reflexhaft ist das Wiedererkennen von bestimmten Situationen, die Nahrung und Sicherheit betreffen. Manchmal genügen schon ein oder zwei gleichartige Erlebnisse, damit der Säugling schon beim ersten Auftauchen der Begleitumstände entsprechend reagiert. Wird er ein- bis zweimal in die vorher mit einem feuch-

Die seelische Entwicklung

ten Tupfer gereinigte Ferse zur Blutentnahme gestochen, schreit er schon, wenn die Ferse entsprechend berührt oder spätestens, wenn sie auf die gleiche Weise gereinigt wird.

Beim Füttern entstehen ebenfalls sehr bald Erwartungen, indem der Säugling schon auf den Vorreiz hin reagiert, etwa wenn er in die Trinklage gebracht wird oder wenn die Mutter ihn generell sofort füttert oder herumträgt, wann immer er aufwacht und aus verschiedenen Gründen unruhig wird. Dann erwartet der Säugling auch in Zukunft, daß er bei jedem Erwachen, ob tags oder nachts, etwas zu trinken bekommt oder getragen wird.

Die *Gewohnheit* ist für die Kinder die Grundlage der Geborgenheit und damit des Urvertrauens in die Welt. Deshalb ist es so wichtig, daß sie sich an immer dieselben Betreuungspersonen gewöhnen und damit binden und daß der Tagesablauf möglichst ruhig und regelmäßig ist. Dabei sollte sich z. B. die Mutter in der allerersten Säuglingszeit nicht wesentlich anders verhalten, als es ihr auch später möglich ist, sonst «verwöhnt» sie das Kind zunächst und muß es nachher enttäuschen. Natürlich sollte sie sich bemühen, alle Bedürfnisse des Säuglings zu befriedigen und ihn zu füttern, wenn er hungrig ist. Sie sollte nur nicht zu besorgt bei der kleinsten Unlustäußerung sein und meinen, sie müsse ständig mit Brust oder Flasche trösten.

Sprache

Während der Säuglingszeit werden die Grundlagen für die Sprache herausgebildet, indem zunächst einfache Laute geübt werden. Als erstes werden A-Laute mit einem H zu einem AHA verbunden.

Erweiterung der Kenntnisse

Zunächst weckt jede *Veränderung* das kindliche Interesse (siehe unter Wahrnehmung). Um das Wissen einordnen zu können, bedarf es eines *Schemas* (Musters), in das bestimmte ähnliche Erkenntnisse eingegliedert werden können. So ist ein Schema für das Gesicht wohl angeboren, an das der Säugling besonders das vertraute Gesicht gedanklich anheftet und auf diese Weise *wiedererkennen* kann.

In der Folge sind es die leichten *Veränderungen der gewohnten Wahrnehmungen*, die das Wissen erweitern, indem sie beim Säugling ein stärkeres Interesse, Erregung und Aktivität auslösen. Deshalb werden fremde Gesichter, abgesehen von den ersten Wochen, bald länger betrachtet als vertraute Gesichter.

Ein anderes Prinzip besteht darin, daß lustbringende oder interessante Handlungen *wiederholt*, unangenehme Erfahrungen *gemieden* werden. Das geschieht ebenfalls reflexhaft und ohne bewußten Willen. Säuglinge lernen schnell, daß Schreien das Gesicht oder die Brust der Mutter herbeiruft. Führt das Schreien zur Befriedigung, wird es auch weiterhin aktiv benutzt, um die Mutter herbeizurufen. Ein anderes Beispiel ist das Schaukeln: Wird der Säugling bei Unlustäußerungen jedesmal geschaukelt, wird er sofort anfangen zu schreien, wenn das Schaukeln aufhört. Führt das Schreien aber zu einem Mißerfolg, kommt also niemand, wird er alsbald nicht mehr weinen und nur bei Hunger schreien.

Dieser Wiederholungszwang von angenehmen Erfahrungen lehrt den 6 Wochen alten Säugling z. B. auch, sich vom Bauch auf den Rücken zu drehen. Er wendet aufgrund von angeborenen Bewegungsmustern den Kopf und die Wirbelsäule zunächst stark nach hinten und seitlich, wodurch die Drehbewegung eingeleitet wird. Legt man ihn anschließend wieder auf den Bauch, wird er wieder versuchen, sich umzudrehen, allerdings nur, sofern die Bewegung angenehm war.

Antriebe

Junge Säuglinge verhalten sich entsprechend ihrem angeborenen Temperament und ihrer Vitalität. Sie reagieren, abgesehen von neuen Erfahrungen, vornehmlich triebhaft-instinktiv, geleitet von dem Bedürfnis nach Nahrung, Sicherheit und Schlaf. Wenn diese Bedürfnisse befriedigt sind, verbleibt zunehmend mehr Energie für den Bewegungstrieb und das triebhafte Verlangen nach Lust, indem sie saugen oder geschaukelt werden möchten oder sich bewegende Dinge betrachten.

Die seelische Entwicklung

Gefühle

Der kleine Säugling erlebt sich und die Welt fast nur über das Gefühl; die anderen Erlebnisarten wie bewußte Wahrnehmung, Vorstellungen, Gedanken und Willensakte sind noch nicht ausgebildet. Die Gefühle spiegeln in dieser Zeit die elementaren leiblichen, der Lebenserhaltung dienenden Triebe unmittelbar wider. Was Leben fördert, bewirkt *Lust*, was es einschränkt, *Unlust*. Das ist der menschliche Naturzustand in seiner elementaren Form, und er äußert sich hier noch ungehemmt.

Die Gefühle werden ausgedrückt mit Geschrei bei Hunger und Durst, bei Kälte und Nässe, bei Schreck und Schmerz; mit Ruhe bei Sattheit und Wohlbefinden, mit Bewegungslosigkeit bei Müdigkeit; mit Strampeln und erregten Armbewegungen bei Freude und Lebenslust. Ebenso lassen die unterschiedlichen Reizungen der Sinnesorgane angenehme und unangenehme Gefühle in Ausdruck und Verhalten erkennen: bitterer, saurer, salziger Geschmack wird mit *Widerwillen*, süß mit *Beruhigung* beantwortet. Auf Hautreizungen sowie Lärm und grelles Licht reagiert der kleine Säugling mit *Erschrecken*.

Bei besonders stark erscheinender Gefahr, die das ganze Lebensgleichgewicht bedroht, drückt das Schreien des Säuglings sogar panikartige *Angst* aus.

Im allgemeinen bemühen sich die Mütter darum, zumindest im ersten Jahr durch Fürsorglichkeit, Zärtlichkeit und Befriedigung der Bedürfnisse alle negativen Erlebnisse vom Kind fernzuhalten. Der Säugling lebt in der Symbiose mit der Mutter, er unterscheidet die eigene Person noch nicht von derjenigen, die ihm solch Wohlbehagen verschafft, und ist mit ihr infolgedessen aufs tiefste verbunden. In der Folgezeit wird diese gefühlsmäßige Erfahrung sich zielgerichtet auf immer höherer Ebene auf diese eine Person in der Liebeszuwendung beziehen, so daß schon in den ersten Wochen gewisse Grundlagen des emotionalen und sozialen Verhaltens gelegt werden. Sicher gebundene Kinder sind nämlich später eher bereit, sich von der Betreuungsperson erziehen zu lassen, d. h. deren Normen zu übernehmen. Die tiefe Bindung zu dem einen Elternteil schließt aber weitere Bindungen, z. B. zu dem anderen Elternteil oder der Tagesmutter, nicht aus.

Der Säugling
von 6 Wochen bis zu einem Jahr

Überblick

Mit der Beendigung des Schlafalters beginnt das *Zuwendungsalter*, das von Wachheit, Kontaktfreudigkeit und Interesse an der Umwelt geprägt ist. Trotz der überwiegend freudigen Grundstimmung in diesem Jahr treten zwischendurch mehrere Phasen der Unausgeglichenheit auf, denen seelisch-geistige Wachstumsschübe zugrunde liegen.

Mit etwa *3 Monaten* beginnt für die meisten Säuglinge das «Schau- und Lauschalter». Der Säugling lächelt zunächst jeden an, ob Fremden oder Mutter. Er beschäftigt sich zufrieden mit sich selbst, führt behaglich die Hand zum Mund und greift ab 4 Monaten mehr oder minder unsicher nach vorgehaltenen Gegenständen, auf denen er ebenfalls lustvoll herumkaut.

Dies hört mit etwa 4 ½ Monaten auf, wenn er mehr erleben und vor allem sehen möchte. Am liebsten möchte er den ganzen Tag herumschauen und schimpft deshalb, wenn er nicht ständig sitzen darf oder herumgetragen wird.

Alle Unausgeglichenheit ist wieder für einige Wochen verschwunden, wenn er *ein halbes Jahr* alt ist. Dann ist er meist total zufrieden und selbstgenügsam, ob allein oder in Geselligkeit. Aber bald möchte er die Gegenstände seiner Umwelt erreichen. Gleichzeitig lernt er sich zu drehen, zu robben, zu krabbeln und anschließend sich selbst hinzusetzen (8 bis 10 Monate).

Hinzu kommt, daß er sich mit *7 bis 8 Monaten* an seine Mutter erinnert, auch wenn er sie nicht sieht (siehe Gedächtnis, Seite 186). Deshalb ruft der Anblick eines ungewohnten, fremden Gesichtes Unsicherheit bzw. Angst und Enttäuschung hervor. Dieses «Fremdeln» ist besonders ausgeprägt bei reizbaren und ängstlichen Kindern. Es tritt nur auf, wenn die Mutter bislang die einzige intensive Bezugsperson war. Nach einigen

Die seelische Entwicklung

Wochen oder Monaten ist das Kind wieder in der Lage, die Nähe eines als fremd erkannten Menschen zu ertragen. Damit unterdrückt es die angeborene Neigung, sich lediglich an die eine bekannte Betreuungsperson zu binden, und vermag sich wieder der Umwelt zuzuwenden. Im Alter von etwa *10 Monaten* herrscht aufs neue allgemeine Zufriedenheit und Freude, z. B. wenn die Mutter im Spiel verschwindet und unter freudigem Erwarten des Säuglings wieder auftaucht. Ein anderes beliebtes Spiel besteht darin, immer wieder Gegenstände hinunterzuwerfen. Mit *11 Monaten* ist der Säugling mit alledem nicht mehr zufrieden. Er möchte in die Senkrechte und ist erst wieder ausgeglichener, wenn er allein an Tischen und Polstern entlanggehen und kurze Zeit allein stehen kann.

Neben der körperlich-seelischen Entwicklung reift das *vegetative Nervensystem* aus. Dieses ist dem Willen nicht untergeordnet und reguliert die Funktion der Haut und der inneren Organe. Äußerlich wird dies erkennbar, wenn die Muttermale im Gesicht verschwinden, weil die Gefäße durch das Nervenwachstum enger werden und damit weniger blutgefüllt sind. Spätestens mit 3 Monaten schwitzt das Kind weniger, und die ehemals kalten Händchen und Füßchen halten eine gleichmäßigere warme Temperatur. Die Marmorierung der Haut und der Schluckauf lassen nach.

Auch die *Entleerung,* also das Absetzen des Stuhles, will vom Darm bewältigt sein. So folgt auf die anfangs dünnen, spritzenden Muttermilchstühle mit etwa 3 Monaten ein festerer, teils etwas grüner Stuhl, mit dem die Säuglinge einige Monate lang häufig Schwierigkeiten haben. Sie bringen ihn oft nur mit großer Anstrengung, rotem Kopf, stundenlangem Schreien und Pressen heraus, selbst wenn er nicht besonders hart ist. Die Häufigkeit der Stuhlentleerung ändert sich von anfangs mehrmals täglich auf ein- bis zweimal pro Tag ab dem 2. bis 3. Monat. Später haben Brustkinder manchmal bis zu 8 Tage keinen Stuhlgang, da die Muttermilch fast vollständig aufgenommen werden kann. Flaschenkinder führen alle 1 bis 2 Tage ab.

Kognitive Fähigkeiten

Wahrnehmung

In den ersten Wochen wurde das Neugeborene von Sinnesreizen lediglich passiv getroffen und vermochte sie nur dumpf zu empfinden. Ab etwa 4 Wochen beginnt die aktive Fähigkeit zur Wahrnehmung in allen Sinnesbereichen. Da Wahrnehmung und Gefühl noch nicht getrennt sind, entsteht im Säugling ein *gefühlsmäßiges Wissen*. Lebendiges und Lebloses haben für ihn in gleicher Weise ein Gesicht, dessen Ausdruck wahrgenommen und gefühlsmäßig widergespiegelt wird, so daß immer ein Gesamteindruck entsteht: «Sieht freundlich aus, sieht bedrohlich aus.» Deshalb «versteht» er auch, wenn seine Mutter freundlich oder ärgerlich ist. Dieses «Ausdrucksverstehen» ist auch noch dem Erwachsenen möglich, wenn er von einem Menschen einen ersten Eindruck bekommt, der sich hinterher meist als zutreffend herausstellt.

In diesem Prozeß spielen angeborene Muster eine Rolle, z. B. lösen Gesichter und Masken großes Interesse, dunkle Farben und laute tiefe Stimmen leicht Angst aus.

Die Empfindsamkeit des *Hautsinnes* wird deutlich, wenn mit 3 Monaten jedes Anzeichen mit Geschrei verbunden ist. Zudem wird alles nicht nur mit den Händen, sondern insbesondere auch mit dem Mund abgetastet. Letzteres läßt vor lauter Lust den Speichel fließen, so daß die meisten Eltern fälschlicherweise annehmen, der Säugling beginne zu zahnen.

Die *Augen* können zunehmend schärfer und räumlicher sehen. Zunächst antwortet ein ca. 6 Wochen alter Säugling mit seinem ersten Lächeln auf freundliche Zuwendung, später lacht er auch von sich aus. Bis zum 6. Monat werden menschliche Gesichter bevorzugt angeschaut, dann interessieren mehr die Gegenstände. Ist der 3 Monate alte Säugling allein, betrachtet er gern ein bewegtes Mobile oder die eigenen Hände, von denen er aber noch nicht weiß, daß sie zu ihm gehören. Ab dem 4. Monat kann er schon einigermaßen gut räumlich sehen, sonst würde er nicht anfangen zu greifen. Bald wächst daraus das starke Verlangen, alles anzufassen und mit den Dingen zu hantieren. Dazu bedarf es der Zusammenarbeit der Augen mit dem Tast- und Bewegungssinn. Das Greifen wird immer gezielter, je besser das räumliche Sehen wird. Mit 6

Monaten kann der Säugling bereits mit den eigenen Beinen und Füßen spielen.

Im gleichen Zeitraum entwickelt sich die Leistungsfähigkeit des *Gehörs*; mit ca. 5 Monaten kann der Säugling erkennen, aus welcher Richtung eine Stimme oder ein Geräusch kommt.

Gedächtnis

Die erste Gedächtnisleistung beruht auf dem Wiedererkennen von Menschen (Mutter), Erfahrungen (Schmerz) und auch Gegenständen (Flasche), aber nur, wenn sie mit der Nahrungssituation oder mit Sicherheit in Verbindung stehen. Dann richtet sich das Interesse auch auf andere Bereiche. Dieses *Wiedererkennen* ist noch an die äußere Wahrnehmung gebunden, so daß die im Gedächtnis aufbewahrten Eindrücke nur bei einer erneuten Begegnung wieder auftauchen. Die Grundlage für das Wiedererkennen wurde schon beim jungen Säugling beschrieben: Es gibt angeborene Schemata, z. B. das Muster eines Gesichts. An dieses werden alle Eindrücke von Gesichtern gedanklich gekoppelt, so daß ein Muster entsteht, das aus allen geschauten Gesichtern zusammengesetzt ist. Es ist jedoch demjenigen Gesicht am ähnlichsten, das am häufigsten angeblickt wurde. Deshalb erkennt ein Säugling seine Mutter schon nach wenigen Tagen unbewußt wieder und schaut sie länger an als andere Menschen, weil sie der Inbegriff von Nahrung und Sicherheit ist. Das Wiedererkennen ist aber zunächst nur schemenhaft. Daher kann selbst ein 8 oder 10 Monate alter Säugling die Mutter nicht wiedererkennen, wenn diese plötzlich einen Hut trägt, weil durch den Hut der Gesamteindruck zu stark verändert ist.

Liegt ein 4 bis 5 Monate alter Säugling allein in seinem Bettchen, lacht er vergnügt, wenn ein fremdes freundliches Gesicht auftaucht. Es löst ähnlich viel Freude aus wie die Mutter selbst. Ist die Mutter aber dabei, betrachtet er ohne Lächeln lange Zeit ganz ernst das fremde Gesicht. Er erkennt jetzt nämlich besser den *Unterschied* zwischen beiden Gesichtern und studiert interessiert das unbekannte.

Wenn er 2 Monate älter ist, beginnt er zu *vergleichen*, indem er zwischen der Mutter und der fremden Person hin- und herschaut. Meist mit 7 oder 8 Monaten wird er von der Fülle der Unterschiede zwischen dem bekannten Gesicht der Mutter und dem fremden ganz verunsichert und fängt deshalb an zu weinen. Es beginnt das sogenannte Fremdeln.

Von nun an hat der Säugling zumindest zunächst für einen Moment die rein gedankliche *Vorstellung* vom Bild der Mutter, also die *Erinnerung* an sie, auch wenn er den Fremden anschaut. Damit kann er sich erstmals gedanklich an Vergangenes (hier die Mutter) erinnern. Dieses Erinnern ist im Gegensatz zum Wiedererkennen nicht an die äußere Wahrnehmung gebunden, sondern findet rein gedanklich in der Vorstellung statt. Die Menschen oder Gegenstände sind von da an nicht mehr sofort vergessen, wenn sie aus dem Blickfeld verschwunden sind. Für Gegenstände entwickelt der Säugling sein Erinnerungsvermögen erst mit 9 Monaten. Dann erinnert er, zunächst nur für eine Sekunde, daß ein Spielzeug unter einem Tuch versteckt wurde, und sucht danach. Mit einem Jahr sucht er noch 5 Sekunden später nach dem Spielzeug, vermag sich also 5 Sekunden lang an etwas vorher Gesehenes zu erinnern.

Sprache
In den ersten 5 Monaten wird die Grundlage der Laut- und Silbenbildung durch Übung der entsprechenden Muskeln und der Atmung geschaffen. In dieser Zeit ist die Sprachbildung noch kaum mit kognitiven Fähigkeiten verknüpft. Der Säugling plaudert im Selbstgespräch vor sich hin und bedarf eigentlich keines Anstoßes von außen für seine Sprachentwicklung, weshalb auch Gehörlose in den ersten 5 Monaten das Sprechen üben können. Auf eine freundliche Ansprache wird allerdings vom normalen Säugling mit noch lebhafterem Geplauder geantwortet. Dabei ahmt er die eigenen gesprochenen Laute nach, indem er sie zunächst ständig wiederholt und dann verändert. Ab dem 5. Monat beginnt das Lallen, und 2 Monate später werden klar unterscheidbare Silben aneinandergereiht: «da-da-da, ma-ma-ma».

Wenn auch die sprachliche Zuwendung durch Erwachsene schon im ganzen ersten Lebensjahr sehr wichtig für den Kontakt ist, so muß der Säugling zwischen dem 7. und 11. Monat besonders oft angesprochen werden. Denn jetzt findet die für die Sprachanbahnung entscheidende Lautbildung statt. Hat der Säugling zuwenig sprachlichen Kontakt, entstehen schwere Sprachrückstände.

Die seelische Entwicklung

Erweiterung der Kenntnisse
(Zusammenfassung und Ergänzung)

Die ersten Kenntnisse beruhen auf *sinnlichen Erfahrungen* und *Handlungen*. Wenn der Säugling z. B. einen Gegenstand räumlich wahrnimmt, nach ihm greift und ihn anschließend in den Mund steckt, erweitert er seine Erfahrungen in bezug auf Abstand, Form, Beschaffenheit und Geschmack des Gegenstandes. Darüber hinaus kann er die Umwelt in groben Mustern im Gedächtnis speichern, indem er sie mit seinen angeborenen *Schemata* speichert. Sieht der Säugling dieses Muster erneut, vermag er es bald *wiederzuerkennen*. Als nächstes können diese gespeicherten vergangenen Erfahrungen zwischen 4 und 7 Monaten mit einem gegenwärtigen Ereignis verglichen werden; also z. B. das bekannte Gesicht der Mutter mit dem Gesicht eines Fremden. Dies löst zunächst Verwirrung und Angst aus. Der Säugling lernt aber bald, beim Anblick von Fremden nicht mehr zu weinen, er unterdrückt sein Erschrecken vor dem Fremden. Das, was er erkannt, aber noch nicht verstanden hat und was ihm nicht vertraut ist, kann er jetzt immerhin schon hinnehmen.

Ein weiterer Fortschritt ist das *Erinnerungsvermögen*. Mit ca. 7 Monaten erinnert der Säugling, allerdings zunächst nur für Sekunden, die Mutter, 2 Monate später auch neue Gegenstände. Mit 1 Jahr verliert er aber die Gegenstände immer noch nach 5 Sekunden wieder aus seinem aktiven Gedächtnis. Er ist hingegen über eine längere Zeit hin fähig, sie wiederzuerkennen.

Mit 10 Monaten läßt sich eine *praktische Intelligenz*, auch *Werkzeugdenken* genannt, feststellen. Der Säugling kann z. B. unter Zuhilfenahme von Gegenständen an ein Spielzeug herankommen, das außerhalb seiner Reichweite liegt. Somit hat er die Beziehungen zwischen sich selbst, einem angestrebten Ziel und einem Mittel zum Zweck entdeckt. Dieser Handlung liegt ein denkender Vorgang zugrunde, der noch nicht an die Sprache, sondern nur an anschauliche Gegebenheiten gekoppelt ist.

Antriebe

Allmählich treten immer mehr Bedürfnisse in den Vordergrund, die in diesem Alter vor allem von *Interesse und Kontaktdrang* bestimmt sind.

Mit der dem Menschen eigenen Neugier erwacht in dem Säugling ein großes Interesse zunächst für die Personen und später für die Sachen seiner Umgebung. Kontakte zu einem Menschen schließt er über die Augen, die er bald für immer längere Zeit auf die Augen seines Gegenübers zu richten vermag, wobei er später auch lächelt. Es folgt gerade während des 1. Lebensjahres ein intensives Verlangen, mit den vertrauten Personen zu *spielen*. Der Säugling betastet das Gesicht, zaust in den Haaren oder am Bart und läßt sich durch die Luft wirbeln. Mit 7 Monaten juchzt er vor Vergnügen, wenn ein bekanntes Krabbelspiel («Kommt ein Mäuschen») ständig wiederholt wird, weil er dadurch die Gelegenheit hat, ein Geschehen immerfort wiederzuerkennen und dann auch vorherzusehen. Ebenso beim Erwartungsspiel («Guck-guck-Spiel»), wo er den Erwachsenen verschwinden sehen und anschließend mit freudiger Erregung sein Wiederauftauchen erwarten kann.

Sein *Nachahmungsdrang* beginnt, sobald er deutlich sehen und hören kann, also etwa mit 4 Wochen, und zeigt sich im Zurücklächeln, in der Nachahmung seiner eigenen Laute, im Nachmachen fremder Laute, z. B. von Husten oder Mitweinen, etwa wenn ein anderer Säugling schreit. Vom 5. bis 6. Monat an werden Bewegungen von anderen unbewußt reflexartig nachgeahmt, ab dem 9. Monat werden schon bewußter das Winke-Winke, Lachen oder Husten geübt, was ein anderer vormacht. Durch das Nachahmen werden viele angeborene Fähigkeiten geweckt, die anderenfalls noch verborgen blieben.

Zu Ende des 1. Lebensjahres wird eines der Hauptziele der menschlichen Entwicklung deutlich, nämlich die zunehmende *Zielstrebigkeit* (Intentionalität). Mit ungeheurer Energie bemüht sich der Säugling, sich aufzurichten oder einen Gegenstand zu erreichen. So krabbelt er unermüdlich immer wieder in die Richtung eines Gegenstandes, obwohl ihn die Eltern davon zurückzuhalten versuchen.

Die seelische Entwicklung

Gefühle

Gefühle sind etwas anderes als die eher angeborenen Stimmungen wie Ängstlichkeit, Verdrießlichkeit und Heiterkeit. Bis zum 3. oder 4. Monat kann man wohl nicht von wirklichen Gefühlen, also Zorn, Angst, Interesse oder Freude, sprechen. Es handelt sich eher um *emotionale Zustände*, die durch die Veränderung des leiblichen und sinnlichen Befindens aufgrund eines äußeren Anlasses zustande kommen. Diese Gefühlszustände folgen dem auslösenden Anlaß schnell und eher reflexartig. Sie müssen demnach zusammen mit ihrem Anlaß benannt werden, also: *Interesse* am Auffälligen, *Überraschung* durch Neues, *Leiden* durch körperliche Entbehrung, *Erschrecken* durch Unerwartetes, *Entspannung* nach Befriedigung, *Erregung* durch Begreifen des Unerwarteten.

Echte Gefühle entstehen erst nach dem 4. Monat, wenn körperliche Empfindungen sowohl wahrgenommen als auch zunehmend kognitiv verarbeitet werden können. Dadurch entsteht zwischen dem Erlebnis und der gefühlsmäßigen Reaktion eine gewisse Zeitspanne; so fängt ein mehr als 4 Monate alter Säugling nicht unmittelbar nach einer schmerzhaften Spritze an zu schreien. Ebenso blickt ein 10 oder 12 Monate alter Säugling einen Fremden, der ihm zu nahe tritt, zunächst eine Zeitlang sehr ernst an. Erst dann fängt er an zu weinen und ergreift die Flucht.

Gefühle sind besonders im 1. Jahr noch von kurzer Dauer und geraten sofort wieder in Vergessenheit, sobald die Situation verändert ist. Sie scheinen im Säuglingsalter vor allem die Aufgabe zu haben, die Hilflosigkeit des Kindes auszugleichen. Sie sollen vor Schaden und Belästigung bewahren, aber auch eine lustvolle und sichere Bindung zu den vertrauten Personen ermöglichen.

Die kognitiven Fähigkeiten des Wiedererkennens, der Erinnerung und des Vergleichens von einem gegenwärtigen mit einem vergangenen Ereignis bewirken folgende Gefühle: die *Furcht* vor dem Unbekannten, die *Freude* am Bekannten, die *Erwartung* beim Versteckspiel, der *Ärger* nach Frustration oder Schmerz. Später auch schreiender Protest, wenn ein interessantes Objekt abhanden gekommen ist oder ein Spielvorgang unterbrochen wird. *Ungeduld*, wenn der 11 Monate alte Säugling einen erstrebten Gegenstand nicht erreichen kann.

Konstante Gefühlsbindungen werden vor allem im Alter zwischen 7 und 11 Monaten eingegangen. Das bedeutet, daß sich der Säugling an eine oder auch 2 bis 3 enge Betreuungspersonen bindet. War aber bislang die Mutter die *einzige* nahe Bezugsperson, wird sie von jetzt an zum eindeutig bevorzugten Liebesobjekt. Sie ist dann nicht mehr gegen andere (z. B. Tagesmutter, Großmutter) austauschbar. Der Säugling stellt besondere Ansprüche an sie, vor allem sollte sie ständig anwesend sein. Inbesondere bis zum Alter von 18 Monaten scheint eine auch nur stundenweise Abwesenheit der Mutter zu anhaltenden Angstzuständen zu führen. Noch im 3. oder 4. Lebensjahr kann es Probleme geben, wenn das Kind den Kindergarten besuchen soll. Starke Trennungsängste haben eher ängstliche, gehemmte Kinder auch dann noch.

Werden die Säuglinge aber schon vor dem Fremdeln oder spätestens in den folgenden Monaten auch vom Vater, einer Tagesmutter, Oma oder einer Babygruppe regelmäßig betreut, gibt es diese Probleme nicht oder zumindest nur in abgemilderter Form. Der Säugling geht dann mit mehreren Personen statt nur mit der Mutter Bindungen ein, die weniger ausschließlich und eng sind, was den Vorteil hat, daß die Kinder weniger ängstlich reagieren und früher selbständig werden.

Welcher dieser beiden Möglichkeiten für Mutter und Kind besser oder gar die einzig richtige ist, läßt sich wohl kaum entscheiden. Abgesehen von Notwendigkeiten wie z. B. Abschluß einer Ausbildung oder Alleinerziehung, gibt es darüber in den verschiedenen Kulturen ganz unterschiedliche Auffassungen: In Japan gilt eine innige Abhängigkeit von der Mutter als wichtig, Hindus vermeiden diese schon in früher Kindheit, und bei Nomaden muß sich das Kleinkind sehr bald an den häufigen Wechsel der Bezugspersonen gewöhnen.

Jedenfalls ist die heute bei uns oft vertretene Auffassung, das Kind brauche in den ersten drei Jahren die volle Zuwendung der Mutter, damit ein sicheres Vertrauensfundament für das ganze spätere Leben gelegt wird, in dieser Ausschließlichkeit sicher nicht berechtigt. Fraglos brauchen Kinder eine liebevolle, verläßliche Zuwendung und einen vertrauten, möglichst konstanten Bezugsrahmen. Werden sie aber beispielsweise 4 Stunden täglich von einer Großmutter, Tagesmutter oder einer liebevollen Erzieherin in einer kleinen Gruppe versorgt, besagt dies nicht, daß sich das Kind weniger geborgen oder weniger tief und innig mit der Mutter verbunden fühlen wird. Der Beziehung von Mutter und Kind fehlt lediglich die Ausschließlichkeit. Dadurch wird dieses

Die seelische Entwicklung

Kind weniger ängstlich nur auf die Mutter fixiert sein. Infolgedessen wird es vielleicht nicht ganz so ausschließlich bereit sein, später alle Normen und Gebote einer einzigen Person, nämlich der Mutter, zu übernehmen. Das muß kein Nachteil sein. Die Bindung zu den Betreuungspersonen muß aber so tief sein, daß eine Liebesbeziehung zu ihnen entsteht. Sonst können sich die Kinder später nicht an die Ge- und Verbote der Gesellschaft anpassen und werden leicht zu Außenseitern.

Jedenfalls sollten sich die Eltern nicht vorschnell in ihren Entscheidungen ideologisch beeinflussen oder sich gar Schuldgefühle einreden lassen. Schwierigkeiten wird es immer dann geben, wenn das Kind keine eindeutige Situation vorfindet, wenn es also anfangs eng und ängstlich der Mutter verbunden war, dann aber plötzlich nachts einen fremden Babysitter vorfindet oder sich tagsüber von ihr trennen soll. Das Kind braucht in diesem Fall eine längere Umgewöhnungszeit, in der die Mutter tage- bis monatelang zusätzlich anwesend ist, damit keine Trennungsängste auftreten.

Das Kind im Alter von 1 bis 2 Jahren

Überblick

Im Alter von einem Jahr empfindet das Kind häufig, ohne daß schlechte Erfahrungen vorausgegangen sein müssen, eine extreme *Furcht* vor dem Ungewohnten und vor dem Alleinsein, so daß es sich eng an seine Eltern hält, obwohl oder gerade weil es jetzt in der Lage ist, sich von ihnen zu entfernen. Auf diese Weise sorgt die Natur dafür, daß das Kind sich nicht voreilig von seinen Schutzpersonen löst und auf Abenteuer ausgeht. Je nach Temperament wehrt sich das Kind jetzt mehr oder minder energisch gegen alles Fremde, was ihm zu nahe kommt, beispielsweise gegen den Arzt, der es untersuchen will.

In vertrauter Umgebung ist das Kind äußerst fröhlich und freundlich, schließlich kann es mit gut einem Jahr ja meist *allein laufen*. Damit ist ein enormer Antrieb verbunden, den neu verfügbaren Raum zu erkunden, das Weltbild und die kognitiven Fähigkeiten zu erweitern. Vor allem sein zunehmend besseres Gedächtnis und die Sprache helfen ihm dabei, die neuen Erfahrungen zu ordnen und zu verstehen. Das Alter von 1 bis 2 ½ Jahren wird auch *Alter des Spracherwerbs* genannt.

Die Umwelt wird nunmehr aktiv erkundet, und alle erreichbaren Gegenstände werden untersucht, wobei das Kind nicht mehr unterbrochen werden will. Mit 2 Jahren kann es sich schon bis zu einer Stunde allein ohne Erwachsene beschäftigen. Ist es unter Gleichaltrigen, spielen alle mehr oder minder allein bzw. nebeneinander her.

Die seelische Entwicklung

Kognitive Fähigkeiten

Wahrnehmung
Das Erfassen von *Größe, Entfernung* und *Gestalt* der Dinge gelingt dem Kind sowohl durch eine angeborene Fähigkeit als auch durch Erfahrung und Er-fassen. So krabbelt, läuft und klettert es unaufhörlich herum oder versucht, in große oder auch viel zu kleine Hohlräume zu kriechen. Es zieht an allem, was erreichbar ist, stülpt Papierkörbe um, wirft Gegenstände umher, betastet sie ausführlich, zieht seine Schuhe aus, schlägt mit einem Löffel lautstark herum, trägt verschiedene Gegenstände umher und legt sie an einen anderen Platz. Dadurch verschafft sich das Kind eine praktische Erfahrung über Abstände, Größenverhältnisse, Schwere, Material usw. Es entdeckt auch, daß die entfernten und die nahe gelegenen Gegenstände gleich groß sind, obwohl die nahen Dinge größer aussehen als die entfernten. Es schätzt also die Größe von Gegenständen und Personen trotz unterschiedlicher Entfernung bald richtig ein. Gleichfalls lernt es, Farben bei verschiedenen Lichtverhältnissen und Gestalten in jeder Lage oder Drehung, aus jedem Blickwinkel und jeder Entfernung zu erkennen. Abbildungen und Zeichnungen in Bilderbüchern werden ebenfalls erkannt, allerdings nur deren Gestalt, nicht deren Raumlage. Deshalb stört es ein Kind unter 3 Jahre nicht, wenn ein Bilderbuch verkehrt herum gehalten wird.

Farben haben bei Kleinkindern eine besonders große Bedeutung, wobei bestimmte Farben bei Kleidung und Speisen bevorzugt werden: z. B. die gelben Kartoffeln, der orangefarbene Kürbis, die roten Bete oder die rote Grütze. Grüner Spinat oder grüne Grütze werden abgelehnt.

Die Speisen sollten jetzt ganz und unzerstückelt sein und einzeln auf dem Teller liegen, so dürfen Kartoffeln z. B. von der Soße nicht berührt werden. Lieblingsspeisen und Lieblingskleider spielen jetzt eine große Rolle. Das sollte von den Eltern respektiert werden, die sich oft zu schnell wegen einer unzureichenden Bekleidung oder einseitigen Ernährung Sorgen machen. Eine Ernährung aus Milch, Kartoffeln, dunklem Brot und ein wenig Obst und Gemüse reichen im großen und ganzen aus.

Die Wahrnehmungsfähigkeit von Größenverhältnissen, Formen und Farben läßt Kinder ab 2 Jahre spontan Spielplättchen oder Klötze nach diesen Unterscheidungsmerkmalen sortieren und ordnen.

Gedächtnis

Mit einem Jahr ist ein Kind in der Lage, ein zuvor erlebtes Ereignis für wenige Sekunden im Gedächtnis festzuhalten, also zu *erinnern*. Diese Fähigkeit steigert sich schnell, so daß manche Zweijährige einzelne Erlebnisse erinnern, die bis zu einem halben Jahr zurückliegen. Insbesondere solche Ereignisse werden gut erinnert, die mit wohlschmeckendem Essen, Schmerzen, Schreck u. ä. verknüpft waren, besonders, wenn sie mehrmals angesprochen wurden. Ein zweijähriges Kind vermag manchmal am Abend den Tagesablauf wiederzugeben, soweit es dies sprachlich schon formulieren kann. Noch leichter fällt das *Wiedererkennen* von nur flüchtig wahrgenommenen Dingen, so daß die Kinder auch nach langer Zeit kurze Begegnungen mit beeindruckenden Menschen, Tieren, Spielsachen und Orten beim Wiedersehen erinnern. So kann es sein, daß ein zweijähriges Kind eine Wohnung, in der es sich vor einem halben Jahr kurz aufgehalten hat, noch so im Gedächtnis hat, daß es sofort in die richtige Richtung auf die Spielzeugschublade zusteuert.

Sprache

Kinder lernen auch ohne Anleitung von Erwachsenen zu sprechen, es bedarf lediglich des Anstoßes durch die Umwelt, also einer ganz normalen sprachlichen Zuwendung. Wie auch auf anderen Gebieten, so sind Mädchen ab 2 Jahren und auch später in der Sprachentwicklung den Jungen durchschnittlich ein halbes Jahr voraus.

Wirkliche Sprache beginnt mit etwa einem Jahr, wenn «da-da» oder «ma-ma» zunächst ein Gefühl oder ein Verlangen ausdrücken, bald aber auch Personen und Gegenstände bezeichnen. So ist «ma-ma» zunächst ein Ausdruck der Freude, wenn das Kind die Mutter sieht, später wird es der *Name* für sie sein. Das Kind eignet sich mehr oder weniger rasch durch Nachahmung die Wörter an, die es hört. Hat es mit 1½ Jahren entdeckt, daß jedes Ding einen Namen besitzt, dann nimmt das «Is'n das» = «Was ist das?»-Fragen zunächst kein Ende. Dies ist das *erste Fragealter* (das zweite hat im 5. Lebensjahr mit den «Warum»-Fragen seinen Höhepunkt). Die erlernten Wörter werden oft verstümmelt und zum Kinderkauderwelsch umgeformt, oder es werden selber lautmalerische Wörter erfunden. Dabei vollbringt das Kind manchmal enorme sprachschöpferische Leistungen.

Wenn es über mehr als 80 Wörter verfügt, formuliert es etwa ab 1½ Jahren die sogenannten *Zweiwortsätze* wie «Mama ada», «Mama Ball» sowie endlose, unverständliche Selbstgespräche. Kurz darauf folgen auch *Mehrwortsätze*. Damit werden nun die Dinge nicht nur benannt, sondern es werden Aussagen und Urteile ausgedrückt. Manchmal ist der Satz geordnet («Auto warn de wau» = «Die Frau ist mit dem Auto weggefahren»), bei aufgeregten Berichten entspricht er aber mehr einem ungeordneten Worthaufen. Jedenfalls werden die Wörter noch ungebeugt gebraucht.

Mit 2 Jahren *versteht* das Kind zwar schon mehr, als es selbst ausdrükken kann, aber es hört vor allem nur die auffälligen Haupt-, Tätigkeits- und Eigenschaftswörter sowie ja und nein. Außerdem wird aus Tonfall und Mimik die Bedeutung des Gesprochenen abgelesen. Hingegen werden gutgemeinte Erklärungen in langen Sätzen nicht verstanden, auch keine Verneinungen («das tut nicht weh»). Es begreift auch noch keine Wenn-dann-Verbindungen und schon gar nicht kausale Erörterungen («Wir müssen dies tun, weil du sonst krank wirst»). Folglich ist es angebrachter, Erklärungen in positiven kurzen Sätzen auszudrücken und zum Trösten eher die Gebärde und eine ruhige, sanfte Tonlage zu benutzen.

Erweiterung der Kenntnisse

In dieser Zeit entwickelt sich ein spezifisch menschlicher Denkvorgang. PIAGET hat ihn folgendermaßen formuliert: «Dieses Denken ist an die Darstellungs- und Symbolfunktion gebunden, d. h. an das Vermögen, eine Handlung oder einen Gegenstand durch irgendein Zeichen (ein Wort, ein Bild, ein Symbol) zu ersetzen.» Als Folge davon entwickeln sich die Sprache, das Bilder-Erkennen und das Rollenspiel.

Das einjährige Kind besitzt die angeborene Fähigkeit, z. B. das Klangmuster «Milch», das jemand beim Füttern ausspricht, mit der momentanen Beschäftigung in Verbindung zu bringen. Zukünftig wird es das Wort «Milch» in diesem Zusammenhang gebrauchen, es also auf die Flasche bzw. deren Inhalt beziehen. Damit ist das Wort «Milch» zum Symbol für das Trinken aus der Flasche geworden.

Genauso wird ein Bild von einem Apfel zum Symbol für den wirklichen Apfel, wenn er im Bild erkannt wird.

In den Symbolspielen ersetzt das Kind in seiner Phantasie das Mehl oder den Kuchenteig durch Sand oder setzt im Rollenspiel sich selbst an die Stelle der Mutter. (Deshalb führt auch allzu gegenstandsgetreues Spielzeug dazu, daß sich die Fähigkeit, in Symbolen zu denken und sich etwas vorzustellen, nicht entwickeln kann.)

Die *Sprache* würde sich nicht entwickeln, wenn die Beziehung zwischen dem Wort und dem Gegenstand oder der Person, für die es steht, nicht erkannt würde. Dieser Zusammenhang wird dem Kind immer deutlicher und erweitert sich nach einigen Jahren auch auf abstrakte Begriffe wie «Gutes», «Böses» oder «Freiheit» usw. Bis etwa 6 Jahre sind die Wörter aber noch ganz an anschauliche Dinge gebunden, und sie bezeichnen nur ein bestimmtes Objekt oder eine bestimmte Handlung. Deshalb ist die Sprache zunächst vorbegrifflich. Wirklich begrifflich ist sie erst, wenn der Ausdruck «Tasse» für alle Gegenstände, aus denen man trinken kann, oder «Tisch» für alles, was Beine hat und auf das man etwas setzen kann, erfaßt wird.

Antrieb und Wille

Zwischen 1 und 2 Jahren wird ein gesteigerter *Tätigkeitsdrang* erkennbar, verbunden mit einem starken praktischen und nachahmenden Interesse an der Umwelt sowie einem enormen Rede- und Mitteilungsdrang. Der Kräfteüberschuß wird deutlich, wenn das Kind unermüdlich alles in seiner Reichweite Liegende durchstöbert und alles Mögliche und Unmögliche versucht, ohne die eigenen Grenzen zu kennen und die Folgen seines Tuns absehen zu können. Infolgedessen müssen die Eltern gelegentlich tätlich (nicht mit vielen Worten) eingreifen, um schlimmere Schäden an Kind und Gegenständen zu verhindern.

Die Antriebe dieses Alters finden ihren eindrucksvollen Ausdruck im *Symbol- und Rollenspiel*, in dem die subjektiven Erlebnisse, Wünsche und Ängste ausgelebt werden. Dabei verschmelzen reale Wahrnehmungen und Vorstellungen, so daß das Spiel sowohl als Wirklichkeit als auch als Phantasie erlebt wird. Wenn bei den früheren «Funktionsspielen» noch die eigene Bewegung und die Eigenschaften des Spielzeugs ausprobiert wurden, so kommt es bei diesen Spielen zu einer Erprobung der Vorstellungs- und Phantasiekraft, bezogen auf die genaue Beobachtung und Einstudierung der Außenwelt.

Die seelische Entwicklung

Der Wille

> Begierde wird zum Willen
> durch die Berührung
> mit dem erkennenden Bewußtsein.
> B. C. J. Lievegoed

Mit Beendigung des Säuglingsalters können die Grundbedürfnisse (Lebenstrieb, Ernährungstrieb, Tätigkeitsdrang, Zuwendungsbedürfnis usw.) ganz allmählich gelenkt werden, so daß sich eine zunächst primitive Form des Willens, aufbauend auf Einblick und Erfahrung, ausbilden kann.

Mit etwa einem Jahr kommt eine Zeit, in der das Kind beispielsweise nicht sofort beim Anblick eines Fremden zu weinen anfängt, sondern vorher einen ratlosen wie gelähmten Gesichtsausdruck zeigt. In dieser verlängerten Reaktionszeit drückt sich ein Denkvorgang und damit ein gewisser Wahlvorgang aus zwischen Neugier und Interesse einerseits, Ablehnung, Angst und Bindung an die Mutter andererseits. Früher oder später fängt das Kind aber meist an zu weinen und flüchtet auf den Arm der Mutter bzw. einer bekannten Person. Hierin zeigt sich ein erster Beginn eines keimhaften Wollens, das sich um das 2. Jahr zum stärker zielgerichteten Willen ausweitet.

Gefühle

Je nach Umgebung rücken in diesem Alter unterschiedliche Gefühle in den Vordergrund. Während in der Säuglingszeit die Gefühle von Lust und Unlust noch fast ausschließlich durch die Begierden z. B. nach Nahrung, Schlaf und Zuwendung wachgerufen wurden, so erregen jetzt vor allem die Erlebnisse und die Einsichten in die Außenwelt, genauso wie die phantasievollen Vorstellungen in der Innenwelt beim Rollenspiel die freudigen oder zornigen Stimmungen.

Diese Gefühlsregungen sind zwar intensiv, aber noch wenig nachhaltig und tief, so daß ein neues fesselndes Ereignis Leid, Enttäuschung oder Verwunderung im Nu in strahlende Freude, Zorn oder neues Staunen verwandeln kann. Besonders hervortretend sind die Gefühle von Angst, Aggressivität und einfachem Mitgefühl.

Egal ob es sich um die *Angst* vor der Trennung von der Mutter, vor Fremden, Wasser, Schnee, eigenem Schatten, Staubsauger oder Haarewaschen handelt, sie beruht – abgesehen von der angeborenen Ängstlichkeit – immer darauf, daß sich das Kind noch ungenügend in der Welt auskennt.

Ein einjähriges Kind, das krabbeln und laufen kann, kommt leicht in gefährliche Situationen, weshalb es die Möglichkeit haben muß, durch Schreien eine Betreuungsperson herbeizurufen. Kinder, die mit einem halben oder spätestens einem dreiviertel Jahr an verschiedene Betreuungspersonen und Umgebungen gewöhnt werden, haben keine *Trennungsangst* beim Abschied von der Mutter oder die extreme Furcht vor dem Ungewohnten, die das Einjährige in der Nähe seiner Eltern hält. Sie sind an die Eltern und auch an die Erzieherinnen weniger ausschließlich gebunden und demzufolge weniger ängstlich, wenn sich ein Erwachsener entfernt oder ein Fremder sich nähert. Sie haben erfahren, daß sie von vielen Erwachsenen beschützt werden, und kennen mehrere «ungefährliche» Umgebungen. Deshalb stimmt die immer noch verbreitete Auffassung nicht, daß eine emotional enge Bindung nur zur Mutter die Angst vermindere und dem Kind Sicherheit gebe. Wenn ein Kind aber erst einmal insbesondere an eine stark behütende Mutter gebunden ist, ruft die Trennung starke Ängste hervor.

Genauso verhält es sich mit den übrigen Ängsten: Sie sind oft zu vermeiden, wenn das Kind vorher mit der Situation spielerisch vertraut gemacht wird, also z. B. ein Arztbesuch durchgespielt oder der Schnee in die Wohnung geholt wird. Wenn die Ängste aber einmal ausgelöst sind, hilft nur Trösten und Entfernen von der Quelle der Angst.

Meist sind die Kinder mit 2, spätestens 2½ Jahren so erfahren, daß sie ihre Ängstlichkeit und Abwehr abgelegt haben und der Umwelt mit eigenen Impulsen aufgeschlossen begegnen. Abends allerdings will dies oft nicht gelingen, so daß die besonders stark an die Mutter gebundenen Kinder Schwierigkeiten haben, ins Bett zu gehen. Sie zögern dann die Schlafenszeit hinaus, obwohl das ganze Bett voll tröstender Stofftiere und Bücher ist. Dann ist der Vater oder eine andere gut bekannte Person vorübergehend geeigneter, das Kind ins Bett zu bringen, da das Loslassen hier leichter fällt.

Fast alle Eineinhalbjährigen machen ihre Mütter beim gelegentlichen Treffen der «Krabbelgruppe» durch ihre *Aggressivität* ganz betroffen, weil sie im Zusammensein mit anderen schlagen, beißen, puffen oder an

Die seelische Entwicklung

Haaren zerren. In diesem angriffslustigen Stadium wird freiwillig kein Spiel hergegeben. Wenn keiner dabei zu Schaden kommt, sollte man dieses Verhalten möglichst wenig beachten, anderenfalls sind die Kampfhähne zu trennen und das Interesse auf andere Dinge zu lenken. Oft wird es sich aber nicht umgehen lassen, daß einige besonders angriffslustige Kinder diese Treffen eine Zeitlang meiden, da moralische Vorhaltungen kaum verstanden werden und ein rücksichtsvolleres Verhalten mit Schimpfen sicher nicht zu erreichen ist. In der Zwischenzeit werden die Kinder bei kürzeren Kontakten durch geduldiges Zureden allmählich lernen, ihre Aggressionen zu beherrschen.

Das *Mitgefühl* dieser Altersstufe in Form von Mitfreude und Mitleiden gründet darin, daß sich das Kind noch eins mit der Umwelt fühlt und sich deshalb von Trauer und Freude anstecken läßt, also gefühlsmäßig leicht beeinflußbar ist. Es vermutet auch, daß alle Gegenstände ähnliche Gefühle haben wie es selbst, und beschimpft deshalb den Tisch, an dem es sich gestoßen hat.

Außerdem reagiert es wie ein feinster Seismograph auf alle bewußten und «atmosphärischen» Spannungen, Ängste oder harmonischen Schwingungen seiner Eltern. Diese Fähigkeit vermindert sich bald in dem Maße, wie das kindliche Selbstgefühl stärker wird. Da das Kind bereits unausgesprochene Unstimmigkeiten zwischen den Eltern aufnimmt, ist es um so wichtiger, daß Vater und Mutter ihre Auseinandersetzungen nie vor dem Kind austragen.

Das Kind im Alter
von 2 bis 3½ Jahren

Überblick

Früher benutzte man für das Alter zwischen 2½ und 3 Jahren die Bezeichnung *Trotzalter*. Heute erkennt man in dem eigenwilligen Verhalten des Kindes eine Reifung des *Ich-Bewußtseins*, infolge dessen sich das Kind als etwas Eigenständiges gegenüber der Außenwelt wahrzunehmen beginnt und seine aufkeimenden Pläne und Willenskräfte durchsetzen möchte, wodurch sein Selbstwertgefühl gefestigt wird. Bei einer einfühlsamen Erziehung muß es aber nicht zu den gefürchteten Trotzanfällen kommen.

Mit notorischem «nein», Unfolgsamkeit und Protest gegen Einmischung verschafft das Kind sich den nötigen Abstand besonders zur Mutter, zu der es normalerweise die engste und oft auch einengendste Bindung hatte. Dem schließt sich das «Ich will» an, welches kompromißlos auf ein Ziel gerichtet ist. Da das Kind noch nicht wirklich wählen und ein bestimmtes Ziel anstreben kann, scheint das kindliche Verhalten dem Erwachsenen oft unsinnig, widersprüchlich und tyrannisch. Respektieren die Eltern die ansatzweisen Pläne nicht und legen es darauf an, ihre Kräfte mit denen des Kindes zu messen, gerät das Kind infolge eines *Minderwertigkeits- und Unterlegenheitsgefühles* schnell aus dem Gleichgewicht, was sich in Wut- und Verzweiflungsausbrüchen ausdrückt. Zum Bewußtsein von sich selbst gehört auch der Begriff von *Zeit*, der ab 3 Jahren ansatzweise vorhanden ist, so daß man das Kind etwas vertrösten kann und nicht alles immer sofort oder gar nicht zu geschehen hat.

Parallel zum Ich-Bewußtsein entsteht das Verständnis für Gebote und Verbote, womit die elterlichen Normen in Form einer *naiven Moral* übernommen werden und ein Schamgefühl empfunden wird, wenn diese verletzt wurden. So sind einfache Wahlvorgänge und folglich Willenshandlungen möglich. Allerdings darf man noch nicht allzu große Erwartungen haben, daß die Kinder auf Lob oder Tadel bzw. Erziehungsmaßnahmen auch reagieren. Das geschieht erst in der nächsten Altersstufe.

Zwischendurch sind die Kräfte für Entscheidungen, auch dafür, was es spielen soll, verausgabt, insbesondere nach Zeiten emsiger Geschäftigkeit und überstürztem Handeln. Dann ist das Kind auch tagsüber müde oder trödelt herum, verharrt also bei einer Tätigkeit oder in seinem Zustand, ohne erneut wählen oder ein neues Spiel beginnen zu müssen. In diesem Zustand oder auch wenn es allein spielt, was es jetzt häufig tut und dabei Selbstgespräche führt, läßt es sich nicht gerne ansprechen und schon gar keine Forderungen an sich stellen. Deshalb schaltet es ab und tut so, als ob es taub sei.

Der unausgeglichenen seelischen Verfassung entspricht die körperliche: Die Bewegungen schießen über das Ziel hinaus und wirken dadurch grob und führen mit 3½ Jahren manchmal zum Stolpern. Das Kind spricht oft hastig und neigt zum *Stottern*.

Die *Blasenkontrolle*, bereitet noch mehr oder weniger Schwierigkeiten, indem entweder zu oft entleert oder zu lange angehalten wird. Normalerweise sind Mädchen mit 2½ Jahren und Jungen ein halbes Jahr später trocken und sauber, manchmal aber auch erst im 5. Lebensjahr. Erst danach spricht man vom Bettnässer. In diesem Fall hilft nur Lob für die trockene Nacht, Geduld und Verständnis, denn das Einnässen geschieht nicht willentlich und ist den Kindern äußerst peinlich. Die Ursachen können eine erbliche Blasenschwäche, aber auch seelische Probleme wie Traurigkeit und erschwerte Selbständigkeit sein.

Kognitive Fähigkeiten

PIAGET rechnet diese Altersstufe und auch die folgende dem *vorlogischen und egozentrischen Denken* zu und hebt als neue Errungenschaften das anschaulich-funktionale Denken hervor, mit dem zunächst die ersten Schritte in Richtung Begriffs- und Relationsbildung (Erfassen von Gleichheit, Ähnlichkeit, Verschiedenheit und Gegensätzen) unternommen werden.

Die *Weltsicht* ist vorrangig geprägt vom Realismus, der alle Ereignisse, Träume und sozialen Normen für unumstößliche Wirklichkeit bzw. Gesetze hält. Das Kind nimmt lediglich die augenblicklichen Erlebnisse wahr, ohne sie mit der Erinnerung an frühere Wahrnehmungen zu verknüpfen.

Wahrnehmung
Das hervorstechende Merkmal dieser Altersgruppe ist das sprunghafte Entstehen der *Selbstwahrnehmung*. Das eigene Ich hebt sich um den 2. Geburtstag zunächst allerdings nur für Augenblicke von der Umwelt ab, wobei sich das Kind als eigene Person vage und intuitiv, später immer bewußter als abgegrenzt von der Außenwelt wahrnimmt. Es spricht dann von sich selbst nicht mehr mit dem Vornamen, sondern benutzt das «Ich» oder «ich will» und anschließend das «Du», nachdem es vorher schon «mein» und «dein» unterschieden hatte. Dagegen fühlt es sich noch mindestens die nächsten 2 Jahre nicht angesprochen, wenn man «du» zu ihm sagt, sondern hört nur auf seinen Namen.

Mit 3 Jahren kann die *Lage im Raum*, ob unten oder oben, unterschieden werden, Bilderbücher werden jetzt nicht mehr verkehrt herum gehalten. Aus einer größeren Menge von Klötzen werden spontan 3, später auch 4 Klötze herausgegriffen und gesondert aufgestellt. Somit ordnet das Kind die Dinge nach Ähnlichkeiten, zunächst aber nur bis zu einer *Menge* von 3 Stück.

Von großer Bedeutung ist das langsam entstehende *Zeitverständnis*. Ab 3 Jahren kann ein Kind sich vorstellen, daß es etwas Zukünftiges gibt, d. h., es kann z. B. auf das Essen oder ein bestimmtes Spielzeug ein wenig warten. Ab jetzt kann man dem Kind verständlich machen, daß man lieber später mit ihm spielt oder gleich wiederkommen wird. Allerdings kann man es mit einem Versprechen noch nicht dazu verleiten, irgend etwas Unangenehmes über sich ergehen zu lassen. Auch eine wundervolle Nachspeise kann erst mit 4 Jahren dazu verlocken, die ungeliebte Suppe vorher aufzuessen.

Desgleichen tritt die Vergangenheit als solche mit ca. 2½ Jahren ins Bewußtsein. Deshalb möchte das Kind immer wieder wissen, was früher war, und fordert die Mutter noch bis ins 5. Lebensjahr auf, sein ganzes bisheriges Leben, insbesondere die Säuglingszeit, zu schildern. Es möchte konkret hören, wo das Bett stand, wo es was gegessen hat, wie groß es war und wie es aussah.

Die seelische Entwicklung

Gedächtnis

Die Erinnerungsfähigkeit reicht mit 3 Jahren etwa 1 Jahr zurück. Erwachsene können sich aber meist nicht an Begebenheiten vor dem 3. Geburtstag erinnern. Das liegt wahrscheinlich daran, daß das Gehirn die Erinnerungen langfristig zusammen mit der «Zeitspur» speichert, ein Zeitempfinden aber erst mit 3 Jahren einsetzt.

Sprache

Im 3. Lebensjahr werden Haupt- und Tätigkeitswörter zunehmend gebeugt (dekliniert und konjugiert). Außerdem werden *gleiche Formen* und *Ähnlichkeiten* wie z. B. zwischen Mondsichel und halber Zitronenscheibe in bezug auf die Form erkannt. Auch ähnliche Erlebnisse werden verglichen.

Allmählich formt das Kind ein Satzgefüge. Bis 3 Jahre werden nur Hauptsätze aneinandergereiht. Danach können auch untergeordnete Sätze mit «wenn – dann», «weil», «wo» gebildet werden. Die Kinder benutzen aber z. B. das «Wo» für alle möglichen Satzbeziehungen, längst nicht nur für Ortsbezüge.

Ab 3 Jahren verwenden sie «hoch – tief», «oben – unten», «gut – schlecht» und lernen damit parallel zu einem Wort immer zugleich die entsprechende gegensätzliche Bezeichnung. Jetzt drücken sie auch ihr Denken in *Verschiedenheiten und Gegensätzen* sprachlich aus.

Außerdem werden zunehmend *Sammelbegriffe* benutzt wie «Tiere» und «Pflanzen». Großes Interesse ruft die Unterscheidung zwischen belebten und unbelebten Dingen hervor. Allerdings könnte das Kind nicht benennen, warum etwas als lebendig oder nicht lebendig bezeichnet wird oder was die typischen Merkmale für Tier oder Pflanze sind. In seinem anschaulichen und vorbegrifflichen Denken kann es aber schon Katzen, Hunde und Pferde den Tieren zuordnen.

Die 3½jährigen denken oft schneller, als sie sprechen, manchmal schwankt die Stimme. In dieser von Unsicherheit geprägten Zeit fangen manche Kinder an zu *stottern*. Meist geht diese Störung bald wieder vorüber, besonders wenn niemand das Stottern beachtet oder das Kind gar auffordert, langsam zu sprechen. Die Ursache liegt manchmal in einem zu starken Leistungsdruck der Eltern oder Geschwister und in einem daraus folgenden Unterlegenheitsgefühl.

Das Kind im Alter von 2 bis 3½ Jahren

Erweiterung der Kenntnisse

Zugleich mit der Selbstwahrnehmung entsteht ein eigenes *Selbstbewußtsein*, so daß das Kind sich nicht mehr nur bestimmen läßt, sondern zugleich auch selbst bestimmen und das *Verhalten anderer beeinflussen* will. Dabei ist es dermaßen überzeugt davon, daß die Erwachsenen ihm gehorchen, so wie es selbst früher gehorcht hat, daß diese sich zunächst auch entsprechend verhalten sollten. Die Mutter bekommt beispielsweise das Spieltelefon ans Ohr gehalten und wird zum Sprechen aufgefordert, sie wird in einen anderen Raum gezogen oder muß ein bestimmtes Geräusch hervorbringen.

Außerdem wird dem zweijährigen Kind irgendwann voller Erregung bewußt, daß es *selbst etwas tun kann*. Es begleitet von nun an seine eigenen Handlungen (nicht die von anderen) mit beschreibenden Worten und sagt «auf», wenn es auf einen Stuhl klettert, «rausgehen», wenn es nach draußen läuft, «ich ganz machen», wenn es einen umgestürzten Turm wieder aufbaut.

Dieses Bewußtsein von sich selbst erweitert sich mit 3 Jahren auf den *Besitz von Spielsachen*, die nun keinesfalls mehr hergegeben werden und die auch gezielt zurückgeholt werden, wenn sie jemand fortgenommen hat. Es gehört zur normalen Bildung eines eigenen Selbst, Dinge besitzen und über sie verfügen zu wollen. Denn schließlich muß der Mensch erst einmal etwas besessen und erobert haben, bevor er lernen kann, es auch wieder herzugeben. Eltern sollten lediglich dafür sorgen, daß ein schwächeres Kind durch den Besitzdrang des anderen nicht allzusehr frustriert wird.

Bemerkenswert ist, daß die Zeitspanne zwischen Einfall und Ausführung größer wird, mit anderen Worten, daß das Kind länger überlegt, bevor es etwas tut. Je länger es dauert, bis ein *Plan gefaßt* wird, desto stärker ist er vom Denken gelenkt und infolgedessen den Argumenten der Eltern zugänglich.

Genauso verhält es sich mit der *Wahl* zwischen unterschiedlichen Dingen. Mit 2 Jahren trifft das Kind seine Wahl fast willkürlich, nimmt eher gefühlsmäßig irgend etwas, was Aufforderungscharakter besitzt, und bleibt lange Zeit immer konstant bei den gleichen Speisen, Kleidern und lustvollen Betätigungen. Mit 3 bis 3½ Jahren dauern die Entscheidungen schon länger, aber es wird noch immer nicht klar zwischen verschiedenen Zielen gewählt, genausowenig, wie das Kind erklären könnte, warum es die Wahl traf. Man spricht hier noch von *einfachen*

Wahl- und damit *Willenshandlungen,* während eine bewußte Wahl erst ab 5 Jahren getroffen wird.

Zugleich mit den ersten Zeichen der Selbstwahrnehmung und des Selbstbewußtseins taucht ein Sinn für Normen korrekten Verhaltens auf. Das Kind ist bereit, *Gebote und Verbote* zu erlernen. Es ist aber darauf angewiesen, daß ihm die Eltern sagen, was richtig ist und was falsch. Da das Kind noch kein eigenes Urteilsvermögen besitzt, müssen die Aussagen eindeutig und die Mißbilligungen möglichst gleichbleibend sein. Das ist aber normalerweise schwer möglich, denn beim Spielen im Wald z. B. darf es laut schreien, beim Geburtstag der Großmutter aber nicht. Insofern wird es keine allgemeine Norm gegen Schreien entwickeln können und ist jedesmal unsicher, ob es darf oder nicht. Solche Normen sind in jeder Kultur, Sozialschicht und Generation unterschiedlich. Allgemein gültig sind nur Erziehungsmaßnahmen gegen ständigen Ungehorsam gegenüber Erwachsenen, körperliche Aggressionen gegen Familienangehörige, Zerstörung von Sachgütern, offene Zurschaustellung der Geschlechtsteile und Nichtbeachtung aller Normen der persönlichen Reinlichkeit. Meist sind die Kinder in diesem Alter dankbar, wenn ihnen genau gesagt wird, was sie dürfen und was nicht. Je größer der Verhaltensspielraum für ein Kind ist und je mehr ihm an Freiheit gestattet wird, desto schwerer wird es ihm fallen, sich an die Gesellschaft anzupassen. Eine feste Kontrolle an sich muß nicht schlecht für das Kind sein, lediglich wenn sie willkürlich und hart ist und nicht den Bedürfnissen des Kindes Rechnung trägt.

Antrieb und Wille

Die Erweiterung der kognitiven Fähigkeiten führt je nach Temperament zu einem häufig überschäumenden Antrieb und Willen. Die beginnende Wahrnehmung von sich selbst als eigenständigem, handelndem und planendem Wesen nötigt das Kind, seinen längst noch nicht voll bewußten Willen dem der Umwelt entgegenzusetzen. Durch diese Konfrontation kann wiederum das Ich wachsen, allerdings auch geschwächt werden, wenn der Erziehungsstil der Eltern allzu einschränkend ist.

Die Ich-Erweiterung ist einerseits begleitet vom *Streben nach Selbst-*

durchsetzung, in Form des *Besitzdranges* und *nach Macht, Geltung und Unabhängigkeit* und andererseits von dem Bestreben, die eroberten Positionen abzusichern und zu verteidigen.

Egoistisch, wie das Kind in diesem Alter ist, möchte es alles besitzen, was ihm begehrenswert erscheint, auch die alleinige Liebe der Eltern. In seinem Streben nach Macht versucht es, soweit wie möglich die anderen zu tyrannisieren, unterscheidet aber schnell, wo das gelingt und wo es unmöglich ist. Das Kind braucht jetzt viel Beachtung, Beifall, Lob, Anerkennung und Bewunderung. Deshalb schenkt es denjenigen, die ihm Gelegenheit geben, sich zur Geltung zu bringen, seine Sympathien. Das starke Bestreben nach Unabhängigkeit und Selbstbestimmung weist unübersehbar auf eine fortschreitende Verselbständigung und Lösung aus der elterlichen und häuslichen Bindung. Zugleich ist damit aber auch eine Vertiefung der Liebesbeziehung zu den Eltern verbunden.

Gegen wirkliche oder vermeintliche Angriffe von außen startet das Kind zur *Selbstverteidigung* einen Gegenangriff, der aber manchmal über das Ziel hinausschießt und vom *Verlangen nach Vergeltung* getrieben zu sein scheint. Bei verbalen oder tätlichen Angriffen gegen einen Erwachsenen sollte dieser sich wortlos entziehen und durch Nichtbeachtung das Verhalten ungeschehen zu machen versuchen. Keinesfalls aber sollte er in der Situation heftig und ausdauernd auf das Kind einreden, denn das bedeutet Zuwendung, wenn auch negative, die das Kind immer wieder provozieren wird. Verhalten sich Kinder untereinander gewalttätig, kann man sie wortlos trennen, möglichst ohne ärgerlich zu werden. Dies würde nur heißen, «Öl ins Feuer zu gießen». In beiden Situationen kann der Erwachsene anschließend und möglichst nicht vor Fremden versuchen, dem Kind das Verhalten des anderen zu erklären.

Der Wille

Der Wille ist zwar eine gerichtete Kraft, aber zunächst ist die Art der Richtung relativ egal. Sie ändert sich beim Kind schnell, so daß man von einem *ungerichteten Willen* sprechen kann, selbst wenn das Kind kompromißlos irgend etwas Bestimmtes will. Es scheint so, als müßte es zeigen, daß es einen eigenen Willen hat, daß dieser sich von dem der Eltern unterscheidet und daß es ihn durchsetzen kann.

Im Laufe der Zeit wird die Spanne zwischen Einfall und Ausführung größer, weil eine gewisse Überlegung zwischengeschaltet wird. Dies ist ein Zeichen dafür, daß die Unbefangenheit und Unmittelbarkeit, mit der das Kind bisher fühlte und erlebte, abnimmt. Damit erwirbt es zunehmend die Möglichkeit, sein willensmäßiges Verhalten einigermaßen zu regulieren. Schließlich möchte es von der Mitwelt weiterhin geliebt und gelobt werden. Jedes Kind, das eine emotionale Bindung zu Eltern, Erziehern oder z. B. Geschwistern hat, gehorcht und zügelt sich bis zu einem gewissen Grade, weil es Angst vor Liebesentzug, Tadel oder gar Strafe hat. Allerdings fällt dies im «Trotzalter» noch schwer.

Zusammen mit der Erkenntnis und der Übernahme von Geboten und Verboten entsteht eine *naive Moral*. Diese ist nicht zu verwechseln mit dem beginnenden Gewissen im 6. Lebensjahr, bei dem die Bedeutung einer Moral erfaßt wird, also warum Stehlen und Schlagen schlecht sind und welche Folgen sich daraus für die Mitmenschen ergeben. Im «Trotzalter» fügt das Kind anderen noch unbewußt Leid zu. Es hat lediglich die Möglichkeit, den Ge- und Verboten der Erzieher zu folgen.

Gefühle

Dem neuen Ich-Bewußtsein entspricht in der Gefühlswelt die Notwendigkeit zur Entwicklung eines *Selbstwertgefühls*. Dieses ist anfangs noch ganz abhängig von der Außenwelt und leicht durch Lob und Bestätigung zu stärken und durch Tadel zu mindern.

Alfred Adler hat darauf hingewiesen, daß bereits in diesem Alter die Grundlage für ein gesundes Selbstwertgefühl gelegt wird und die Gefahr der Tyrannei aufzeigt, die aus dem *Minderwertigkeitsgefühl* entsteht. Dies erwächst aus dem Gefühl der Unterlegenheit, Kleinheit und Schwäche, Angst vor Tadel und Strafe, mangelnder Beachtung und Anerkennung. Hieraus erklären sich viele Trotzreaktionen.

Das *Schamgefühl* und auch der Ausdruck der *Verlegenheit* treten erstmals in diesem Alter auf, wenn das Kind glaubt, keine Wertschätzung zu verdienen, weil es etwas Verbotenes getan hat und getadelt wird. Das Schamgefühl ist nicht mit dem Schuldgefühl (ab 5 Jahren) zu verwechseln, bei dem es erkennen kann, daß es eine Wahl hatte und anders hätte handeln können, als es tatsächlich gehandelt hat. Diese Fähigkeit besitzt das Kind jetzt noch nicht, sondern weiß nur, daß es etwas Verbotenes getan hat und deshalb «böse» ist.

Das Kind im Alter von 2 bis 3½ Jahren

Temperamentvolle Kinder neigen zu tiefgreifenden Erschütterungen des Gefühlslebens. Neben Trotz-, Wut- und Jähzornsausbrüchen treten Stolz, Scham, Verlegenheit, Haß und Eifersucht. Die Stimmung ist äußerst labil, Konflikte mit der Mitwelt sind deshalb manchmal nicht zu umgehen. Bei anderen Kindern können die Trotzreaktionen ganz ausbleiben. Ich-Bewußtsein, Wille nebst Geltungs- und Besitzdrang sowie Selbstwertgefühl sollen wachsen und sich entwickeln können. Gleichzeitig aber wächst das Bewußtsein für Normen bzw. Gebote und Verbote. Damit hat das Kind eine gewisse Wahlmöglichkeit und schämt sich bzw. fühlt sich minderwertig, wenn es nicht gehorcht bzw. etwas Verbotenes getan hat.

Bloße Nachgiebigkeit hätte die Tyrannei des Kindes zur Folge, die für seine Persönlichkeit und seine Beziehung zur Umwelt schädlich wäre.

Das Kind im Alter von 3½ bis 5½ Jahren

Überblick

Der labilen «Trotzphase» mit ihrer Ichbezogenheit, Selbstbehauptung und ersten Lösung aus der engen Verbundenheit mit den Eltern folgt die überwiegend stabile Phase des *Ernstspielalters*.

Die Kinder wenden sich wieder intensiver den Eltern und überhaupt der Mitwelt zu. Sie reagieren empfindlich auf Lob und Tadel, nehmen die Forderungen der Umwelt wahr und können infolgedessen nachhaltiger von den Eltern erzogen werden.

Die Bezeichnung «Ernstspielalter» macht deutlich, daß die Hingabe beim Spiel an arbeitende Erwachsene erinnert. Die Kinder führen die von ihnen jetzt geplanten Spielideen begeistert durch, sie sind überhaupt voller Lebensfreude und Energie.

Selbstverständlich strebt das Kind auch weiterhin nach Selbständigkeit und macht dabei noch oft die bittere Erfahrung, daß das eigene Können arg begrenzt ist. Konflikte entstehen auch durch die Vergleiche, die das Kind jetzt anstellt und sich damit der *Konkurrenz* insbesondere mit den älteren Kindern aussetzt. Es ist für sein Eigenwertgefühl schwer zu ertragen, wenn es viel mit ihm überlegenen Spielkameraden zusammen ist.

Die Kinder müssen sowieso schon infolge der *ödipalen Situation*, nämlich ihrer intensiven Hinwendung zum andersgeschlechtlichen Elternteil, ertragen, daß sie dem konkurrierenden gleichgeschlechtlichen Elternteil mehr oder weniger unterlegen sind.

Die Entwicklung von Denken und Weltsicht ist stark verwoben mit der Phantasie, so daß Realwelt und Phantasiewelt nicht deutlich unterschieden werden können. Das Denken geht noch ganz vom Kind aus als Mittelpunkt allen Geschehens und ist geprägt von *vorlogischem magischem und Wunschdenken*, vor allem aber von den *Fragen nach dem*

Warum bzw. Wozu. Die Kinder wollen ergründen, welchen Plan, welches Ziel und welchen Zweck die lebendige und die leblose Umwelt verfolgt.

Mit etwa 5 Jahren ist die Kleinkindphase abgeschlossen, die Kinder sind ausgeglichen, selbständig und anpassungsfähig. Ruhiges, selbstzufriedenes Spiel steht in harmonischem Gleichgewicht mit der Freude an Geselligkeit. Die Familie genügt jetzt nicht mehr. Spielgruppe, Kindergarten oder Vorschule werden zunehmend nötig.

Mit 5½ Jahren kündigt sich dann wieder eine neue Sturm-und-Drang-Phase an.

Kognitive Fähigkeiten

Wahrnehmung

Mit 4 Jahren kann ein Kind *Farben und Formen* nicht nur unterscheiden, sondern auch *benennen*. Es kann ein Quadrat nachzeichnen (ein Dreieck gelingt erst mit 5 Jahren). Es zeigt den größten, kleinsten und mittleren von drei Gegenständen und kann am eigenen Körper rechts und links unterscheiden. Nach einiger Zeit gelingt dies auch bei anderen oder bei Personen auf Bildern. Im 4. Lebensjahr hat das Kind gelernt, Einzelheiten wahrzunehmen, auch losgelöst vom Ganzen, z. B. einen Goldzahn oder eine Warze im Gesicht. Es kann immer genauer vergleichen, bemerkt also etwa, daß das Radio der Eltern anders aussieht als das beim Freund. Diese Fähigkeit erweitert sich noch bis zum Alter von 6 Jahren.

3½jährige *erweitern* ganz allmählich ihr zunächst noch minimales *Zeitverständnis,* das erst mit 3 Jahren ganz dumpf entstanden ist. Das Zeitgeschehen ist erfaßbar, wenn die Kinder aus ihrer Erfahrung wissen, daß sich die Umgebung verändert und damit aus der Gegenwart die Vergangenheit wird. Genauso kann aus der Zukunft, etwa beim Warten auf ein ersehntes Spielzeug, Gegenwart werden, wenn sie das Spielzeug endlich in den Händen halten. Sie sind nun in der Lage, z. B. mit dem Auspacken eines Geschenkes oder mit dem zu heißen Essen noch etwas zu warten.

Außer der Erfahrung kommt ihnen ihr Wissen jetzt zu Hilfe: Sie erkennen die Unterschiede von länger – größer und schneller – langsamer.

Allerdings setzt das vierjährige Kind noch «länger» und «schneller» gleich, es glaubt also, daß das Auto desto schneller fährt, je länger die Wegstrecke ist. Auf die gleiche Weise wird das Alter mit der Größe gleichgesetzt, so daß man nur viel essen muß, um größer zu werden als der Bruder, und dann ist man auch älter als er.

Vierjährige begreifen aber, daß Mittwoch auf Dienstag folgt. Ihre steigende Erinnerungsfähigkeit führt auch dazu, daß sie Erlebnisse über Tage oder einige Wochen behalten und obendrein zeitlich einordnen können. Sie benutzen dafür bis ins Schulalter Ausdrücke wie «und dann», «erst», «danach». Welche Schwierigkeiten mit den Zeitbegriffen bestehen, das merken die Eltern an den immer wiederkehrenden Fragen «wann ist mein Geburtstag» oder später «wie lange ist 10 Minuten» (Antwort: «Einmal zu deiner Freundin Nora gehen»).

Vierjährige fragen ältere Leute auch unverblümt «Wann sterbst du endlich?» Damit versuchen Sie nicht nur, die Zeit zu begreifen, sondern es geht auch um die ihnen so wichtige Unterscheidung von Lebendigem und Unlebendigem.

Sprache

Bislang hatte das Kind gelernt, sich durch längere Sätze meist gut verständlich zu machen. Das 3½jährige kann bis 4 zählen und die entsprechenden *Zahlwörter* («4 Steine») benutzen, nachdem es kurze Zeit vorher Gruppen aus 3 oder 4 Gegenständen spontan angeordnet hat. Die anschauliche Auffassung geht also dem Zählen voraus.

Wenn ihr Kind 3½ bis 4 Jahre alt ist, fragen sich manche Eltern, ob eine *Sprachförderung* nötig sei, weil es sprachlich noch «zurück» sei, undeutlich spräche und einige Buchstaben nicht aussprechen könne. Fast immer holen die Kinder die Sprachrückstände ganz plötzlich von selber auf. Man hat auch herausgefunden, daß Üben und ständiges Verbessern von Aussprache und Grammatik wenig oder nichts bewirken. Statt dessen ist es wichtiger, auf die Erfahrung und die Gedanken des Kindes in liebevoller und wortreicher Weise einzugehen, es also bei der gedanklichen Bewältigung und Benennung des Wahrgenommenen zu unterstützen.

Mit 4 bis 5 Jahren ist die Sprachentwicklung im großen und ganzen abgeschlossen, danach folgen noch Verfeinerungen im Satzbau und in der Aussprache einiger Buchstaben.

Die Zeitwörter und Zeiten stimmen noch nicht, und richtige Neben-

Das Kind im Alter von 3½ bis 5½ Jahren

sätze fehlen (bis ins Schulalter), sie werden insofern auch nur sehr begrenzt verstanden.

Die Vierjährigen sind im sogenannten *redseligen Alter*, sie verwenden gern hochtrabende Phrasen und Schimpfworte und sind unerschöpflich im Erfinden von Ausreden. Sie lieben und erfinden neue Wörter, «andere» ist eins der Lieblingswörter. Die *«Warum»-Fragen* können zeitweilig lediglich aus dem Bedürfnis nach Kontakt entstehen. Wenn ihnen gerade keine neue Frage einfällt, stellen sie die gleiche Frage auch mehrmals; wesentlich ist ihnen die Aufmerksamkeit des Erwachsenen.

Für den Alltag ist es wichtig zu wissen, daß es die meisten Kinder jetzt schaffen, zwei Tätigkeiten gleichzeitig zu vollziehen. Sie können sich also z. B. ausziehen und dabei sprechen. Sie verstehen aber noch immer keine allgemeinen Aufforderungen wie «Räum bitte das Zimmer auf», so daß hierbei immer jemand helfen muß.

Fünfjährige sprechen klar und kurz angebunden, sie sind auf die Vollständigkeit ihrer Aussage bedacht. Manche Kinder erfassen die ersten *Begriffe*, zum Beispiel, daß «Dreirad» die Bezeichnung für alle Tretfahrzeuge mit drei Rädern ist. Vorher hatte das Kind noch keine allgemeine abstrakte Vorstellung von den Eigenschaften aller Dreiräder und konnte nur das, was es vor sich sah, als ein solches bezeichnen. Auch die Begriffe von Gut und Böse, Wahrheit und Lüge nehmen Gestalt an und bezeichnen nicht mehr nur ein jeweils konkretes Ereignis, sondern werden verallgemeinert.

Die *Zeitbegriffe* bleiben bis zum 8. Lebensjahr noch unvollkommen.

Erweiterung der Kenntnisse

Es sind vor allem die *Vergleiche* mit anderen und damit die Konkurrenz, die Phantasievorstellungen und das vorlogische Denken, welche die Erkenntnis und Vorstellungswelt des Kindes erweitern.

Es gibt bis zum Alter von etwa 5 Jahren noch keine deutliche Trennung zwischen Wahrnehmungen und Vorstellungen bzw. zwischen *Real- und Phantasiewelt*, so daß das Kind bedenkenlos Produkte seiner Einbildungskraft als wirkliche Begebenheiten wiedergibt (sogenannte Phantasielügen). Viele Kinder erfinden sich sogar einen eingebildeten Spielgefährten, der am häuslichen Leben teilnimmt und alle ihre Wünsche erfüllt. Mit ihm können sie alle nicht erfüllten Wünsche ausleben; auch Eltern sollen diesen «Spielgefährten» respektieren.

Auch jetzt *denken* die Kinder noch egozentrisch und vorlogisch im

Gegensatz zum späteren sozialisierten und logisch-rationalen Denken (und Verhalten). Letzteres schließt das kausale Erfassen von Ursache- und-Wirkungs-Zusammenhängen ein. Nach PIAGET tritt neben die Erweiterung der Begriffsbildung und des Vergleichens noch die «Funktionslogik» (Wirkungszusammenhang). Damit versuchen die Kinder, Tätigkeit, Wirken und Zweck der Dinge zu erklären, d. h., sie hinterfragen jetzt die Erscheinungen insbesondere mit ihren «Warum-wozu»-Fragen. Jedoch ist es ihnen noch nicht möglich, vom allgemeinen auf das einzelne oder umgekehrt zu folgern. Dies würde bedeuten, daß sie kritisch-rational denken könnten. Wo ihr Denken nicht zur Erklärung der Wirklichkeit ausreicht, werden Intuition und Phantasievorstellungen herangezogen.

Dies bedeutet praktisch, daß die Kinder zwar intuitiv etwas erfassen können, es auch behaupten, aber nicht erläutern können, wie sie zu ihrer Behauptung kommen. Manche Kleinkinder wirken verblüffend logisch; meist handelt es sich um Kinder, denen Erwachsene viel erklärt haben. Deren argumentative Redeweise ahmen sie dann nach, ohne sie jedoch wirklich verstanden zu haben. Denn sie haben noch wenig Einsicht in Regeln und die Beziehung von Ursache und Wirkung. Begriffe wie Zufall, Wahrscheinlichkeit, Friede und Gerechtigkeit sind für sie viel zu abstrakt. Ebenso bringen sie auch ihre Erfahrungen noch nicht unbedingt in Einklang mit ihren Gedankengängen: Obwohl das Kind gesehen hat, daß andere Menschen Weihnachtsbäume kaufen und nach Hause tragen, bringt in seiner Vorstellung dennoch der Weihnachtsmann den Weihnachtsbaum.

Die Kinder sehen die Welt deshalb so anders als die Erwachsenen, weil Ich und Außenwelt noch kaum voneinander getrennt sind. Das kindliche Denken ist egozentrisch und geht generell von sich aus. Die eigenen Wünsche und Vorstellungen sind von der Wirklichkeit nicht getrennt. Die Kinder erzählen oft von Dingen, die sie nie erlebt haben, die für sie aber reale Begebenheiten sind. Das Weltbild versachlicht sich zunehmend; erst mit 8 Jahren aber vermag das Kind sich selbst in Frage zu stellen und bewußt wahrzunehmen.

Im Alter von etwa 4 Jahren gewinnt das *magische Denken* und das *Wunschdenken* an Gewicht. So äußerte eine Vierjährige während eines Spaziergangs, daß das entgegenkommende bedrohliche Auto vor der Begegnung abgebogen sei, weil sie es gewünscht habe. Viele Kinder versuchen auch, das Geschick mit magischen Praktiken zu beeinflussen. So wird z. B. eine Süßigkeit geopfert, damit der Vater schneller heimkommt. Bestimmte Kleidungsstücke können als Glücksbringer, andere als Unglücksbringer angesehen werden. Darüber hinaus wird aber auch die Wirklichkeit magisch gedeutet: Das Kind vermutet kraft seiner Phantasie mächtige, geheimnisvolle Kräfte hinter den Dingen. Feen, Zauberer, Zwerge, Riesen, Götter und Hexen gewinnen Gestalt in Mythen, Märchen und Sagen.

Ab dem 4. Lebensjahr werden einfache *Märchen* wichtig für das Kind, es glaubt fest an sie. Für Fünfjährige eignen sich zunächst die Grimmschen Zaubermärchen, in denen Aufgaben gestellt werden und Helfer erscheinen, oder auch Märchen, die die Unterscheidung von «lebendig» und «leblos» zum Thema haben, wie «Schneewitttchen». Dieses Märchen ist auch deswegen für das Alter so geeignet, weil hier die gerade erlebte Rivalität zwischen Müttern und Töchtern um den Vater verarbeitet werden kann.

Märchen sollten nach Möglichkeit erzählt oder vorgelesen werden. Oft will das Kind monatelang immer dasselbe hören. Unter dem Schutz des Erzählers werden die Inhalte besser verarbeitet, der Phantasie kann freierer Lauf gelassen werden. Kassetten bewirken ein weniger tiefes Erleben des Kindes. Durch Bilder in Märchenbüchern oder gar Theateraufführungen wird die Vorstellung jedoch ganz und gar festgelegt. Sie eignen sich deshalb nicht für Kinder dieses Alters. Außerdem werden objektive Theaterwelt und subjektive Kinderwelt durcheinandergebracht, die Kinder sind überfordert, oft verwirrt oder geraten sogar in starke Angst.

Das Kind erahnt geheimnisvoll waltende Kräfte in sich und hinter den Dingen. So entwickelt sich in dem Alter auch das erste *religiöse Erleben*. Das Kind glaubt an Gott als einen allmächtigen Übervater, der alles kann, Wunder vollbringt, belohnt und bestraft, der es beschützt und den es um die Erfüllung seiner Wünsche bitten kann. Die Erwachsenen sollten dieses Gottesbild des Kindes akzeptieren und nicht versuchen, ihm ihre eigene Erkenntnis nahezubringen. Religiöse Geschichten müssen genauso sorgfältig ausgesucht werden wie Märchen. Geeignet sind zunächst Berichte von Wundern und Heilungen, sicher aber nicht geeignet ist die Kreuzigung und der Leidensweg Jesu.

Das Kind vermutet, genauso wie im lieben Gott, auch leitende Kräfte in technischen Geräten, in der Mutter, die die Babys machen kann, und im Vater, der alles können muß. Dieses *Machen und Gemachtsein* ist der ganzen Umwelt eigen. Das Kind braucht seine Vorstellung von der Mächtigkeit der Eltern für sein Selbstwertgefühl und seine Weltsicht. Deshalb läßt es sich nur schwer davon abbringen, daß der Vater das Wetter bessern soll, damit das geplante Picknick stattfinden kann. Diese Denkweise verschwindet, wenn das Kind die Schwächen und Grenzen menschlicher Fähigkeiten erkennt und damit auch die Eltern an Autorität einbüßen.

Im 5. Lebensjahr werden die Eltern immer wieder mit der *Frage «warum?»* traktiert. Allerdings fragt das Kind nicht, weil es über die Dinge nachdenken will, sondern es fühlt sich in seiner Welt eher zum Handeln aufgefordert und macht sich kaum Gedanken über Ursachen oder gar naturwissenschaftliche Begründungen. Deshalb kann die Frage ganz unterschiedlich beantwortet werden. Beispiel: «Warum fährt das Auto?» Wir Erwachsenen meinen oft, daß das Kind nach der Ursache der Bewegung fragt, und antworten z. B.: «Weil es einen Motor hat.» Aber das Kind bleibt unbefriedigt, es möchte nämlich etwas anderes wissen. Es möchte hören, welchen Zweck oder welches Ziel das Auto verfolgt. In diesem Sinne könnte man antworten: «Weil die Leute darin zum Kaufmann wollen.»

Deshalb bezweckt es sogar noch bis zum 8. Lebensjahr mit dem «Warum ...?» eher eine *Antwort auf das Wozu*, es will also wissen, wozu etwas gebraucht wird. Dabei ist es der Überzeugung, daß die Dinge zum Wohle der Menschen da sind. («Warum ist der See da?» – «Damit wir baden können.») Außerdem verknüpft es die ihm zugänglichen Naturgesetze mit den eigenen Moralgesetzen, besonders mit Gehorsam («Warum schwimmen die Schiffe?» – «Weil sie dem Kapitän gehorchen.») Bei Bewegungen vermutet das Kind, daß sie einen Zweck oder ein Ziel haben («Warum rollt die Kugel?» – «Weil sie zu uns will.»)

Mit der Warum-Frage möchte das Kind häufig auch nur rein äußerliche Tatsachen erfahren, die mit *Wenn-dann-Antworten* zu befriedigen sind. («Warum kriege ich die Spritze?» – «Wenn du die Spritze bekommst, dann tut das etwas weh, und du bleibst gesund, und dann gehen wir nach Hause.» – «Warum läuten die Glocken?» – «Wenn sie läuten, gehen die Leute in die Kirche.»)

Mit der geschilderten Art des Denkens versucht das Kleinkind, seine Welt zu ordnen und durchschaubar zu machen. Dadurch gewinnt es Sicherheit und kann ungestört seine Phantasie entwickeln. Es ist wichtig, daß die Eltern die andere Denkweise des Kindes verstehen und befriedigende Antworten geben, auch wenn diese nicht unbedingt der «Wahrheit» der Erwachsenenwelt entsprechen. Für jede Entwicklungsstufe gibt es eine eigene Wahrheit, und die gilt es herauszufinden. Wenn Sie einmal keine Antwort wissen, antworten sie mit einer Gegenfrage, dadurch erfahren Sie, was Ihr Kind wissen möchte. Oder Sie geben die Frage an ein älteres Kind weiter, das die Antwort meist ohne Schwierigkeiten geben kann. Denken und Phantasie des Kindes verarmen hingegen, wenn ihm nur die erwachsene Welt mit rationalen Erklärungen und Desillusionierungen nahegebracht wird («Es gibt keine Osterhasen»). Lassen Sie den Kindern den lieben Gott, den Weihnachtsmann, die Engel und den Osterhasen, es sind personifizierte erlebbare Gestalten für Inhalte, die der Erwachsene in seiner verarmten, desillusionierten und rationalen Welt manchmal schwer nachvollziehen kann. Abstraktes Denken hat im Kleinkindalter nur am Rande Platz. Sie können dem Kind natürlich schon etwas in einfacher Formulierung erklären. Einiges von dem Gehörten merkt es sich, auch wenn es zunächst wenig damit anfangen kann.

Antrieb und Wille

War das Kind während des «Trotzalters» in seinem Wunsch nach Selbstbehauptung sprunghaft und labil gestimmt, so entwickelt es jetzt das Bedürfnis nach Mitmenschlichkeit und interessiert sich mehr für die Außenwelt. Dabei steckt es voller Energie, ist insgesamt aber relativ ausgeglichen. Am Ende dieser Phase steht schließlich die Unterordnung des Willens unter die eigene Einsicht, also ein gezielteres, weniger sprunghaftes Verhalten.

Der Säugling macht sein Bedürfnis nach mitmenschlichem Kontakt bemerkbar durch Anschauen und Lächeln. Jetzt entwickelt das Kind die *Hinwendung zum anderen Menschen* auf einer neuen Entwicklungsstufe weiter. Schon im Säuglingsalter gibt es individuelle angeborene Unterschiede, die jetzt noch durch die Stellung in der Geschwisterreihe beeinflußt werden: Einzelkinder und Erstgeborene müssen oft allein spielen. Die Jüngeren streben mehr nach Geselligkeit, wollen oft ausschließlich mit den Älteren spielen.

Die seelische Entwicklung

Das Kleinkind von 4 bis 5 Jahren redet beinahe ununterbrochen – Zeichen seines Bedürfnisses nach Geselligkeit. Es ahmt gern nach im Rollenspiel, Verkleiden, Grimassieren und setzt sich so mit dem Erwachsenen auseinander. Es genießt die Unternehmung ganz allein, z. B. mit dem Vater, aber auch das Nebeneinander und Zusammensein mit Gleichaltrigen, am liebsten zu zweit, höchstens mit 4 oder 5 Kindern. Bei dreien gibt es häufig Streit. Was die Kinder verbindet, ist die Freude am Spiel, noch nicht Freundschaft oder Liebe. So fragt ein Fünfjähriger später kaum noch nach den Kindern, mit denen er im Urlaub doch ein Herz und eine Seele war. Ab 4 Jahren zeigen Kinder in ihren Beziehungen besondere Freude am Besitz: «meine Ärztin», «meine Freundin». Sie bilden Cliquen, von denen Unbefugte strikt ausgeschlossen werden. Sie beschäftigen sich das ganze Jahr damit, wen sie zum 5. Geburtstag einladen und auch, ob sie selbst eingeladen werden, d. h. ob sie beliebt sind. Die Eltern können das Kind in seinem Geselligkeitsbedürfnis unterstützen, indem sie zu weiteren sozialen Initiativen ermuntern, also z. B. Kinder einzuladen oder ihr Kind bei anderen schlafen lassen.

In dieser Zeit bildet sich ein ausgeprägter Sinn für den anderen aus, der einen Gegenpol zum kindlichen Egoismus darstellt. Diese gewisses *soziale Gesinnung* kann von Eltern und Erziehern gefördert werden. Das Kind beginnt sich mit deren sozialen Verhaltensweisen zu identifizieren und hilft dann ebenfalls gern, verschenkt, ist fürsorglich und rücksichtsvoll.

Das Verhältnis zu beiden Eltern wird bewußter und vertieft sich. Im 4. bis 6. Lebensjahr gibt es zärtliche, geradezu leidenschaftliche Gefühlsäußerungen gegenüber einem, meist dem gegengeschlechtlichen Elternteil in Worten und Taten. Die «ödipale Phase» (FREUD) wird mehr oder weniger ausgeprägt durchlebt: Der kleine Junge (beim Mädchen spielt sich die Entwicklung umgekehrt ab) wendet sich, jedenfalls in unserer Gesellschaft, intensiv meist der Mutter zu, Heiratsabsichten werden geäußert, und häufig wird phantasiert, daß der gleichgeschlechtliche Elternteil verschwinden oder sterben soll, was Schuldgefühle zur Folge haben kann. Diese erstmals aufkeimende *Liebe zum anderen Geschlecht* enthält nicht nur eine starke Wertschätzung und Idealisierung der Mutter, sondern sie ist zugleich auch egoistisch, besitzergreifend und daher gepaart mit Eifersucht gegen den Vater, der trotzdem ebenfalls geliebt und stark nachgeahmt wird. Der Junge sieht

Das Kind im Alter von 3½ bis 5½ Jahren

beim Vater die gleichen äußeren Geschlechtsmerkmale, ist ihm also ähnlich und macht sich stolz in seiner Vorstellung dessen Stärken und Fähigkeiten zu eigen.

Mädchen haben insofern mehr zu bewältigen, als sie sich ein Stück weit von der Mutter (die in unserer Gesellschaft meist die innigste Verbindung zum Kind hat) lösen müssen, um sich dem Vater zuwenden zu können. Sie müssen die Rivalität und die damit verbundene eigene Aggressivität der eigentlich stärker geliebten Mutter gegenüber aushalten und gleichzeitig fürchten, deren Liebe zu verlieren. Deshalb sollte der *Vater* die Tochter besonders in der Anfangsphase soweit wie möglich gewähren lassen und ihr zeigen, wie anziehend er sie findet. Wenn eine Zurückweisung nötig ist, weil die Tochter sich allzuweit vorgewagt hat, dann sollte er sich bemühen, daß sie ihr Gesicht wahren kann und sich nicht wegen ihres Verhaltens schämen muß.

Die *Mutter* muß die Rivalität mit ihrer kleinen Tochter aushalten und deren Aggressivität verstehen. Sie sollte ihr zeigen, daß sie sie trotzdem lieb hat, und mit ihr allein gelegentlich etwas Schönes unternehmen. Wichtig ist ja vor allem, daß die Tochter zu ihrer Weiblichkeit einen guten Zugang findet und stolz auf ihre Mutter sein kann.

Die *Eltern* können ihr zeigen, daß sie sich auch erotisch mögen und zärtlich zueinander sind, um der durchaus erotisch gefärbten Liebe der Tochter zum Vater Mut zu machen. Gleichzeitig machen sie dadurch deutlich, daß der Platz neben dem Vater nicht frei ist und die Tochter deswegen irgendwann wird auf den Vater verzichten müssen. Streitet sich der Vater dagegen ständig mit der Mutter, wird sich die Tochter große Chancen bei ihm ausrechnen und sich vielleicht übermäßig an ihn binden. Wenn der Vater sie dann zurückweist, kann das Selbstwertgefühl des Mächens arg verletzt werden.

Die Kinder interessieren sich vermehrt, gekoppelt mit dem ersten körperlichen Schamgefühl, für die *Geschlechtsmerkmale* besonders der Erwachsenen: Brüste, Scham- und Achselbehaarung, Genitalien. Diese Neugier, gepaart mit sachlichem Interesse, sollten die Erwachsenen bis zu einem gewissen Grade stillen. Es tauchen auch die ersten Fragen auf, woher die Babys kommen. Eltern sollten dieses Thema weder meiden noch mit viel rationaler Aufklärung beantworten. Meist genügt die Erklärung, daß die Kinder im Bauch der Mutter wie ein Kern im Pfirsich wachsen und bei der Geburt unten herauskommen. Väter hingegen be-

Die seelische Entwicklung

kommen keine Kinder, entsprechend haben sie unten auch keine Öffnung. Wenn Ihr Kind nach Ihren Vorstellungen zuviel *masturbiert*, sollten Sie das nicht beachten, in einen anderen Raum gehen oder aber das Kind mit interessanten anderen Dingen ablenken.

Das Kind dieses Alters hat eine ausgeprägte *Freude am Gestalten und an der eigenen Leistung*. Es arbeitet gern im Haushalt mit oder möchte etwas besorgen. Bevor es etwas gestaltet, beginnt es zu planen. So weiß ein Kind mit 5 Jahren in großen Umrissen, was es bauen oder zeichnen will, bevor es anfängt. Dementsprechend will es das Angefangene auch zu Ende führen, besitzt genügend Ausdauer und Konzentrationsfähigkeit, ist stolz auf sein Werk und will gelobt werden. Es besteht darauf, daß das Gestaltete zunächst erhalten bleibt.

Vorzeichnen oder Vorbauen durch die Erwachsenen hingegen entmutigen das Kind. Es hört dann auf, selbst etwas zu machen.

Mit dem Übergang von der Spiel- zur Arbeitshaltung geht die *Entwicklung des Willens* Hand in Hand. Im «Trotzalter» war der Wille noch sprunghaft und relativ unausgerichtet. Jetzt wird er mehr und mehr von den sachlichen Notwendigkeiten und einer gewissen Zielvorstellung gelenkt. Insofern kann das Kind besser verstehen, warum etwas geboten oder verboten ist.

Es wird außerdem seine ganzen Kräfte einsetzen, um alle äußeren Schwierigkeiten zu überwinden, die der Vollendung seines Werkes entgegenstehen. Zugleich kann es die eigenen Regungen von Ungeduld, Unkonzentriertheit und Zorn einigermaßen willentlich beherrschen.

Gefühle

Bisher hatten sich die Gefühle ausgebildet, die vor allem auf das Ich des Kindes bezogen waren. Gegenläufig wachsen jetzt die Gefühle, die *auf die Mitmenschen und die Gesellschaft ausgerichtet* sind. Mitfreude und Mitleid waren in früheren Stadien Ausdruck einer Gefühlsansteckung. Jetzt werden sie wirklich aus dem Inneren heraus erlebt. Das Kind freut sich am Glück des anderen und spürt den Antrieb, alles zu tun, um das Glück auch zu erhalten. Gleichzeitig kann es durchaus Freude empfinden, wenn das Geschwister bestraft wird, oder neidet ihm ein Geschenk. Zu der früheren nur egoistischen Gefühlswelt kommen die auf den anderen gerichteten Gefühle hinzu, positive und negative. Dadurch kann das Kind die gegensätzlichen Gefühlspole erleben und entwickelt die Möglichkeit zu entscheiden.

Die *Liebe zu Eltern und Geschwistern* erfährt eine neue Tiefe. Die liebevolle Fürsorge für ein krankes Geschwisterchen kann geradezu rührend sein. Die Liebe den Eltern gegenüber enthält einen idealisierenden, egoistischen («das ist *meine* Mami»), möglicherweise sexuellen Anteil, sie ist aktiv geworden in Zärtlichkeiten und Koseworten und beruht auf einer echten Hinwendung.

Das Kind erfaßt intuitiv den Wert der Mutter und des Vaters, entwickelt Mitgefühl, Fürsorge, Zartgefühl, Rücksicht und Einfühlung; auch Dankbarkeit, Anhänglichkeit und Vertrautheit. Es identifiziert sich in Wert- und Moralvorstellung mit den Eltern. Ein Kind, das solche Gefühle in hohem Maße besitzt, ist bindungsfähig und empfänglich für Wertvorstellungen. Diese Fähigkeiten hat es nicht nur ererbt oder nachgeahmt, es ist in diese Richtung auch liebevoll-lenkend erzogen worden. Elterliche Zuneigung und Wertschätzung sowie Lob für rücksichtsvolles Verhalten verstärken solche Eigenschaften.

Mit dem Gemüt entwickelt das Kind bei entsprechender Anregung auch *religiöse Gefühle*. Es interessiert sich für Gut und Böse, für Gehorsam und Ungehorsam, sucht nach Erklärungen für den Zweck und Sinn der Dinge und ahnt hinter den Erscheinungsformen der Welt eine unsichtbare Macht.

Kein Wunder, daß das Kind in diesem Alter ruhiger und ausgeglichener wirkt. Ein Großteil der Zeit ist mit intensiver, sehr ernsthafter Beschäftigung ausgefüllt. Dem Schaffensdrang entspricht die Schaffensfreude, die am Ende des Gestaltungsvorganges in die stolze *Freude am Erfolg* mündet. Damit wird ein Gegengewicht geschaffen zu dem phantasievollen Erfassen der Umwelt und den erotischen Gefühlen mit ihren Spannungen und Konflikten. In diesem Alter hat manches Kind Schwierigkeiten, seine *Aggressionen* zu bewältigen, seine Unterlegenheit und Unsicherheit zu ertragen, und wünscht sich sehnlichst eine Art Waffe, ein Indianerholzmesser etwa, einen Panzer oder eine Pistole. Gegen solches Spielzeug ist normalerweise nichts einzuwenden, wenn es sich um einfache oder gar selbst hergestellte Gegenstände handelt. Denn oft kann sich das Kind im Spiel symbolisch von seinen Aggressionen befreien. Es ist wichtig, daß die Erwachsenen das Kind bei diesem Spiel ernst nehmen. Schießt es z. B. auf die Eltern, dann können sich diese totstellen und anschließend mit dem Kind darüber sprechen, wie die Folgen für es aussehen würden, wer denn etwa jetzt für es kochen oder ihm vorlesen soll. Solche Erfahrungen gehören zum Leben; wenn man sie unterbindet, nimmt man den Kindern ein Ventil für ihre Aggressionen bzw. die Möglichkeit, sie kontrollieren zu lernen. Die meisten Kinder benötigen ihre «Waffen» aber, um das eigene Gefühl von Kraft und Stärke voll erleben zu können, besonders wenn sie ängstlich und gehemmt sind und die Freunde ebenfalls Waffen besitzen.

Das Kind im Alter
von 5½ bis 6½ Jahren

Überblick

Im Vorschulalter mischt sich kleinkindhaftes mit beginnendem schulkindhaftem Verhalten. Ebenso wie das «Trotzalter» und später die Pubertät läßt sich das Vorschulalter als eine tiefgreifende Übergangsphase bezeichnen, die häufig disharmonisch verläuft. Das drückt sich in gelegentlichen explosionsartigen Gefühlsentladungen, in Widerborstigkeit und labilem Selbstwertgefühl aus. Das Kind überschätzt sich leicht und ist dann etwas später wieder verunsichert und verzweifelt, weil es etwas nicht kann. So will es unbedingt schreiben, kann es natürlich nicht, bricht in Tränen aus und beteuert, bestimmt nie zur Schule gehen zu wollen. Es ist durchaus aufgabenwillig und wißbegierig, meist freundlich und hilfsbereit.

Dem seelischen Wechsel entsprach noch vor 50 Jahren ein körperlicher Gestaltwandel, der sich jedoch heutzutage wegen der allgemeinen Vorverlagerung der körperlichen Entwicklung meist schon im Alter zwischen 4½ und 5½ Jahren vollzieht. Deswegen läßt die körperliche Entwicklung heute keine Rückschlüsse mehr auf die seelische Reife zu.

Das 5½jährige Kind hat also heutzutage meist seine äußere typische *Kleinkindform schon abgelegt.* Sie war geprägt durch einen relativ großen Kopf, hervortretenden Bauch und relativ kurze Arme und Beine. Das Gesicht wurde durch eine hohe, gewölbte Stirn beherrscht. Das Kinn war klein, die Oberlippe sprang stark über die Unterlippe vor, die Nase war ebenfalls klein und wenig geformt.

Die *Schulkindform* ist durch andere Merkmale gekennzeichnet, die sich in unterschiedlicher Reihenfolge ausbilden: Die Kinder wirken schlanker. Mittel- und Untergesicht wachsen stärker als der übrige Kopf. Die Schultern verbreitern sich, es entsteht eine Taille, die Wirbelsäule erhält ihre S-förmige Biegung. Arme und Beine wachsen stark.

Die seelische Entwicklung

Das Kind kann schließlich mit der rechten Hand sein linkes Ohr erreichen, wenn es den Arm über den Kopf legt (ein Bestandteil der meisten Schulreifetests).

Das einzige körperliche Entwicklungsmerkmal, das auch heute noch in etwa mit der seelischen Veränderung zusammenfällt und damit Rückschlüsse auf den seelischen Reifegrad zuläßt, ist der *Zahnwechsel*: Wenn das Kind zum Zeitpunkt des gesetzlich festgelegten Schulalters noch alle Milchzähne besitzt, dann ist es sicherlich nicht schulfähig. Umgekehrt ist aber der Zahnwechsel kein ausreichender Hinweis, daß das Kind schulreif ist! (Siehe auch Zahnentwicklung, Seite 249)

Kognitive Fähigkeiten

Wahrnehmungen
Die Kinder können jetzt ohne Schwierigkeiten auf einem Bild oder an einer Person alle Einzelheiten bzw. auf zwei ähnlichen Bildern die feinen Unterschiede erkennen. Dies gelingt ihnen deshalb, weil sie ihre Aufmerksamkeit *willentlich konzentrieren* können, ohne wie früher nur den Gesamteindruck und einzelne auffällige Formen oder Farben zu erfassen.

Diese Fähigkeit zur genauen Beobachtung äußert sich auch darin, daß das Kind ein Bauwerk möglichst genau nachbauen kann. Dabei geht sein Blick von dem vorgegebenen zum eigenen Bauwerk ständig hin und her. Entsprechendes gelingt auf dem Gebiet des Hörens: Das Kind erkennt, ob das Wort «Tisch» oder «Streichholzschachtel» länger ist; es gibt die Zahl der Wörter in einem Satz an, es zerlegt das Wort «Kindergarten» in seine Bestandteile, findet bei «Türschloß» und «Haustür» das gemeinsame Wort heraus usw.

Bei Buchstaben erkennt das Kind viel weniger genau die Unterschiede. Mit 6 Jahren kann es zwar oft schon ungelenk seinen Namen schreiben, es verwechselt dabei aber noch die Raumlage der Buchstaben. Es schreibt z. B. seitenverkehrt b statt d oder ⌐ statt L. Entsprechend kann es rechts und links nur am eigenen Körper, nicht jedoch an einem Bild oder Buchstaben benennen.

Das Kind im Alter von 5½ bis 6½ Jahren

Das Denken
Die Kinder geben jetzt langsam ihr eigenwilliges, ichbezogenes Denken auf und können das aus der eigenen Erfahrung gewonnene Wissen in realistischere, wenn auch noch nicht logische Gedanken gliedern. Immer noch mischt sich eine relativ realistische Einschätzung mit unsachlichen phantastischen und magischen Vorstellungen.

Wenn das egozentrische Denken nachläßt, können Kinder gelegentlich schon ein richtiges Gespräch führen, indem sie auf die Einwände des Gegenübers eingehen und dadurch ihre eigene Meinung verändern. Fordert man sie auf, die Geschichte zu einem Bild zu erzählen, werden sie es nur stockend und unsicher tun, weil sie die «richtige» Bedeutung erkennen möchten. Sie haben nicht mehr die Unbefangenheit der Vierjährigen, die irgendeine phantastische Geschichte erfanden.

Die Umwelt ist besser durchschaubar geworden, auch mit Hilfe *allgemeiner Regeln* und *Begriffe*. Allerdings können die Kinder immer noch keine kausalen Gesetzmäßigkeiten von Ursache und Wirkung erfassen. Sie verstehen z. B. die Naturgesetze nur in «Wenn-dann»-Regeln: «Wenn man Wasser sehr heiß macht, bilden sich Blasen, und dann verwandelt sich Wasser in Dampf.» Sie haben außerdem viele Gegenstände (z. B. Tische) kennengelernt, die alle mit demselben Namen bezeichnet werden, auch wenn sie sich in Höhe, Farbe oder Material unterscheiden. Zwischen 5 und 6½ Jahren wird mit zunehmender Erfahrung aus der Bezeichnung für einen bestimmten bekannten Gegenstand (Individualbegriff) ein abstrakter wirklicher Begriff (Gattungsbegriff). Auf diese Weise löst sich das Denken von der konkreten Anschauung.

Aufgrund dieser Fähigkeit können die Kinder etwa vom 6. Lebensjahr an ein *eigenes Gewissen* ausbilden, da sie die abstrakte Bedeutung von Gut und Böse selber erkennen und von daher erstmals auch selbst beurteilen können, wie sie selbst oder die anderen gehandelt haben. Insofern sind sie nicht mehr darauf angewiesen, daß ihnen ein Erwachsener erklärt, welche konkrete Handlung mit «gut» und welche mit «böse» bezeichnet wird. Urteile der Eltern werden von nun an hinterfragt.

Antrieb und Wille

Typisch für diese Phase ist, daß das Verhalten zwischen ungerichteter Aktivität bzw. *Unruhe und völliger Passivität* wechselt. So toben die Kinder einerseits ziellos umkehr, zappeln herum, spielen unkonzentriert und unbeherrscht, ohne allzuviel Geduld. Zu anderen Zeiten sind sie müde, gelangweilt, lustlos und neigen wie schon früher verstärkt zum Trödeln und zur Unentschlossenheit. Dies erklärt sich daraus, daß sich die Interessen des Kleinkindes erschöpft haben, ohne daß sich bereits die neuen entwickeln konnten.

Ähnlich wie im «Trotzalter» wächst auch im Vorschulalter das *Unabhängigkeitsstreben*. So will das Kind nicht mehr an der Hand geführt werden, es läuft davon, wenn es die Tante begrüßen soll, und geht, wenn auch noch widerwillig, allein zu Bett. Die Beziehungen zu den Geschwistern verschlechtern sich nicht selten, manchmal tyrannisiert es die jüngeren. Spielkameraden gegenüber ist es oft unverträglich und streitsüchtig, weil es anderen zwar dreinreden möchte, sich selbst aber höchst ungern einfügen will. Somit gibt es oft *zwischenmenschliche Spannungen*. Das Vorschulkind hat einen starken Bewegungsdrang, wenig Geduld und Ausdauer und neigt zu Streiterein.

Auf der anderen Seite ist das Kind jedoch gelegentlich so anhänglich und zärtlich wie früher. Die Fähigkeit, Frustrationen besser zu ertragen und Wünsche dem geliebten Erwachsenen oder auch Spielkameraden zuliebe eine Zeitlang zurückzustellen, wächst allmählich. Außerdem bildet sich eine gewisse *Ausdauer, Konzentrationsfähigkeit und Aufgabenwilligkeit* aus, so daß die meisten Kinder mit 6½ Jahren eine Viertelstunde lang stillsitzen und aufmerksam zuhören können. Sie möchten meist auch zu Ende führen, was sie selbst angefangen haben. Gelingt eine Aufgabe nicht, können sie diesen Mißerfolg mehr oder weniger gut auch auf die Schwierigkeit der Aufgabe oder das eigene Versagen zurückführen, ohne ihr Selbstwertgefühl dabei zu verlieren.

Die innere Widersprüchlichkeit zeigt sich häufig in einer offensichtlichen *Unentschiedenheit*; die Kinder wissen einfach nicht, was sie wollen, und können nur schwer eine Entscheidung treffen. Sie fangen an, sich zu langweilen. Manche schaffen es, sich durch Witze und Späße abzulenken. Sie erfinden dann selber lustige Geschichten oder versuchen, die erst kürzlich gehörten Witze nachzuerzählen, und lachen dabei selbst am meisten. Manche spielen sich auch entsprechend auf, nur damit die Zuhörerschaft über sie lacht. Oft sind sie aber dankbar, wenn die Erwachsenen ihnen konkrete Anregungen geben: z. B. im Garten, in der Küche oder der Werkstatt zu helfen, gemeinsam zu singen oder ein Buch vorzulesen (bevorzugt sind Bücher, die ihre Kenntnisse über das Heranwachsen von Lebewesen und über die Umwelt erweitern).

Gefühle

Die neuen sprunghaften Impulse dieses Umbruchalters spiegeln sich auch im Gefühlsleben wider: Das allgemeine Lebensgefühl samt den zugehörigen *Stimmungen* ist äußerst *schwankend*. Die Kinder ermüden schnell, ob beim Spaziergang oder beim Spiel. Sie sind oft unausgeglichen und launisch, zumal die willensmäßige Beherrschung nicht immer gelingt.

Ängste und Träume treten vermehrt auf, einige fürchten den Löwen unter dem Bett oder den Mann im Wald, besonders, wenn solche Geschichten an sie herangetragen wurden. Sie wissen jetzt, daß der Tod etwas Unausweichliches ist. Wenn in der Bekanntschaft jemand stirbt, insbesondere eine jüngere Person, so ziehen sie Rückschlüsse auf die Eltern und fürchten, sie zu verlieren. Aber auch ohne solche Erlebnisse träumen Sechsjährige sehr häufig vom Tod ihrer Eltern.

Ihr *Selbstwertgefühl* ist ebenfalls *labil*. Die Kinder sind widerspenstig und halsstarrig, häufig die Folge eines Gefühls der Unsicherheit und Minderwertigkeit, das sie in die Verteidigungsposition treibt. Sie sind infolgedessen empfindlich und leicht gekränkt und neigen dazu, sich zurückgesetzt zu fühlen. Deshalb weinen sie häufig.

Die Kinder bilden sich ihr Urteil über sich selbst, indem sie die eigenen Eigenschaften mit denen der anderen vergleichen. Hat ein Kind mit sehr vielen und ihm überlegenen Kindern Kontakt, wird es sich eher für minderwertig halten. Gleichaltrige oder jüngere Spielkameraden fördern dagegen eher Bescheidenheit, Stolz und ein stärkeres Selbstbewußtsein.

Eltern können viel für das Selbstwertgefühl ihrer Kinder tun, indem sie ihnen zeigen, daß sie sie so, wie sie sind, gern mögen, und sie viel loben. Eltern können die zu bewältigenden Aufgaben als schwierig darstellen, so daß das Kind stolz darauf sein kann, wenn es sie schafft. Sie können die Spielkameraden auswählen bzw. die Kontakte zu den gleichaltrigen überlegenen Kindern einschränken. Die Kinder benötigen in diesem Alter oft unermeßlich viel Aufmerksamkeit und Zuwendung.

Wie jeder Knotenpunkt im Leben, so führt auch dieser zur Verunsicherung des Lebens- und Selbstwertgefühls und schafft dadurch die Möglichkeit für eine Neuorientierung, die in eine freudige, konstruktive, lern- und wißbegierige Entwicklungsphase voller Eigeninitiative mündet.

Schulfähigkeit

Die Schulfähigkeit hängt ab vom geistig-seelischen Entwicklungsstand, wobei auf die intellektuelle, arbeitsmäßige, soziale und emotionale Reife Wert gelegt wird.

Das bedeutet, daß ein Kind intellektuell äußerst entwickelt sein kann, gefühlsmäßig oder sozial aber die Forderungen der Schulfähigkeit nicht erfüllt, denn Schulfähigkeit und Intelligenz sind keineswegs ein und dasselbe. So kann auch ein hochintelligentes Kind spät schulreif sein, d. h. auf emotionalem und/oder sozialem Gebiet erst mit z. B. 7 oder gar 7½ Jahren schulreif sein. Umgekehrt kann sich ein früh schulreifes Kind später als weniger intelligent erweisen. Im allgemeinen mißt man die Schulfähigkeit nach drei Kriterien:
- Der Zahnwechsel hat begonnen.
- Das Kind muß bestimmten kognitiven Anforderungen gerecht werden sowie eine gewisse Konzentration und Ausdauer besitzen (siehe kognitive Fähigkeiten, Seite 226).
- Das Kind sollte gefühlsmäßig einigermaßen stabil sein und ein sicheres Selbstwertgefühl besitzen, um sich den teilweise älteren Kindern gewachsen zu fühlen. Insbesondere körperlich kleine Kinder haben es in der Konkurrenz mit anderen schwer. Es sollte ausreichend unabhängig von der Familie sein, sich auf die anderen Schulkinder und neuen Freunde freuen. Es muß fähig sein, mit anderen zusammenzuarbeiten, auf ihre Wünsche einzugehen und sich in die Gemeinschaft Gleichaltriger einzuordnen. Es hält Spielregeln – die des Schülers –

freiwillig ein. Es fühlt sich angesprochen, wenn der Lehrer zu der ganzen Klasse spricht, und muß nicht mehr persönlich aufgefordert werden.

Daß heute so viele Erstkläßler über Bauchweh klagen, kann ein Indiz dafür sein, daß sie zu früh eingeschult wurden. Die Kinder sind zwar intellektuell schulfähig, in ihrer Gesamtpersönlichkeit aber noch nicht ausgereift genug, um sich dem Schulalltag und der Schulhofsituation gewachsen zu fühlen. Eltern von «Kann-Kindern» sollten vielleicht eher den späteren Einschulungstermin wählen, vor allem Eltern von Jungen, die insgesamt später entwickelt sind als Mädchen.

Verhaltensprobleme

Schlafstörungen

Die Schlafphasen werden unterschieden in Tiefschlaf und REM-Schlaf, der mit Träumen und schnellen Augenbewegungen verknüpft ist. Im Tiefschlaf erholt sich vor allem der Körper, im REM-Schlaf die Seele. Der REM-Schlaf tritt etwa viermal bei Erwachsenen und siebenmal bei Kindern auf. Währenddessen ist alle Muskelaktivität, ausgenommen die Augenbewegungen, erloschen, der Tagesablauf zieht rückwärts mit seinen Informationen vorbei. Während jeder REM-Phase ist der Schlaf eine Zeitlang sehr oberflächlich, so daß die Schläfer leicht erweckbar sind bzw. von selbst kurz aufwachen. Ursprünglich lag der Sinn darin, die Umgebung kurz nach Gefahren abzutasten. In diesen Phasen werden alle Kinder kurz halb wach oder wach, drehen sich normalerweise um und schlafen von selbst wieder ein (nicht bei Schlafstörungen). Bei Neugeborenen nimmt der REM-Schlaf noch 50 % der gesamten Schlafenszeit ein, bei Dreijährigen 30 %, bei Jugendlichen 20 %.

Die «normale» *Schlafenszeit* ist beim Säugling von 19.30 bis 5.30 Uhr, wobei der *Schlafbedarf* eines jeden Kindes um 4 Stunden unterschiedlich sein kann! Ist ein Kind nach einigen Stunden wieder wach und will spielen, dann war der Nachmittagsschlaf zu lang oder die Einschlafzeit zu früh.

Schlafstörungen treten bei 32 % der Kinder auf und sind ungefähr durch folgende Verhaltensweisen gekennzeichnet:
– Einschlafritus über 1 Stunde.
– Mehr als einmal pro Nacht und mehr als zweimal pro Woche für einige Minuten aufwachen oder zu den Eltern gehen.
– Mehr als einmal pro Woche den Großteil der Nacht bei den Eltern verbringen oder ein Elternteil beim Kind.

Ursachen

- *Im Kind:* Vom Temperament her unterscheidet man 3 Typen: einfache, langsam aufzuwärmende und schwierige Kinder.
  Die *einfachen* entwickeln einen stabilen Schlaf-wach-Rhythmus, haben regelmäßige Gewohnheiten bei der Nahrungsaufnahme, akzeptieren ungewohnte Nahrung, stehen neuen Situationen eher aufgeschlossen gegenüber, sind anpassungsfähig, haben eine positive Grundstimmung, reagieren auf Schmerz und Frustration gering und erleben die Welt als wenig bedrohlich.
  Die *langsam aufzuwärmenden* nehmen eine Mittelstellung ein, und die *schwierigen* haben eine geringe Regelmäßigkeit der vegetativen Funktionen (Schlaf – Hunger – Darmentleerung), sie können sich schlecht an neue Reize anpassen, lernen nur langsam einen Rhythmus, haben Wutaffekte, eine negative Grundstimmung und intensive Reaktionen.
- *Schwierige Schwangerschaft* oder Geburt, besonders bei Zwillingen und Frühgeborenen.
- *Symbiose von Mutter und Kind,* besonders bei alleinerziehenden Müttern oder solchen, die zu schnell ihre Hilfe anbieten und denken, für alles verantwortlich zu sein bzw. dem Kind alles ebnen zu müssen. Häufig ist der Tagesablauf der Mutter genauso chaotisch wie die Nächte.
  Wichtig ist es, von Anfang an aufzupassen, daß sich keine Gewohnheiten beim Säugling bilden, die man nicht gewillt ist, bis etwa zum 3. Lebensjahr durchzustehen.
- *Gewohnheitsbildung:* Vom ersten Lebenstag an beginnen sich mehr und mehr Gewohnheiten durch positive oder unangenehme Erfahrungen aus- bzw. zurückzubilden. Dabei wirken Hochnehmen, Schaukeln, Stillen, Flasche, Schnuller belohnend bzw. angenehm und damit verstärkend. Ebenfalls verstärkend wirkt negative Aufmerksamkeit wie z. B. Schimpfen. Nicht-Beachten oder negativer Erfolg wie Schmerz, unangenehme Empfindungen löschen bzw. schwächen das jeweilige Verhalten (z. B. Schreien) ab.
  Schreit das Kind nachts ohne zugrundeliegendes Hungergefühl und wird jedesmal hochgenommen und getröstet, wird es in seinen Aufwachphasen immer wieder schreien, bis sich diese angenehmen Erlebnisse wieder einstellen.

Die seelische Entwicklung

Ein anderes Beispiel: Zerrt ein Säugling an den Haaren der Mutter und schimpft, lacht oder schreit diese, dann ist das positive bzw. negative Aufmerksamkeit. Das Kind kann deshalb nicht begreifen, daß sein Handeln unerwünscht ist. Hier hilft nur: sofort heruntersetzen und nicht beachten.

Jedenfalls bestärkt belohnendes Verhalten das nächtliche Schreien und sollte deshalb gleich zu Beginn sowenig wie möglich angewandt werden. Ist die Gewohnheit schon eingetreten, hilft nur, die Belohnung langsam wieder abzubauen.

○ *Falsche Einschätzung* des Schlafbedürfnisses.

Tips

- *Zur Vorbeugung*
  ○ Einfühlsam auf die jeweiligen Bedürfnisse eingehen, das heißt, nur bei Hunger stillen, den Säugling auch mal etwas quengeln lassen, soviel wie nötig trösten, nachts wenig wickeln, kein Licht.
  ○ Den Säugling wach ins Bett bringen, ihn nicht an der Brust oder Flasche einschlafen lassen, damit er lernt, selber einzuschlafen.
  ○ Wenn Sie nachts öfter als zweimal stillen, stellt sich die Frage, ob die Muttermilch noch ausreichend sättigt. Ab 6. Monat nachts abstillen: Abends einen Brei füttern, anschließend eventuell stillen, das Kind dann noch wach ins Bett legen.
  ○ Nachts auf den Säugling höchstens beruhigend einreden und dann rausgehen.
  ○ Die Eltern sollten sich abwechseln beim Ins-Bett-Bringen.
  ○ Eventuell Licht anlassen.
  ○ Das Einschlafverhalten auf immer gleiche Weise fördern, besonders bei älteren Kindern.
  ○ Bei stärkerer Trennungsangst am Bett sitzenbleiben ohne Blickkontakt.

- *Bei gestörtem Schlaf*
  ○ Bestandsaufnahme, Tagebuch führen über die Schlaf- und Aufwachzeiten.
  ○ Einen festen Entschluß fassen, daß sich etwas ändern soll. Sie müssen aber auch gefühlsmäßig, nicht nur mit dem Kopf zustimmen.
  ○ Ein Ziel festlegen, das als nächstes erreicht werden soll, z. B. nachts nicht mehr stillen und nur noch beruhigend auf das Kind einreden.

Verhaltensprobleme

- Bei einfachen, sonst «pflegeleichten» Kindern können Sie auf baldigen Erfolg ohne schädigende Auswirkung rechnen. Allgemein schwierige und nervöse Kinder lassen sich nur ganz behutsam verändern.
- Normalerweise mit mindestens vier Tagen rechnen, bis die Umstellung erreicht ist.
- Falls Sie merken, daß Sie die Kraft doch nicht aufbringen, das Weinen auszuhalten, geben Sie lieber gleich nach, auf keinen Fall aber dann nach ein oder zwei Stunden.
- Falls der Säugling die Brust zum Einschlafen gewohnt war: Legen Sie ihn wach ins Bett und bieten ihm notfalls zunächst einen weniger schönen Ersatz in Form von Schnuller, Teeflasche oder etwas Schaukeln an. Schnuller bzw. Flasche müssen vorher aber schon eingeübt sein.
- Bei Einschlafstörungen immer gleiches und gleich langes Ritual. Gegebenenfalls am Bett sitzenbleiben, ohne zu reden oder Blickkontakt aufzunehmen. Als nächsten Schritt hinausgehen, während das Kind noch wach ist.
- Bei Durchschlafstörungen ans eigene Bett gewöhnen, immer etwas später auf das Schreien reagieren, das Kind möglichst im Bett lassen, nur herausnehmen, wenn es panisch schreit. Also hingehen, beruhigende Worte sprechen, vielleicht Schnuller geben und noch während des Schreiens wieder hinausgehen. Die Zeiten langsam verlängern («kontrolliertes Hingehen»).
- Wenn Sie nicht wollen, daß Ihr Kind nachts ein- oder mehrmals zu Ihnen ins Bett kommt, bringen Sie bzw. der Vater es immer sofort wieder zurück.
- Ist das Kind nachts munter und will spielen, müssen Sie es später ins Bett bringen oder den Mittagsschlaf abkürzen.
- Falls es sehr spät ins Bett geht: jeweils 10 bis 15 Minuten früher ins Bett bringen und auf den Nachmittagsschlaf verzichten.

Denken Sie bei all diesen Maßnahmen, daß es dabei nicht allein um einen erholsamen Schlaf für Sie und das Kind geht. Indem Sie Ihr Kind an Regelmäßigkeit durch immer gleiches voraussehbares Verhalten gewöhnen, lernen Sie selber, Grenzen zu setzen, und stärken beim Kind das Urvertrauen, indem es die Welt um sich herum als verläßlich begreifen lernt. Deshalb nicht zu lange hinausschieben, wenn Sie wirklich etwas verändern wollen. Im Alter von ca. 6 Monaten ist es am leichtesten. Außerdem stärken Sie die Selbständigkeit des Kindes, wenn Sie

Die seelische Entwicklung

von Ihrer Macht als potente Trösterin etwas abgeben. Schlafprobleme deuten deshalb manchmal auf ein allgemeines Erziehungsproblem hin, das als erstes den Eltern bewußt werden muß. Allein das führt schon am Tage zu einer anderen Haltung dem Kind gegenüber und kann schließlich auch nachts ganz bewußt angegangen werden. Hinterher erzählen viele Mütter, daß sie sich das Umgewöhnen viel schwieriger vorgestellt hatten, als es in Wirklichkeit war.

- *Literatur*
  Kastzahn, A., Morgenrot, H.: Jedes Kind kann schlafen lernen. Ratingen 1995.

Einnässen

Symptome und Ursachen

Das nächtliche Einnässen hat es zu allen Zeiten der Menschheitsgeschichte gegeben, wir wissen allerdings nicht, wie häufig. Heutzutage können bei abwartender Sauberkeitserziehung (durchschnittlich sind Mädchen mit 2½ und Jungen mit 3 Jahren trocken) noch 10 % aller 6jährigen und 5 % der 10jährigen Kinder ihre Blase nachts nicht kontrollieren. Andererseits werden pro Jahr 15 % dieser überdurchschnittlich lang einnässenden Kinder spontan trocken.

Von Bettnässen spricht man, wenn ein Kind im Alter von 5 Jahren noch regelmäßig nachts einnäßt.

Ich beschreibe nur das «normale» nächtliche Einnässen, nicht hingegen, wenn andere Symptome tagsüber hinzukommen, wie plötzlicher Harndrang, zu häufiges Wasserlassen, besonders bei Aufregung, Haltemanöver, weil das Kind das Spiel nicht unterbrechen möchte. Der Verdacht auf seelische Ursachen liegt nahe, wenn das Kind wieder einnäßt, nachdem es schon längere Zeit (die Definition geht von 6 Monaten aus) trocken war und ein traumatisches Ereignis wie z. B. die Geburt eines Geschwisterkindes eingetreten ist. Entgegen einer weitverbreiteten Elternmeinung liegen normalerweise bei nachts konstant einnässenden Kindern keine seelischen Ursachen zugrunde. Bei 77 % gab es genetisch bedingt in der Familie dieselben Probleme mit dem Einnässen. Diese entstehen vor allem durch zwei wesentliche Reifungsverzögerungen:

- Nachts entsteht zuviel Urin, weil ein bestimmtes hemmendes Hormon in zu geringer Menge produziert wird, da sein Tag-Nacht-Rhythmus gestört ist.
- Die Kinder sind schwer erweckbar und registrieren nicht reflexhaft oder halb bewußt, daß die Blase voll ist und sie erwachen müssen. Die Wahrnehmungsschwelle für den Harndrang ist nachts also ungewöhnlich hoch.

Maßnahmen

- Um den Tag-Nacht-Rhythmus zu fördern, sollte mit ca. 6 Monaten nach einer abendlichen Breimahlzeit auf nächtliche Brust- oder Flaschenfütterung verzichtet werden.
- Abends die normale Trinkmenge (Wasser, Tee, Milch, keinen Saft) geben.
- Nachts das schlaftrunkene Kind nicht auf die Toilette bringen, da dies die Wahrnehmung nicht aktiv trainiert und der Rhythmus eher gestört wird.
- Über das Einnässen nicht schimpfen.
- Besser nicht im Hochbett schlafen, Topf neben das Bett stellen und die Toilette zu einem angenehmen Ort machen.
- Nachts eine Windel anziehen oder eine Gummiunterlage ins Bett legen. Diese kann auf Wunsch oder als Anreiz für eine Nacht weggelassen werden.
- Ab 5 Jahren können homöopathische Mittel gegeben werden, z. B. Causticum D 12, abends 5 Globuli oder Pulsatilla D 12 bzw. Konstitutionsmittel, die ein erfahrener Homöopath auswählen muß.
- Schafft das Kind es häufiger, morgens trocken aufzuwachen, können Sie zur Belohnung z. B. einen lustigen Aufkleber in einen Extrakalender kleben lassen. Sie verstärken so das gewünschte Verhalten und sagen nichts, wenn eingenäßt wurde.
- Wenn das Kind mit 7 bis 8 Jahren selber trocken werden möchte, kann Ihr Arzt eine «Enurex-micro-Stero»-Klingelhose verordnen. Diese gibt bei Befeuchtung sofort Alarm und trainiert dadurch die Wahrnehmung und das Aufstehen.
- Die älteren Kinder sagen abends beim Zubettgehen einen Spruch auf, z. B.: «Klingel, Klingel (oder Blase, Blase) weck mich auf, daß ich zur Toilette lauf.»

Die seelische Entwicklung

- Vor und während Klassenfahrten hat sich das Hormon-Nasenspray «Minirin» bewährt.

Welche Rolle könnte das **frühe Blasentraining** (zwischen ca. 8 bis 20 Monaten) spielen, fügt es den Kindern tatsächlich, wie häufig vermutet, seelischen Schaden zu? Gibt es dadurch mehr oder weniger Bettnässer? Sollte man lieber erst mit 2½ bis 3 Jahren die Ausscheidung bewußt erlernen lassen?

Ich persönlich denke, daß Sie ohne Risiko handeln, wenn Sie gelassen und ohne falschen Ehrgeiz frühzeitig für eine Weile versuchen, das Baby oder Kleinkind anzuleiten, zu bestimmten Zeiten und an bestimmten Orten seine Blase zu entleeren. Dadurch würden der Umwelt unter anderem riesige Berge von Windelmüll erspart. Sie sollten aber bedenken, daß auch Ihr Baby die Veranlagung zu einer Blasenentleerungsstörung oder zum späteren Bettnässen in sich tragen könnte und deshalb auf Ihr frühes Blasentraining nicht angemessen zu reagieren vermag. Wenn aber Mutter und Kind beim Topftraining mit Freude dabei sind, dürfte es eher unwahrscheinlich sein, daß das Kind deshalb später einnäßt oder gar seelischen Schaden nimmt. Schließlich lernen die Kinder bis etwa zum 20. Lebensmonat alle ihre Fähigkeiten wie Einschlafen, Essen, Vorsicht vor Gefahren reflexhaft kennen. Das bewußte Verstehen beginnt erst danach. Nach dem bewußten Beherrschen der Blasenfunktion mit etwa 3 Jahren kommt eine weitere Phase, in der diese Fähigkeit wieder unbewußt zentral gesteuert wird.

- Viele Säuglinge lassen innerhalb weniger Minuten Wasser, sobald die Windel geöffnet ist und sie mit jemandem schäkern. Verstärkt geschieht dies nach den Mahlzeiten und beim Geräusch von fließendem Wasser. Ein- und Zweijährige entleeren ebenfalls reflexhaft (unwillkürlich) die Blase, sobald sie ohne Windel und Strümpfe stehen, vor allem, wenn der Boden kalt ist. Diese Vorgänge kann man auf die mannigfaltigste Weise mit anderen Gewohnheiten koppeln: Abhalten, Töpfchen, Hand auf die Blasengegend, Geräuschen wie «sch», «Psi», «Piesch-Piesch». Später funktioniert es dann automatisch zu bestimmten Zeiten, auf dem Topf oder bei einem bestimmten Geräusch. Noch später suchen die Kinder selber das Töpfchen auf oder kündigen ihre gefüllte Blase mit einem Geräusch an.
- Indische Großmütter z. B. nehmen morgens ab etwa dem 6. Monat die Windel des Säuglings ab. Sie setzen sich auf den Boden, legen ihre

Verhaltensprobleme

Beine etwas hoch, um den Säugling zu stützen, der mit dem Blick auf die Großmutter auf dem Töpfchen zwischen ihren Beinen sitzt. Dabei legt sie die Hände auf die Blasengegend des Säuglings.

Wenn die Sitzung erfolgreich verläuft, wird dieses Ritual langsam auch nach dem Mittagsschlaf und den Mahlzeiten eingeführt; desgleichen wenn jemand merkt, daß das Kind auf dem Arm in bestimmter Weise unruhig bzw. still wird.

- Koreanische Mütter öffnen nach dem Schlaf die Windel der 4 bis 5 Monate alten Kinder und begleiten das Wasserlassen mit «Psi-psi». Einige Wochen später halten sie das Baby unter Singen derselben Silben ab bzw. setzen es auf den Topf. Irgendwann kündigen die Säuglinge mit ähnlichen Lauten an, daß es soweit ist, und werden entsprechend ihrem Alter abgehalten oder auf den Topf gesetzt.
- Die Methode, die Kinder abzuhalten oder auf den Topf zu setzen, kurz bevor es losgeht, klappt nur, wenn die Babys ständig herumgetragen werden und die Mutter dadurch die Ankündigung bemerkt. Bei uns ist das viele Herumtragen unüblich und mit den Bedürfnissen der Eltern normalerweise nicht zu vereinen.
- Manche deutschen Mütter beginnen etwa mit 7 bis 8 Monaten, ihre Babys nach dem Schlaf und nach dem Essen auf den Topf zu setzen.

  Es gibt auch «pünktliche» Babys, die regelmäßig z. B. um die Mittagszeit Stuhl haben. Wenn dies beobachtet wird, kann zur vermuteten Zeit das Töpfchen mit stets gleichen Lauten oder mit einem Liedchen angeboten werden. Falls das Kind noch nicht stabil allein sitzen kann, wird es liebevoll gestützt und gestreichelt. Das «Aa» wird bei älteren Kindern gezeigt, belobt, gemeinsam zur Toilette gebracht und «Flusch» abgezogen. Das macht Spaß. Es kann ein ähnlicher Topf zum Spielen gekauft werden: um Bauklötze einzusammeln, Autos kullern zu lassen usw. Sehr viel später kann man mit dem Topftraining nicht mehr beginnen, weil die Kinder dann nicht auf dem «Thron» sitzen bleiben wollen; andere Dinge sind dann nämlich für sie viel interessanter.
- Nie ohne Freude und Lust oder gar mit Zwang üben! Dann lieber bis zum Alter von 2½ bis 3 Jahren warten.

Neben den skizzierten Möglichkeiten gibt es viele andere, den Sauberkeitsprozeß kreativ zu begleiten. Bei anhaltenden Problemen ist es tröstlich zu wissen, daß es letztendlich alle Menschen auf dieser Erde gelernt haben.

Die seelische Entwicklung

Hyperaktivität

Symptome

«Hyperaktivitätssyndrom, Übererregbarkeitssyndrom, ADHS oder Aufmerksamkeits*d*efizit-*H*yperkinesie-*S*yndrom», so lauten heute die Diagnosen. Viele Eltern mit lebhaften, unkonzentrierten, verhaltensauffälligen Kindern fragen sich, ob ihr Kind davon betroffen ist.
- Die *ADHS*-Kinder gibt es glücklicherweise selten. Sie sind extrem schwer erträglich, und alle therapeutischen Bemühungen von Eltern und Spezialisten zeigen nur geringe Erfolge; in der Zeit vom 12. bis 18. Lebensjahr wird es langsam besser:
  ○ Die motorische Unruhe dieser Kinder zeigt sich schon bei den Ungeborenen während der Schwangerschaft. Generell haben die Kinder einen enormen Bewegungsdrang; Stillsitzen bei Tisch z. B. ist unmöglich. Oft sind sie manuell sehr geschickt und reaktionsschnell. Durch ihre Impulsivität und ihre ungestümen Bewegungen verursachen sie häufig Unfälle. Man beobachtet Rastlosigkeit und Schlafstörungen.
  ○ Geistige Impulsivität und Unaufmerksamkeit erweisen sich als zwei Seiten derselben Medaille; ein hyperaktives Kind unterbricht ein Gespräch spätestens nach 30 Sekunden. Wahrnehmungs- und Lernschwierigkeiten stehen extremer Motivation für selbstbestimmte Ziele gegenüber sowie erstaunliche Gedächtnis- und Konzentrationsleistungen.
  ○ Auf der emotionalen Ebene sind diese Kinder oft grundlos aggressiv, aber auch einfühlsam. Sie spielen gern mit Jüngeren, sind phantasievoll, können sich jedoch den Wünschen und Anweisungen anderer schlecht fügen, was oft so aussieht, als ob sie gar nicht hinhören wollen.
  ○ Bei Fieber sind sie auffallend ausgeglichen und zugänglich. Nach Bohnenkaffee werden sie ruhig, nach Beruhigungsmitteln noch erregter.
- Für eine isolierte *Wahrnehmungsstörung* im Hinblick auf sich selbst und die Umwelt sprechen folgende Anzeichen:
  ○ Das Kind hat Schwierigkeiten mit der Feinmotorik, stößt überall an, kann keinen Ball fangen, ist oft unverhältnismäßig laut, zerstört Spielzeug und Einrichtungsgegenstände, reagiert auf harmlose Berührung übermäßig aggressiv.
  ○ Kann sich nicht ausreichend konzentrieren, vergißt alles, kann für Stunden draußen sein, ohne erklären zu können, wo und mit wem es

Verhaltensprobleme

unterwegs war. Sein Langzeitgedächtnis ist gut, aber es verwechselt Buchstaben und rechts – links.
- Es kennt keine Gefahren, weil Einsicht, Rücksicht, Vorsicht fehlen.
- Es ist unempfindlich gegen Kälte, Hitze, Schmerz, neigt zu Kopf- und Bauchschmerzen, hat nervöse Tics.

• Von den beiden beschriebenen Gruppen schwer abzugrenzen sind oft auch die *verhaltensauffälligen* Kinder, die ebenfalls unter einer Übererregbarkeit leiden, die Impulse nicht kontrollieren können und in allen Bereichen labil sind.
- Häufig sind sie von Geburt an unzufrieden, schlafgestört und haben ständig «Blähungen».
- Emotional sind sie leicht verstimmt und unlustig. Sie machen alles kaputt und verletzen auch sich selbst. Sie haben wenig Selbstvertrauen und kaum Freunde, da sie sich nicht anpassen können und andere Kinder stören. Sie vertragen keine Kritik und wollen sich nicht anstrengen. Sie setzen sich immer wieder über dieselben Verbote hinweg und leben nur im Hier und Jetzt. Oft sind sie stundenlang verschwunden. Lügen, Stehlen, Tics und Lernstörungen kommen bei diesen Kindern gehäuft vor.

Ursachen

Die Problematik der übererregbaren Kinder ist meist vielfältig, und die jeweilige Hauptursache ist auch vom Kinderarzt, Kinderpsychologen und Kinderneurologen oft schwer zu bestimmen:

Gibt es eine allgemeine Fehlstimulation im Gehirn wie beim ADHS? Sind einzelne Hirnfunktionen im Sinne einer Wahrnehmungsstörung nicht entwickelt? Oder handelt es sich um angeborene oder erworbene Verhaltensstörungen? Hat das Kind gleichzeitig eine Nahrungsmittelunverträglichkeit? Ist es vielleicht hoch begabt, unterfordert und deshalb voller Unruhe? Oder wurde es eventuell nur zu früh eingeschult?

Maßnahmen

• Vorgehen zur Abklärung oder bei Mischformen:
- 1. Lassen Sie von einem Kinderarzt oder Allergologen testen, ob eine *Nahrungsmittelallergie* vorliegt. Wenn dabei nichts herauskommt,

Die seelische Entwicklung

die Eltern aber trotzdem beobachten, daß ihr Kind z. B. nach dem Verzehr von Zucker, Konservierungsmitteln, Farbstoffen (s. Seite 133), Weißmehl, Kuhmilch, Milchprodukten, Schokolade oder Früchten, besonders Zitrusfrüchten, regelmäßig «ausrastet», sollen diese Nahrungsmittel versuchsweise für 2 Monate gemieden und dann gegebenenfalls ganz weggelassen werden.

Bei vielen Kindern führt allein schon eine regelmäßige Nahrungsaufnahme mit einigermaßen vollwertiger, ballaststoffreicher Ernährung (s. Seite 12 und 20) zu einer Besserung.

Ist die Ernährung sehr schlecht gewesen oder sind die Eltern kaum in der Lage, sie zu ändern, kann eine Zeitlang eine Mineralstoff- und Vitamintherapie erfolgen, die vom Arzt verordnet wird:

Rezept: Chromorotat 30 µg (mcg)
Pyridoxal-5-phosphat 30 mg
Zinkorotat 50 mg
Niacinamid 50 mg
Calciumascorbat qs.
m. f. cps. Gr. 3, tal. dos. No. CXX, 2 ×
tgl. 1 Kps.

Da sich die Überaktivität durch *Darmpilze* (Candida ist ein Soorpilz) möglicherweise verstärken kann, sollte auch eine Stuhlprobe untersucht werden. Gegebenenfalls muß für 2 Monate eine Anti-Pilz-Diät ohne Hefe, Zucker, Rosinen, Früchte, Saft, Honig und Weißmehl, dafür mit viel Bio-Joghurt (ohne Zucker oder Früchte!) eingehalten werden. Statt dessen gibt man Knäcke, Vollkorntoast, Ballaststoffe, Rohkost, Äpfel, Diabetikerzucker, Süßstoff, also grundsätzlich keine leicht verwertbaren Kohlenhydrate. Außerdem kann eine Symbioselenkung mit «Symbioflor» oder «Mutaflor» versucht werden. Nystatin (Pilzantibiotikum)-Gaben nützen langfristig gar nichts. Selbstverständlich soll das Kind im Anschluß an die Pilzdiät weiterhin ohne viel Zucker und möglichst vollwertig ernährt werden.

○ 2. Haben sich durch diese Maßnahmen die *Verhaltensauffälligkeiten* gar nicht oder nur teilweise gegeben, müßten die Eltern prüfen, ob sich vielleicht bei ihnen selbst durch die stressige kindliche Übererregtheit Verhaltensmuster gebildet haben, die – aus Erschöpfung der Eltern

Verhaltensprobleme

geboren – eine Vertiefung der bestehenden Störung fördern: Fernsehen und Video-Kassetten dienen oft als vordergründige Ruhespender. In Wahrheit bedeutet Fernsehen eine neue Überreizung (eine halbe Stunde Fernsehen wirkt auf 5jährige wie 2 Stunden Schreibmaschine auf Erwachsene). Überaktive Kinder sollten nur zusammen mit den Eltern kurz fernsehen oder immer dasselbe friedliche, einfache Video (z. B. «Dumbo») anschauen.

Oder hören die Kinder ständig nur «ja, ja» = «laß mich in Ruhe»? Mit der Zeit kann sich so eine Schwererziehbarkeit entwickeln, die später den Schulen als Verhaltensgestörtheit oder gar Nicht-Beschulbarkeit auffällt. Stellen die Eltern fest, daß ihr Kind nicht gehorchen kann, ist eine Erziehungsberatungsstelle (im Telefonbuch unter Behörden) oder ein Kinderpsychologe (es gibt leider zu wenige, besonders solche, die auf Krankenschein arbeiten) hilfreich.

Das Wort «gehorchen» soll für 5- bis 6jährige bedeuten:

– Akzeptieren von Grenzen und Regeln: Schläge tun anderen Kindern weh, der Zebrastreifen erlaubt zu gehen, bei Rot stehenbleiben, Zähne nach dem Essen putzen, jemanden aussprechen lassen, Regeln beim Spielen, Essen und in der Familie beachten.
– Akzeptieren, daß Eltern und Erzieher Regeln ernst meinen und diese zum Schutz aller Kinder erlassen.

○ 3. Sind solche Regeln im wesentlichen eingeübt, und fällt das Kind dennoch durch eine *Verhaltensstörung* (das können übersensible, ängstliche oder aggressive Reaktionen sein) auf, ist auch der Weg zum Psychologen oder Familientherapeuten sinnvoll. «Das Kind als Spiegel seiner Eltern» wäre ein Prüfsatz. Haben die Eltern versteckte Aggressionen, Ängste, Alkohol- oder Suchtprobleme, Ehenöte, Leidensdruck aufgrund des bisher unsagbar schwierigen Zusammenlebens mit dem Kind? Der Psychologe oder Familientherapeut hilft behutsam und liebevoll, das System in der Familie zu entdecken. Ist die Mutter das Opfer, die still leidet, wohingegen das Kind aggressiv reagiert, stellvertretend für die Mutter? Ist der Vater ohne Liebe für Frau oder Kind und kann deshalb nicht die nötige Geborgenheit geben? Solche und ähnliche Fragen versucht man, in der Therapie zu klären (ohne mit Schuldzuweisungen zu arbeiten) und dann gemeinsame Lösungs-

Die seelische Entwicklung

wege zu finden. Diese Therapie wird bei den meisten Erziehungsberatungsstellen angeboten, oder sie wird auf Verordnung des Kinderarztes bei anerkannten Therapeuten von der Krankenkasse bezahlt.

- Sonstige Maßnahmen bei relativ klarer Diagnose durch den Kinderarzt:
  - Bei eindeutiger *Wahrnehmungsstörung* wird man als Therapie eine spezielle Krankengymnastik (Sensorische Integration oder Psychomotorik) oder Ergotherapie bevorzugen. Bei der letzteren wird – manchmal mit Musik – geübt, die Aufmerksamkeit auf eine Sache oder Bewegung zu lenken bzw. sich selbst und die Umwelt wahrzunehmen. Dazu muß man Hinhören und Hinfühlen lernen. Außerdem können die Kinder durch rhythmische Übungen ihre motorischen und geistigen Impulse bald besser kontrollieren.
  - Isolierte *Unkonzentriertheit* oder mangelndes Selbstwertgefühl können ebenso durch Ergotherapie gebessert werden, aber auch mit Yoga, Sportverein (Kinderturnen, Fußball, Großtrampolin) oder asiatischen Sportarten, welche auch die Beherrschung von geistigen und motorischen Impulsen trainieren.
  - Bei schwerem *ADHS*, also dem klassischen Hyperaktivitätssyndrom, bewirken die bisher beschriebenen Maßnahmen nur eine unwesentliche und vorübergehende Besserung. Unter sorgfältiger Abwägung der Nebenwirkungen hilft bei etwa 15 % der Hyperaktiven das Aufputschmittel «Ritalin». Es wirkt bei diesen Kindern entgegengesetzt, also beruhigend, und vermag die Kinder überhaupt schulfähig zu machen.
  - Homöopathische Konstitutionsmittel gibt es für alle Kinder. Sie müssen von einem erfahrenen Homöopathen ausgewählt werden, können aber höchstens lindern.
  - Die Bundesarbeitsgemeinschaft für Kinder und Jugendliche mit Teilleistungsstörung (Hyperaktivität) vermittelt regionale Elterngruppen und berät:
  Köln, Tel.: 02 21/4 99 59 98

- Literatur
  Calatin, Anne: Das hyperaktive Kind. Heyne, München 1993
  Defersdorf, Roswitha: Drück mich mal ganz fest. Geschichte und Therapie eines wahrnehmungsgestörten Kindes. Herder, Freiburg 11. Aufl. 1997

Anhang

Anhang

Wachstums- und Gewichtstabellen

Körpergröße

Kinder:
Körpergröße in cm von 1½ bis 16 Jahren *
Angegeben sind Mittelwert und noch normale Schwankungsbreite.

Alter (Jahre)	Mädchen			Jungen		
	10 % untere Norm	Mittelwert	90 % obere Norm	10 % untere Norm	Mittelwert	90 % obere Norm
1,5	77,3	82,0	85,8	79,0	83,0	86,3
2,0	84,1	87,7	92,1	85,5	88,0	91,9
2,5	87,5	92,2	96,4	90,1	93,5	98,0
3,0	91,6	97,0	101,4	93,9	98,3	102,3
4,0	98,3	104,7	109,6	99,8	105,2	110,1
5,0	105,7	111,3	116,5	107,1	112,5	116,6
6,0	111,8	118,0	123,6	112,7	118,4	124,3
7,0	118,8	124,6	130,4	118,5	125,3	131,0
8,0	124,8	130,7	137,1	124,1	131,2	137,6
9,0	129,6	136,0	142,8	129,3	136,6	143,3
10,0	133,7	141,6	148,7	133,9	141,1	149,7
11,0	139,5	147,1	155,0	138,3	145,7	155,3
12,0	143,9	154,1	161,5	141,3	150,4	159,9
13,0	150,2	159,9	167,3	147,7	158,1	167,5
14,0	155,7	161,5	169,3	155,8	164,9	175,4
15,0	159,0	163,9	170,4	164,1	172,8	181,4
16,0	159,4	164,5	171,3	167,1	174,8	182,3

* L. Reinken, Forschungsinstitut für Kinderernährung, Dortmund, in: Klinische Pädiatrie 192, S. 25 – 33,1980. Modifiziert von J. Ströder.

Gewicht

Säuglinge: In den ersten Tagen nimmt der Säugling etwa 200 – 400 g ab und hat spätestens nach 14 Tagen wieder sein Geburtsgewicht erreicht. Danach nimmt er über 6 Monate jede Woche etwa 150 – 200 g zu und während der nachfolgenden 6 Monate 100 g in jeder Woche.

Ein Säugling, der bei der Geburt 3,5 kg wog, hat mit 5 Monaten sein Gewicht verdoppelt, mit 12 Monaten nahezu verdreifacht. Abweichungen sind durchaus möglich.

Kinder:
Körpergewicht in kg von 1½ bis 16 Jahren*
Angegeben sind Mittelwert und noch normale Schwankungsbreite. Das Körpergewicht muß auf die Körpergröße des Kindes bezogen werden! Also erst nachsehen, welchem Alter die momentane Größe des Kindes entspricht, und dann das dazugehörige Gewicht bestimmen.

Alter (Jahre)	Mädchen			Jungen		
	10% untere Norm	Mittelwert	90% obere Norm	10% untere Norm	Mittelwert	90% obere Norm
1,5	9,4	11,0	12,7	10,1	11,6	12,9
2,0	10,5	12,3	14,4	11,2	12,8	14,4
2,5	11,2	13,3	15,4	12,1	14,1	16,1
3,0	12,6	14,6	16,8	13,2	15,5	17,3
4,0	14,7	16,8	19,3	14,8	17,4	19,3
5,0	16,9	19,0	21,8	16,5	19,1	22,1
6,0	18,3	21,4	24,9	18,6	21,6	24,9
7,0	20,7	24,1	28,3	20,6	24,2	28,4
8,0	23,1	26,8	32,3	22,8	27,0	31,9
9,0	25,2	29,3	36,0	25,6	29,7	36,4
10,0	27,8	32,6	40,5	27,6	32,9	39,8
11,0	30,5	36,5	44,2	29,9	35,3	44,6
12,0	32,8	40,3	50,2	32,0	39,1	49,2
13,0	36,2	45,7	58,5	36,1	46,1	55,5
14,0	40,4	46,9	58,9	41,3	50,9	63,9
15,0	44,4	51,2	59,7	48,5	56,7	63,8
16,0	46,2	52,2	60,5	56,2	60,9	67,9

* siehe vorige Seite

Anhang

Vorschlag für die Hausapotheke

Schmerzen und Fieber:	«Viburcol»*-Zäpfchen Paracetamol-Zäpfchen Belladonna D 6-Perlen Ferrum phos. D 6-Tropfen Aconitum D 30-Perlen «Escatitona»-Tropfen (Zahnung) «Dynexan A»-Gel (Schmerzen im Mund)
Schnupfen, Husten, Ohrenschmerzen:	Leere Pipettenflasche (für Zwiebeltropfen bei Ohrenschmerzen) Kochsalztropfen 0,9 % 30 g «Otriven 0,025»-Tropfen Majoransalbe 20 g «Nisita»-Nasensalbe «Thymipin»-Tropfen «Weleda Hustenelixier»
Pseudokrupp, Krampfanfälle:	Chloralhydrat-Rectiolen Diazepam-Rectiolen 5 mg Spongia D 4-Perlen (Pseudokrupp)
Kinderkrankheiten:	Pulsatilla D 6-Perlen Lotio alba 50,0 (Windpocken) «Ingelan»-Puder (Juckreiz)
Durchfall:	«ES 60»-Beutel, Kohle-Compretten
Wunden:	«Betaisadona» flüssig oder «Linolasept»-Salbe
Erste Hilfe:	Pflaster, Mullbinde 6 cm, Idealbinde 6 cm Ipecacuanha-Sirup

* Alle Medikamente in Anführungsstrichen können durch Medikamente mit ähnlichen Inhaltsstoffen von anderen Firmen ersetzt werden.

Zahnentwicklung

Das Milchgebiß hat 20 Zähne; etwa um den 7. Monat herum erscheint der erste Zahn; Abweichungen bis zu 4 Monaten sind möglich. Meist ist es einer der mittleren unteren Schneidezähne. Bis zum 12. Monat (oder bis zum 18.) sind alle 8 Schneidezähne (S) da. Nach einer Pause von etwa 4 Monaten brechen meist als nächstes die vorderen 4 Backenzähne (B) durch, dann erst die davor liegenden Eckzähne (E). Als letztes kommen mit etwa 2½, spätestens 3 Jahren die hinteren Backenzähne.

Zeitliche Abfolge der Zahnentwicklung (Milchgebiß)

	2. B	1. B	E	S	S	E	1. B	2. B
Oberkiefer	7	5	6	3 2	2 3	6	5	7
Unterkiefer	7	5	6	4 1	1 4	6	5	7

Das bleibende Gebiß hat 32 Zähne (28 + 4 Weisheitszähne): Zwischen 5 und 7 Jahren beginnt der Zahnwechsel. Zuerst werden die zwei unteren Schneidezähne ersetzt, dann erscheinen neu die hinteren Backenzähne. Als letztes brechen die Weisheitszähne mit etwa 11 Jahren durch; Abweichungen sind möglich.

Zeitliche Abfolge der Zahnentwicklung (bleibendes Gebiß)

	W	hB	vB	E	S	S	E	vB	hB	W
Oberkiefer	10	9 2	8 7	8	5 3	3 5	8	7 8	2 9	10
Unterkiefer	10	9 2	8 7	6	4 1	1 4	6	7 8	2 9	10

Anhang

Wichtige Rufnummern und Adressen

Arbeitsgemeinschaft
Allergiekrankes Kind
Nassaustr. 32,
Postf. 1141
35745 Herborn
Tel.: 02772/928730
Fax: 02772/928748

Bundesarbeitsgemeinschaft zur
Förderung von Kindern mit
Teilleistungsstörungen e. V.
(Hyperaktivität)
Postfach 450246
50877 Köln
Tel.: 0221/4995998
Fax: 0221/491464

Bundesverband der Elterninitiativen
zur Förderung Hyperaktiver Kinder
Frau Irene Braun
Postfach 60
91291 Forchheim
Tel./Fax: 09191/34874

Verein zur Förderung der Kinder
mit minimaler cerebraler
Dysfunktion (MCD) e. V.
Friedemann-Bach-Str. 1
82166 Gräfelfing
Tel.: 089/8543141
Fax: 089/852166

Vergiftungszentrale Göttingen
Tel.: 0551/19240

Deutscher Zentralverein
Homöopathischer Ärzte
Breite Str. 55a
53111 Bonn
Tel.: 0228/639230
Fax: 0228/639270

Gesellschaft
Anthroposophischer Ärzte
Trossinger Str. 53
70619 Stuttgart
Tel.: 0711/471501

Bundesverband der Elternkreise
drogengefährdeter und
drogenabhängiger Jugendlicher
Herzbergstr. 82
10305 Berlin
Tel.: 030/5567020

Arbeitsgemeinschaft
der Verbraucherverbände
Heilsbachstr. 20
53123 Bonn
Tel. 0228/6489-0
Fax: 0228/644258

Anhang

Verbraucherzentralen

Bayreuther Str. 40
10787 Berlin
Tel.: 030/21907-0
Fax: 030/2117201

Mozartstr. 9
80336 München
Tel.: 089/539870
Fax: 089/537553

Kirchenallee 22
20099 Hamburg
Tel.: 040/24832-0
Fax: 040/24832-290

Weitere Verbraucherzentralen gibt es in zahlreichen Großstädten; bitte schlagen Sie die Nummer im Telefonbuch nach.

Anhang

Fremdwörterverzeichnis

akut	plötzlich auftretend, schnell und heftig verlaufend
Allergen	ein Stoff, der Überempfindlichkeitsreaktionen hervorruft
Allergie	Überempfindlichkeit, gesteigerte Bereitschaft, auf Reizstoffe mit krankhaften Erscheinungen zu reagieren
Allopathie	Heilkunde, welche gegen eine Krankheit mit einem Gegenmittel kämpft
Aminosäuren	einfachste Bausteine der Eiweiße
Angina	Gaumenmandelentzündung
Antibiotika	Medikamente, die auf Bakterien wachstumshemmend oder tötend wirken
Antihistaminika	Mittel, die die Juckreiz auslösende Wirkung des bei Allergien freigesetzten Histamins verhindern
Antikörper	von den Körperzellen gebildete Abwehrstoffe, z. B. gegen Viren und Bakterien
Bakterien	einzellige Lebewesen, die Krankheiten hervorrufen können
chronisch	sich langsam entwickelnd, wiederholt oder dauerhaft auftretend
Cortison	Hormon der Nebennierenrinde
EEG	Elektroenzephalogramm = Hirnstrombild
Egozentrik	Ichbezogenheit, ordnet alle Erfahrungen auf das Ich hin. Sie ist auf die Auffassung und Verarbeitung des Erlebten ausgerichtet
EKG	Elektrokardiogramm = Herzstrombild
Embryo	das ungeborene Kind in der Gebärmutter während der ersten drei Monate der Schwangerschaft
Emulgator	chemische Stoffe, welche z. B. die Vermischung von Öl und Wasser erlauben, werden in Badeölen und Salben verwendet
Epilepsie	eine Anfallskrankheit, meist mit Bewußtlosigkeit einhergehend

Fontanelle	Knochenlücke im Schädel des Säuglings
Gluten	Klebereiweiß im Getreide
Homöopathie	Heilkunde, die mit der Krankheit ähnlichen Mitteln behandelt
Identifikation	gefühlsmäßig intensives Hineinversetzen in einen anderen Menschen und die Übernahme wesentlicher Eigenschaften und Verhaltensweisen
Immunität	Unempfindlichkeit gegen Krankheitserreger
Immunsystem	Organe, Zellen und Eiweißkörper, die dem Organismus zur Abwehr von Krankheitserregern und körperfremden Subsanzen (bei Allergie) dienen
Infekt	ansteckende Krankheit
Infektion	Ansteckung mit Krankheitserregern
Inhalation	Einatmung von Medikamenten und Pflanzenölen über kalte oder warme Dämpfe
Inkubationszeit	Zeit zwischen der Ansteckung bis zum Auftreten der ersten Krankheitserscheinungen
Interleukin	körpereigener Virusabwehrstoff, welcher Fieber hervorruft
Isoprenalin	Medikament, das den Sympathikus anregt
Katarrh	Entzündung der Schleimhäute
Klistier	Darmeinlauf
kognitive Fähigkeiten	Fähigkeiten, die die Erkenntnis betreffen (Wahrnehmung, Gedächtnis, Sprache, Denken, Phantasie)
Kolik	krampfartiger Schmerz
Koma	tiefe Bewußtlosigkeit
Komplexmittel	enthält mehrere homöopathische Mittel, in der klassischen Homöopathie nicht gebräuchlich
Meridiane	in Akupunktur und chinesischer Medizin bedeutsame Energiebahnen, welche senkrecht zur Körperachse verlaufen
Motorik	körperliche Bewegung
nephrotisches Syndrom	schwere Nierenkrankheit mit Eiweißausscheidung im Urin und Flüssigkeitsansammlungen in Beinen und Bauch
Nitrate	Salze der Salpetersäure
Nitrosamine	Verbindung von Stickstoff und Eiweiß, häufig krebserregend
Poliomyelitis	Kinderlähmung
Polypen	vergrößerte Rachenmandeln

Anhang

Potenz	Stärke einer homöopathischen Arznei
Psychosomatik	seelisch-körperliche Betrachtungs- und Heilweise
Psychotherapie	Heilbehandlung von seelischen und psychosomatischen Erkrankungen
Rachitis	Vitamin-D-Mangelkrankheit mit Knochenerweichung
Salmonellen	Bakterien, die besonders in Eiern und Geflügelfleisch vorkommen
Soor	Hefepilze
Streptokokken	häufig vorkommende eitererregende Bakterien, manchmal Erreger von z. B. Mandelentzündung
hämolysierende Streptokokken	zerstören bei der Anzüchtung auf Blutagar die Blutkörperchen. Zur Gruppe B dieser Bakterien gehört der Scharlacherreger
Symptom	Krankheitszeichen
Tetanus	Wundstarrkrampf
Therapie	Behandlung
Tube	Ohrtrompete oder Eustachische Röhre, Verbindungsgang zwischen Rachen und Mittelohr
Viren	Erreger von Infektionskrankheiten; Kleinstlebewesen, die auf eine lebende Wirtszelle angewiesen sind

Sachregister

Abkühlungsbad 67
Abwehr, körpereigene 54, 57, 62 f,
   163
Abwehrstärkung 62
Aggressivität 199, 207, 209, 238
Allergenarme Basisdiät für Kinder zum
   Testen 131, 133
Allergiediät für Säuglinge 24, 29, 35 f
Allergiediät 131 f
Allergien 17, 36 f, 40, 90, 105, 112, 127,
   134, 252
Allergie-Pseudoallergie-Zusatzstoffe
   133
Allergievorbeugung 24, 29, 36 f, 112,
   128 f
Allopathie 57
Angst 190, 191, 193, 198, 227
Ansteckung 61
Antibiotika 15, 54, 57, 64, 133, 252
Anti-Pilz-Diät 240
Appetit, -losigkeit 37, 41
Asthma 104 f, 111, 112, 128
Atem- und Herzstillstand 145
Atemnot 146 f
Atmung, veränderte 70, 75, 86, 102,
   104, 106, 145 f, 148
Augentropfen 162
Ausfluß des Ohres 68, 80, 94 f
Ausschlag und Bläschen 69, 83 f, 125,
   127, 141

Bäder und Wasseranwendungen 64, 67,
   72, 108, 109, 130
Bakterien 61 f

Bauchschmerzen 69, 93, 113 f, 115 f,
   117 f
Betten 50
Bettnässen 234
Bettruhe 66
Bewußtlosigkeit 66, 75, 88, 144, 148
Beifuß-Allergie 128
Birkenallergie 128
Bißwunden siehe Schnittwunden
Blähungen 115
Bläschen siehe Ausschlag
Blässe 23, 106
Blasenentzündung 69, 113
Blutschwamm 125
Blutungen 151, 153, 161
Borreliose 151, 165
Bronchitis 104 f
Brüche siehe Prellungen

Calcium 23
Charaktere 174, 231

Daumenlutschen 47
Diabetes siehe Zuckerkrankheit
Diät siehe Ernährung
Diphtherie-Impfung 165
Drei-Monats-Pickel 125
Drei-Tage-Fieber 69
Durchfall 113, 117 f, 184

Ehec-Bakterien 16
Ei-Allergie 41
Eichenrinden-Extrakt 137, 142
Einlauf 67, 120 f, 122

Anhang

Einnässen 234
Eisen 23
Ekzeme und Neurodermitis 36, 127 f
Elektrolyt-Lösung bei Durchfall 118
Emotionale Entwicklung 175, 182, 190, 198, 208, 220, 223, 227
E-Nummern 133
Erbrechen und Übelkeit 69, 70, 78, 88, 93, 113, 117 f, 120, 145, 149 f, 156
Ergotherapie 242
Erkältungskrankheiten siehe Grippe
Ernährung für Kinder 38
Ernährung für Säuglinge 27 f
Ernährung für Stillende 24 f, 35
Ernährung und Diät 11 f, 117 f, 123, 131 f, 141, 160
Ernährungsplan 31, 32 f, 36
Erstickungsgefahr 70, 146 f

Farbstoffe 133, 240
Fehlhaltung 49
Fieber 65 f, 69
Fieberkrampf 86 f, 88
Fluor 23, 159 f
Fremdeln 183, 186, 188
Fremdkörper 146, 155
FSME-Zeckenimpfung 165

Gehorchen 207, 217, 241 f
Gewicht 247
Grippe und Erkältungskrankheiten 61, 69, 90, 104
Größe 246

Haarezerren 232
Hausapotheke 248
Hausstaub-Milben-Allergie 131
Haut 44, 125 f
Helicobacter pylori, Atemtest 113
Hepatitis-B-Impfung 166
Herzstillstand 145
Heuschnupfen 90, 128
HIB-Impfung 165

Hirnhautentzündung 69, 86, 88 f, 144, 166
Hörvermögen und Schwerhörigkeit 97, 98 f, 100, 179, 186, 187
Homöopathie 57
Husten 70, 102, 104 f, 146
Hyperaktivität 128, 238
Hypoallergene Milch siehe Milch, hypoallergen

Impfplan 169
Impfung 64, 162 f
Inhalation 111
Insektenstiche 150

Jod 23
Joghurt 167
Juckreiz 82, 127, 129, 130, 136 f

Karies 18, 19, 22, 23, 159 f
Karottensuppe 119
Katzenallergie 129, 131
Keuchhusten 70
Keuchhusten-Impfung 166
Kinderkrankheiten, klassische 70 f, 83
Klima und Luft 49, 129
Kochsalz-Nasentropfen 90
Kognitive Fähigkeiten 99, 175
Konservierungsmittel 133, 240
Konzentrationsfähigkeit 224, 226, 228, 238, 242
Kopfschmerzen 78, 88
Krämpfe 75, 86, 88, 144, 148
Kreislaufstörungen 67
Kuhmilchallergie 24, 29, 35 f, 40, 131
Kuhmilchunverträglichkeit 17, 25, 29, 40, 131

Latex-Allergie 47
Läuse 138
Laufen, -lernen 47, 184, 193
Leberflecke 126
Leistenbruch 68, 69

Listeriose 16
Luft siehe Klima
Lungenentzündung 104 f, 106
Lymphknoten 77, 78, 83, 93, 164

Magnesium 23
Mandelentzündung 69, 78, 93 f, 100
Masern 74 f, 83 f
Masern-Impfung 163, 167
Matratzen 131
Milbenallergie 112, 131
Milch 16 f, 41
Milch-Allergie 24, 29, 35 f, 40, 131
Milchbedarf 30, 38
Milch, hypoallergene 29, 35, 36, 40, 112, 116, 131
Mineralien 23
Mittelohrentzündung 69, 75, 94 f, 100, 101
Mückenstiche 150
Müdigkeit 227
Mumps 76 f
Mumps-Impfung 163, 168
Mundfäule, -geruch 69, 92 f
Muttermale 126
Muttermilch 24, 27, 30 f, 112, 115, 132

Nackensteife 75, 88
Nasenbluten 151
Nahrungsmittelallergie 127, 240
Naturheilkundliche Verfahren 55, 56, 108, 134
Neurodermitis siehe Ekzeme
Notfälle 86, 102, 106, 111, 114, 144 f, 154

Ohrenschmerzen 94, 95

Pfeiffersches Drüsenfieber 93
Platzwunden siehe Schnittwunden
Polio-Impfung 167
Pollenallergie 90, 128
Polypen 98, 99, 100 f

Prellungen, Verstauchungen, Brüche 152 f
Psychosomatische Symptome 113, 115, 127
Pseudokrupp 102 f

Rachitis 158
Reissuppe 117
Rohmilch 16
Röteln 77 f, 170
Röteln-Impfung 163, 170

Salben 136
Sauberkeitserziehung 123, 202, 234, 236
Sauger 47 f, 143, 178
Sauna 107, 108
Schamgefühl 208, 219
Scharlach 78 f
Schielen 89
Schlaflage 49
Schlaf(störung) 230 f
Schlechte Esser 41
Schluckauf 153
Schluckbeschwerden 69, 78, 93, 155
Schnarchen 100
Schnitt-, Platz-, Schürf- und Bißwunden 153
Schnuller 47 f, 143, 178
Schnupfen 90 f
Schreien 69
Schuhe 47
Schulfähigkeit 228 f
Schürfwunden siehe Schnittwunden
Schwerhörigkeit siehe Hörvermögen
Sehen 179, 185
Sexualität 218, 219
Sitzen 50, 183
Sonnenschutzmittel 126
Soor 45, 142 f
Speichelfluß 99, 148
Sprachentwicklung, -förderung 48, 173, 180, 187, 195 f, 204, 212 f

Stillen 24f, 27, 31, 34, 112, 115, 132
Stottern 202, 204
Streptokokken 79, 93, 254
Süßstoff 24

Tetanus-Impfung 154, 165
Tragetuch 51
Trotzalter 201
Tuberkulose-Impfung 164

Übelkeit siehe Erbrechen
Umschläge siehe Wickel
Unkonzentriertheit siehe Konzentrationsfähigkeit
Unruhe und Übererregbarkeit 238f

Verätzungen 148
Verbrühungen und Verbrennungen 154
Verdauung und Blähungen 25, 27, 115f
Vergiftungen und Verätzungen 133f
Verhaltensstörung 216, 239
Verstauchungen siehe Prellungen
Verstopfung 121f, 123, 184
Viren 61
Vitamin D 158
Vitamin K 161
Vitamine 18, 21, 26, 29, 158, 163

Wachstum 246
Wadenwickel 67
Wahrnehmungsstörung 238, 242
Warzen 139
Wasseranwendung siehe Bäder
Wespenstiche 150
Wickel und Umschläge 64, 67, 93, 108, 114
Wiederbelebung 145, 146
Windpocken 81
Wunden 153
Wundsein 25, 44, 121, 141f

Zähne 20, 38, 156, 154, 161, 224, 228, 249
Zahnentwicklung 249
Zahnpflege 161
Zahnschmerzen 156
Zecken 151
Zecken-Impfung 165
Zeitverständnis 203, 211
Zink 23
Zuckerkrankheit 77, 144
Zufüttern bei Brustkindern 31, 32, 34
Zunge 78, 92
Zwiebelsaft 109
Zwiebeltropfen 95, 110